SUPER-
-HUMANO

SUPER--HUMANO

O método Bulletproof para rejuvenescer e talvez até viver para sempre

DAVE ASPREY

Tradução
Irenêo Netto

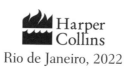

Rio de Janeiro, 2022

Copyright © 2019 by Dave Asprey. Todos os direitos reservados.
Copyright da tradução © 2022 por Casa dos Livros Editora LTDA.
Título original: *Super Human: The Bulletproof Plan to Age Backward and Maybe Even Live Forever*

Todos os direitos desta publicação são reservados à Casa dos Livros Editora LTDA. Nenhuma parte desta obra pode ser apropriada e estocada em sistema de banco de dados ou processo similar, em qualquer forma ou meio, seja eletrônico, de fotocópia, gravação etc., sem a permissão do detentor do copyright.

Diretora editorial: *Raquel Cozer*
Gerente editorial: *Alice Mello*
Editores: *Lara Berruezo e Victor Almeida*
Assistência editorial: *Anna Clara Gonçalves e Camila Carneiro*
Copidesque: *Thaís Lima*
Revisão: *Isis Pinto e Vanessa Sawada*
Design de capa: *Osmane Garcia Filho*
Diagramação: *Abreu's System*

CIP-Brasil. Catalogação na Publicação
Sindicato Nacional dos Editores de Livros, RJ

Asprey, Dave
  Super-humano: o método Bulletproof para rejuvenescer e talvez até viver para sempre / Dave Asprey; tradução Irenêo Netto. – Rio de Janeiro: HarperCollins Brasil, 2022.

  Título original: Super human: the Bulletproof plan to age backward and maybe even live forever
  ISBN 978-65-5511-308-2

  1. Comportamento de saúde 2. Envelhecimento 3. Envelhecimento – Prevenção 4. Longevidade 5. Rejuvenescimento I. Título.

22-102857   CDD: 613.2

Cibele Maria Dias – Bibliotecária – CRB-8/9427

Os pontos de vista desta obra são de responsabilidade de seu autor, não refletindo necessariamente a posição da HarperCollins Brasil, da HarperCollins Publishers ou de sua equipe editorial.

HarperCollins Brasil é uma marca licenciada à Casa dos Livros Editora LTDA.
Todos os direitos reservados à Casa dos Livros Editora LTDA.
Rua da Quitanda, 86, sala 218 – Centro
Rio de Janeiro, RJ – CEP 20091-005
Tel.: (21) 3175-1030
www.harpercollins.com.br

Para os meus filhos, Anna (doze) e Alan (nove), que se empenharam em sentar do meu lado e editar este livro de um jeito que me ajudou a deixá-lo genuinamente melhor. Minha esperança sincera é de que, quando vocês dois passarem dos cem anos, eu possa ajudar a editar qualquer coisa que vocês estiverem criando. Pretendo estar lá com vocês.

Do not go gentle into that good night,
Old age should burn and rave at close of day;
Rage, rage against the dying of the light.

[Seja bravo ao encarar esta noite justa,
A velhice arde e delira ao fim do dia;
Lute, lute contra a luz que se apaga.]

Dylan Thomas

TE III: A CURA DOS DEUSES

12 CÉLULAS VIRGENS E SANGUE DE VAMPIRO 257

13 NÃO PAREÇA UM ALIENÍGENA: COMO EVITAR A CALVÍCIE, OS CABELOS BRANCOS E AS RUGAS . . . 284

14 CONTROLE SUA LONGEVIDADE COMO UM RUSSO 303

POSFÁCIO. 321

AGRADECIMENTOS 323

NOTAS 325

ÍNDICE REMISSIVO 364

SUMÁRIO

INTRODUÇÃO: SEUS ANCESTRAIS ERAM *BIOHACKERS* . . . .

PARTE I: EVITE A MORTE

1. AS QUATRO ASSASSINAS . . . .
2. OS SETE PILARES DO ENVELHECIMENTO . . . .
3. ALIMENTOS SÃO UM REMÉDIO CONTRA O ENVELHECIMENTO . . . .
4. DURMA OU MORRA . . . .
5. USE LUZ PARA GANHAR SUPERPODERES . . . .

PARTE II: REJUVENESCER

6. RELIGUE SEU CÉREBRO . . . .
7. GOLPE DE METAL . . . .
8. POLUINDO O CORPO COM OZÔNIO . . . .
9. FERTILIDADE = LONGEVIDADE. . . . .
10. OS DENTES SÃO UMA JANELA PARA O SISTEMA NERVOSO . . . .
11. HUMANOS SÃO PLACAS DE PETRI AMBULANTES . . . .

INTRODUÇÃO: SEUS ANCESTRAIS ERAM *BIOHACKERS*

Cem mil anos atrás, dois homens das cavernas lutavam para manter suas famílias vivas durante um inverno muito rigoroso. Como o vento uivava, um deles se cobriu com pele de animais, verificou se a fogueira era grande o suficiente para manter a família aquecida e percorreu o trecho perigoso até uma caverna próxima. Ele desviou a cabeça para não bater a testa proeminente na entrada, estremeceu ao perceber que a caverna escura era quase tão fria quanto o lado de fora e berrou entusiasmado: "Thog, descobri uma coisa incrível! Você precisa ver!". Thog se cobriu com pele de animais e foi de má vontade até a caverna quente e iluminada do vizinho, onde viu o primeiro fogo feito pelo homem. "Não é incrível?", disse o homem das cavernas. "Estou usando isso *neste momento* para aquecer minha caverna. Veja como as crianças estão felizes! Quer saber como eu fiz?"

Thog estava desconfiado. Ele *sabia* que o fogo era perigoso. Quando um raio atingia uma árvore, o incêndio decorrente podia queimar florestas, sem mencionar os humanos que eram burros o suficiente para chegar perto demais. Ele e todos os outros habitantes das cavernas sobreviveram aos invernos (na maioria das vezes) sem fogo. Eles se agrupavam e compartilhavam comida, e era bom para todo mundo. Devia ser mais difícil compartilhar o fogo. E se apenas alguns homens das cavernas tivessem acesso ao calor do fogo? "Não, obrigado", resmungou Thog. "Estou tranquilo." E ele voltou tremendo para sua caverna escura e fria.

SUPER-HUMANO

Um desses dois sujeitos é nosso ancestral. E ele – alerta de spoiler! – não é Thog.

O fogo foi uma das primeiras ferramentas que os humanos descobriram para ajudar a aumentar nossa expectativa de vida e, desde então, procuramos ferramentas novas e cada vez mais complexas. Temos um instinto natural de evitar a morte que antecede a linguagem escrita e até mesmo nossa habilidade de ficar em pé. Por milênios, a consciência que temos de nossa mortalidade nos impeliu a buscar inovações com o objetivo de evitar a morte, o que significa, é claro, viver por mais tempo. É o impulso na essência da raça humana, o que nos permitiu evoluir como espécie, e não estamos nem perto de concluir esse processo.

Partindo de nossos ancestrais que viviam em cavernas, se avançarmos para os primeiros registros históricos, encontraremos provas de que os humanos buscam a imortalidade desde que começaram a anotar as coisas. Cerca de 2.400 anos atrás, os faraós do Egito, em Alexandria, dedicavam uma quantidade enorme de suas riquezas e poder em busca da "vida eterna". Na China, filósofos taoistas davam um valor enorme para a longevidade. Para obtê-la, eles priorizavam a Alquimia interna (visualizações, nutrição, meditação, autocontrole e até exercícios sexuais) e a Alquimia externa (técnicas de respiração, exercícios físicos, ioga, habilidades médicas e a criação de um "elixir da imortalidade" usando vários metais purificados e misturas complexas). Na Índia, a extensão do tempo de vida aparece como tema em textos ayurvédicos que se referem à *rasayana*, a ciência do prolongamento da vida.

Você poderia pensar: "Ótimo, alguns milhares de anos atrás, alguns malucos queriam viver por muito tempo. Eles já estão mortos". A não ser pelo fato de que… esses autointitulados alquimistas da vida longa são parte de uma linhagem de *biohackers* que inclui alguns dos nomes mais influentes da Ciência e da Medicina modernas, tais como Isaac Newton, Francis Bacon, Paracelso, Tycho Brahe e Robert Boyle. (Infelizmente, a maioria das mulheres alquimistas não é muito conhecida porque elas eram mortas sob a acusação de praticar bruxaria.) A busca por uma vida mais longa impulsionou a revolução científica e é razoável dizer que, hoje, a tecnologia em que você confia não existiria sem nossa pulsão fundamental de viver mais.

INTRODUÇÃO   13

Ao longo do caminho, charlatães e trapaceiros tiraram vantagem do próspero negócio de prolongar o tempo de vida, convencendo as pessoas de que dá para transformar chumbo em ouro. Não demorou para a Alquimia ser redefinida como "magia falsa". Hoje, ela faz pensar em magos com chapéus pontudos. Mas, na verdade, os primeiros alquimistas estavam em busca de algo que a maioria de nós ficaria feliz de pagar com ouro: imortalidade. Humanos trabalham há milhares de anos para conduzir nossa espécie da mortalidade para a imortalidade. Eu sou um deles, e este livro é sobre como tem sido trabalhar, nos últimos vinte anos, para estender minha própria vida.

Agora que temos mais acesso do que nunca a conhecimento e dados, a situação é outra. Não morrer ainda é o motivador número 1 para todos os humanos, e isso não é uma escolha. Esse desejo faz parte de nós em um nível subcelular, tanto que evitar a morte é automático. Ao fazer pesquisas para meu último livro de Ciência, *Head Strong*, ficou claro que nosso impulso inato de escapar da morte é parte de nossa essência, mais do que você pode imaginar.

Suas mitocôndrias, as usinas de energia que operam nas células e descendem de bactérias ancestrais, têm o mesmo objetivo básico de qualquer forma de vida bem-sucedida: manter-se viva. O corpo humano tem pelo menos um quatrilhão de mitocôndrias circulando dentro de si, cada uma delas rodando um programa que diz: "Não morra". Então não é surpresa alguma que você não queira morrer. Essas organelas ancestrais orientam você a se concentrar em comportamentos que vão manter sua carne viva e apta para reprodução. Esses comportamentos são os três Fs: *fear* [temer] (fugir ou ficar e lutar contra as coisas que podem matá-lo); *feed* [alimentar] (comer tudo que estiver à vista a fim de ter energia para ficar e lutar ou para fugir das coisas que podem matá-lo); e o verbo que começa com F e dá continuidade à espécie. Você dedica muito tempo a essas três prioridades, não?

Todas as formas de vida – de bactérias até tigres, passando por moscas-das-frutas – compartilham os mesmos instintos básicos, mas nós somos os únicos com cérebros desenvolvidos o suficiente para tomar decisões de longo prazo que reforçam nosso objetivo de não morrer. Por ironia, os mesmos instintos que existem para nos manter vivos, com frequência,

14 SUPER-HUMANO

atrapalham na hora de tomar boas decisões de longo prazo que visam a nossa longevidade. Por exemplo, nosso desejo de não morrer de fome nos leva a consumir açúcar demais para gerar um aumento rápido de energia. Isso nos mantém vivos no curto prazo e aumenta os riscos de morrer no longo prazo. Para ter um corpo e uma mente funcionando perfeitamente para além da idade em que você deixa de ser fértil (ponto em que você se torna, basicamente, inútil para suas mitocôndrias), é preciso adotar práticas que o impedem de sucumbir aos instintos comuns que o prendem à lógica do curto prazo.

Se temos buscado a imortalidade há séculos e esse impulso faz parte de nosso organismo, por que as pessoas riem quando digo que tenho planos de viver pelo menos até os 180 anos? Algumas pessoas param de rir quando percebem que não estou brincando, mas muitas reagem como Thog e voltam tremendo para suas cavernas.

Sabemos que é possível viver até os 120 anos. De que se tem notícia, o máximo que uma pessoa já viveu foi 122 anos. E existem relatos esparsos e não confirmados de alguém com 140 anos. Nos últimos vinte anos, as regras no campo do antienvelhecimento mudaram muito. Se você, todos os dias, toma decisões boas para a longevidade e combina essas decisões com novas tecnologias que podem prevenir e reverter doenças e envelhecimento, é possível viver 50% mais do que o ser humano mais longevo. Logo, viver até os 180 anos é um objetivo alcançável e realista se você estiver disposto a fazer sua parte ao longo do caminho. A boa notícia é que, mesmo que eu esteja errado, conseguirei desfrutar muito mais dos anos que ainda tenho graças a essas práticas. Se, no fim, elas só me ajudarem a evitar o Alzheimer ou me derem um ano a mais com as pessoas que importam para mim, do meu ponto de vista, ainda é uma vitória.

Essas decisões e intervenções diárias não só são investimentos no meu futuro, mas também melhoram minha performance no presente. Cada uma tem seu retorno sobre investimento (ROI, na sigla em inglês para *return on investment*). Algumas delas, como comer direito e dormir bem, podem dar um retorno de 3% em longevidade, além de melhorar o cérebro imediatamente. Outras, como corrigir o alinhamento do meu maxilar ou usar laser de modo estratégico no meu cérebro, podem render perto de 6% em longevidade. Algumas decisões mais radicais,

INTRODUÇÃO 15

como ingerir óleo contendo uma molécula de carbono incomum que ajudou ratos de laboratório a viverem 90% mais do que o esperado, podem dar retornos enormes… se funcionarem e não causarem nenhum mal inesperado caso falhem. Hoje, é difícil calcular exatamente quanto de longevidade você pode ganhar em uma intervenção específica, mas sabemos que o ROI vem na forma de mais energia *agora* e anos de boa saúde *mais tarde*. Não se trata apenas de anos a mais, mas sim de anos com qualidade de vida, cheios de energia, mobilidade e lucidez, mais a sabedoria adquirida ao viver bem por tanto tempo.

Esse tipo de velhice produtiva e cheia de energia é difícil de imaginar, o que explica por que tantas pessoas se arrepiam só de pensar em viver até os 180 anos. Quando entrevistei Maria Shriver no meu podcast, *Bulletproof Radio*, a resposta dela à minha missão foi: "Eu não quero viver até os 180. Boa sorte com isso!". Temos um pavor tão grande de envelhecer sentindo dores crônicas, de ficar preso em casa ou a uma cadeira de rodas, de depender dos outros, de esquecer o nome das pessoas que amamos, que preferimos morrer. Eu também. Mas não precisa ser assim, e tive o privilégio de entrevistar e me tornar amigo de vários super-humanos que, além de bem-sucedidos, contribuem com alegria para a sociedade aos setenta, oitenta e até noventa anos.

Veja, não morrer é só o começo. É um primeiro passo. Mas viver *mais* não significa viver *melhor*. O segundo passo é ganhar a energia de que você precisa a fim de interromper o envelhecimento agora mesmo e começar a rejuvenescer. O terceiro passo é a cereja do bolo que leva um mero mortal a se tornar um super-humano: alguém com a sabedoria da idade, mas que se cura e se regenera como um adolescente. Isso também tem sido um objetivo dos seres humanos ao longo da história. Basta ver a Fonte da Juventude, que apareceu pela primeira vez nos textos de Heródoto, um historiador da Grécia Antiga, no século V a.C. Heródoto dizia haver uma fonte mágica cuja água proporcionava longevidade, na terra dos macrobianos, uma lendária raça de pessoas que viviam até… os 120 anos. Olha o número aqui de novo.

O interessante, em seus escritos, é que Heródoto se concentrou na dieta dos macrobianos, que consistiria, supostamente, em carne cozida e leite. Embora eu não considere essas comidas Bulletproof – "À prova de balas" –, é fascinante ver que mesmo naquela época as pessoas tinham uma intuição de que a longevidade estava ligada não só a genes bons ou à boa sorte, mas também ao ambiente dentro e ao redor de nós. E, para viver mais, elas estavam disposta a mudar esses ambientes.

Se você leu meu outro livro, já deve ter notado que os gregos antigos eram *biohackers*, assim como os homens das cavernas que vieram antes. Quando criei o movimento em torno do *biohacking*, eu o defini como o ato de mudar o ambiente dentro e ao redor de você para conquistar o controle sobre sua própria biologia. (Em 2018, o *Merriam-Webster* acrescentou *biohacking* à lista de novas palavras da língua inglesa!)

Hoje, existem provas científicas de que podemos realizar mudanças em um nível subcelular (também conhecidas como mudanças que afetam a composição de nossas células, incluindo nossas mitocôndrias), aumentando dramaticamente a expectativa de vida. Quando entrevistei o biólogo Bruce Lipton, especialista em células-tronco, ele me disse que conseguia manter viva uma linhagem de células no laboratório por muito mais tempo do que o normal apenas trocando a água do meio de cultura todos os dias. Em outras palavras, ele garantia que essas células tivessem um ambiente limpo e, como resultado, elas ganhavam longevidade. Mas elas acabaram morrendo porque um dos assistentes de Bruce caiu nas garras do pensamento de curto prazo e se esqueceu de trocar a água. Talvez ele estivesse com fome...

Se você quer viver até os 180 anos, ou mesmo até os oitenta, cheio de energia, é fundamental olhar para sua vida e se perguntar: "O que vai fazer eu me esquecer de trocar a (proverbial) água?". A resposta é: as mensagens de suas mitocôndrias dizendo para você ficar e lutar, fugir, comer e... você entendeu. Suas mitocôndrias prestam atenção no ambiente ao redor delas, e você pode controlar esse ambiente de modo que não fique preso a péssimas decisões de curto prazo. Ao contrário de Thog ou dos macrobianos, agora temos tecnologias que nos permitem mudar cada um dos elementos de nosso ambiente – de nossos hormônios até nossa nutrição, da luz a que você se expõe até sua temperatura, e mesmo a vibração de suas células.

Isso é "trapacear"? Não. Trata-se de ferramentas que podemos usar para controlar nosso organismo. E qual é a primeira coisa que qualquer

INTRODUÇÃO 17

um de nós faria assim que ganhasse controle sobre nosso organismo? Evitar a morte. A segunda coisa? Rejuvenescer. E, por fim? Curar-se como se fosse um deus, de modo a melhorar com a idade em vez de sofrer um declínio inevitável.

É exatamente isso que este livro vai ensiná-lo a fazer. Primeiro, veremos os fatores biológicos que causam a maioria das doenças da velhice e como você pode controlá-los. Uma vez que você aprenda como evitar a morte, verá como rejuvenescer com estratégias que vão de algo simples até tecnologias de ponta, capazes de aumentar os anos de vida e a vitalidade desses anos. Por fim, para você alcançar a condição de super-humano, vamos explorar algumas técnicas de antienvelhecimento bastante radicais. Dizemos para nós mesmos que a única coisa que não temos é mais tempo, mas isso simplesmente não é verdade. Vi em primeira mão como essas dicas podem melhorar sua vida, tanto agora como no futuro.

Caso você esteja se perguntando, não, nós não vamos mudar cuidadosamente uma variável de cada vez enquanto morremos esperando os resultados. Sou um engenheiro e um *biohacker* focado em resultados e quero me sentir bem agora. Um cientista ou um médico encarariam o problema de forma diferente. Cientistas envelhecem isolando cada detalhe a fim de compreender totalmente alguma coisa, um uso admirável do tempo que torna o mundo um lugar melhor. Médicos, com frequência, concentram-se em tratar doenças (de acordo com a Medicina, envelhecer não é uma doença por si só) em vez de preveni-las. No entanto, você está no controle do próprio corpo e tem liberdade para escolher um objetivo e mudar vários fatores de sua vida, obtendo resultados diferentes, até que consiga o que quer.

Além disso, testar uma variável de cada vez é quase impossível. Se você tomasse um suplemento por um mês para ver como funciona, mas um dia decidisse pegar um caminho diferente para o trabalho, você acidentalmente mudaria uma variável... Isso impactou o resultado? E se considerar o café da manhã que tomou ou as meias que usou? Existem inúmeras variáveis em nossos ambientes e elas mudam o tempo todo, e não tenho interesse em monitorar todas elas. Quero mais energia agora e pelos próximos 134 anos, e estou disposto a mudar quantas variáveis forem necessárias para aumentar minhas chances de obter esse resultado.

É uma questão pessoal para mim. Até uma década atrás, nunca pensei que chegaria aos oitenta anos, muito menos aos 180. Para começar, na juventude, eu era obeso e vivia doente, com artrite nos joelhos quando tinha apenas catorze anos. Com vinte e poucos anos, eu era pré-diabético e sofria de *brain fog* (confusão mental), fadiga e dezenas de outros problemas normalmente associados à velhice. Meus médicos disseram que eu corria um grande risco de sofrer um ataque cardíaco ou um acidente vascular cerebral (AVC) antes de chegar aos trinta anos. Em resumo, não havia motivo algum para eu acreditar que viveria uma vida longa e saudável.

Influenciado por alguns idosos sábios, comecei a fazer trabalhos sem fins lucrativos no campo do antienvelhecimento e aprendi que era possível prevenir danos extras às minhas células e até mesmo reverter parte dos danos que já tinham ocorrido. Quando estava com quase trinta anos, decidi investir 20% da minha renda líquida anual para aprimorar minha biologia com nutrição, suplementos, testes de laboratório, tratamentos, tecnologias e com o que fosse preciso para aprender mais. Houve anos difíceis, mas o maior retorno sobre investimento é ter mais energia agora, e provavelmente mais anos de uma vida ativa no futuro.

Com a ajuda de médicos incríveis, especializados em antienvelhecimento, e de uma comunidade de pessoas que começou a estudar longevidade quando eu ainda usava fraldas, consegui assumir o controle sobre meu organismo. Reverti minhas doenças e sintomas e passei a rejuvenescer, completamente. Se eu consegui mudar as coisas depois de ter começado tão mal, é provável que você também consiga. À medida que essas intervenções ganhem popularidade e a demanda por elas aumente, a boa notícia é que os preços devem diminuir. Um dos principais objetivos deste livro é pegar esses métodos pouco conhecidos fora dos círculos de antienvelhecimento e torná-los mais populares e acessíveis.

Você não só pode como deve fazer mudanças que permitam viver por mais tempo do que julgava possível. Todos temos a obrigação moral de viver bem pelo máximo de tempo a fim de desenvolver nossa sabedoria e compartilhá-la com gerações futuras. Ao escolher viver mais, você

INTRODUÇÃO 19

não está roubando nada de ninguém. Em vez disso, está dando uma oportunidade para você mesmo de compartilhar mais com as pessoas e com o mundo ao redor. Considero nossa obrigação garantir meios de compartilhar nossas experiências de vida e – da mesma forma importante – fazer com que essas experiências valham a pena.

Esse conceito também não é novo. Valorizávamos a sabedoria dos mais velhos da aldeia, que ensinavam os jovens a evitar os erros de gerações anteriores. Se você atingia a velhice, era considerado uma grande fonte de conhecimento. Hoje, porém, as pessoas que vivem o suficiente para desenvolver sabedoria estão cansadas ou doentes demais para compartilhá-la, ou então perderam a memória! É um crime contra a humanidade. Mas podemos mudar isso.

Quando, aos oitenta ou noventa anos, você desfruta da mesma energia que exibia aos 25, tem um potencial enorme de impactar o mundo positivamente compartilhando o patrimônio de informações que adquiriu com relacionamentos, experiências, sucessos e fracassos. Se você coloca em prática esse tipo de energia e inteligência, com certeza pode melhorar o mundo para gerações futuras. Agora, você é o mais velho do bando que lidera a caçada porque está cheio de energia e tem experiência, então sabe onde os animais se escondem.

Ao contrário do que se pensa, vivermos mais não vai levar à superpopulação e à destruição do meio ambiente. Se usarmos nossa sabedoria e energia para criar um mundo em que todos tenham acesso à educação de qualidade e a serviços de saúde sexual, na verdade, veremos taxas *negativas* de crescimento populacional.

Os estadunidense talvez tenham dificuldade de visualizar um mundo em que vivemos mais de cem anos, mas os governos de países como China e Rússia estão investindo em tecnologias antienvelhecimento porque perceberam que isso significa uma tremenda vantagem competitiva na economia mundial. Custa caro reeducar cada nova geração de trabalhadores e custa ainda mais caro cuidar de uma população cada vez mais velha e doente. E se, em vez de doentes, os idosos fossem cidadãos felizes e produtivos que, no fim da vida, pudessem contribuir para a sociedade?

Pretendo ficar vivo para ver esse futuro. Se você soubesse que é possível, como isso afetaria hoje suas decisões diárias e prioridades?

Nesse futuro, não é seu neto ou bisneto que vai lidar com os efeitos dos problemas ambientais criados por nós; é você. Em vez de destruir o próprio jardim, você deve melhorá-lo de modo a aproveitá-lo por uma grande e imprevisível quantidade de anos no futuro.

Isso explica por que estou doando uma parte dos adiantamentos deste livro para organizações como a XPRIZE Foundation, que financia iniciativas sólidas para melhorar os oceanos, o solo, o suprimento de comida e o sistema educacional, sem mencionar a exploração espacial. Graças a computadores mais poderosos, mais pesquisas e mais dinheiro investido na resolução dos maiores problemas do mundo, mudanças estão ocorrendo em uma velocidade exponencial. Talvez você não saiba, mas faz parte de uma corrida para consertar o planeta de modo que ele sustente uma população que pode viver além dos 180 anos. Participar dessa corrida ou sair da frente depende de você. Volte para dentro de sua caverna, se quiser, mas não fique no meio do caminho atrapalhando todo mundo.

Meu objetivo é compartilhar com você as técnicas que deram os melhores retornos sobre meu investimento de energia, tempo e dinheiro. É fácil passar oito horas por dia seguindo um protocolo antienvelhecimento, mas nesse caso você não ganha tempo porque, na verdade, gasta tempo demais nesses esforços. Em vez disso, quero que você aprenda como evitar a morte, reverter o processo de envelhecimento e se curar com uma velocidade super-humana usando menos tempo possível e o mínimo de esforço.

À medida que lê este livro, espero que você crie sua própria lista de prioridades com as coisas que deve fazer para viver mais e melhor, baseada em seu momento atual e no caminho que deseja seguir. Muito provavelmente, você não tentará tudo que está no livro. E tudo bem – não se trata de uma competição. Não precisa buscar a perfeição. Eu mesmo ainda não tentei todas essas estratégias (mas estou quase lá!).

Sim, algumas dessas tecnologias são bem caras, ainda que várias das mais poderosas sejam as que custem menos. E, apesar de certas intervenções serem acessíveis apenas para pessoas ricas, isso está mudando; você tem acesso hoje a muitas tecnologias antienvelhecimento por uma fração do que elas custavam dez anos atrás, assim como o smartphone que você tem hoje é muito mais poderoso e menos dispendioso do que os modelos lançados há uma década. Quando você começa com as soluções de modo de vida mais simples e acessíveis e seleciona algumas tecnologias econômicas para estender o tempo de vida (ou apenas a saúde), está ganhando tempo para esperar que o resto venha até você. Existe um investimento melhor do que esse?

A curva de inovação está mais acentuada do que nunca, e mudanças são inevitáveis. Você vai encarar ou não? Eu vou. Venha comigo.

PARTE I

EVITE A MORTE

Amplie sua relação com o tempo, vá devagar. Não encare o tempo como um inimigo, e sim como um aliado. Ele fornece perspectiva. Envelhecer não assusta. O tempo é seu professor.

Robert Greene, *The Laws of Human Nature*

AS QUATRO ASSASSINAS

O CURIOSO CASO DE DAVE ASPREY

Até os cinco anos de idade, eu era um garoto comum com poucos problemas de saúde. Então minha família se mudou da Califórnia para o Novo México, e alguma coisa aconteceu com meu organismo. Comecei a ter problemas de saúde que costumam atingir pessoas muito mais velhas do que eu era. Hoje, reconheço que meu quarto, que ficava no porão de nossa casa nova e era coberto de painéis de madeira danificados pela água (eram os anos 1970), estava repleto de um mofo escuro e tóxico. Minha própria casa estava, silenciosamente, me envelhecendo, mas ninguém estava ciente disso na época – muito menos eu.

Pelas duas décadas seguintes, sofri de dor nas articulações, dor muscular, asma, *brain fog*, instabilidade emocional e até estranhos e frequentes sangramentos nasais. Do nada, meu nariz começava a jorrar, e eu sofria de uma incurável inflamação na garganta que voltava toda vez que eu terminava mais uma rodada de antibióticos. Depois que tirei minhas amídalas, em vez da garganta inflamada, passei a sofrer de sinusite crônica. Meu corpo não tinha uma boa pressão sanguínea, por isso sofria tonturas com frequência e vivia cansado.

Aos catorze anos, recebi o diagnóstico de artrite grave em ambos os joelhos. Eu me lembro de voltar para casa, depois de conversar com meu médico, pensando: "Como posso ter artrite? É uma doença de velho". Sempre fui gordinho, mas estava me tornando obeso. Desenvolvi um monte de estrias, o que também me incomodava. Isso não era coisa de mulher grávida? Eu era só um garoto!

E vamos falar de mamas masculinas? As minhas cresceram quando eu estava com dezesseis anos, o que tornaria qualquer um inseguro, ainda mais um adolescente. O único cara que eu conhecia com um par de mamas semelhante era meu avô. Meus hormônios eram disfuncionais, exatamente como os hormônios dos idosos na minha família. Com as estrias e as mamas masculinas, eu jamais ficava sem camisa. Só de pensar, eu ficava apavorado, e jamais poderia imaginar que, trinta anos depois, sairia na revista *Men's Health* com uma foto sem camisa e de página inteira, falando sobre como usei as técnicas listadas neste livro para me livrar daquela flacidez e desenvolver o abdome.

Quando entrei na universidade, continuei engordando até ficar com 1,20 metro de cintura. E meus joelhos pioraram. Desloquei a rótula jogando futebol de salão, o que fazia minha perna dobrar para o lado de repente, de um jeito repugnante. Eu me acostumei a cair toda vez que isso acontecia. Além da dor, isso tornava difícil conseguir uma namorada. Quem quer namorar um obeso de vinte anos que pode cair a qualquer momento, com estrias, mamas masculinas, artrite e a insegurança que acompanha esses problemas? Alguém que vivia tão cansado a ponto de esquecer nomes, que era desajeitado em situações sociais e mal conseguia se concentrar, mesmo que se esforçasse muito? Como era de se esperar, poucas pessoas queriam.

Mais importante do que minha vida social enfadonha era o fato de que meu corpo estava envelhecendo antes do tempo. Eu estava a caminho de desenvolver prematuramente as quatro doenças que mais matam na velhice – cardiopatia, diabetes, Alzheimer e câncer – ou, como gosto de dizer, as quatro assassinas. Todas essas doenças são mortais e cada uma delas está em ascensão.

Neste momento, uma em cada quatro mortes nos Estados Unidos está relacionada a cardiopatias – são cerca de 610 mil pessoas que morrem de doenças cardiovasculares a cada ano. Enquanto isso, mais de 9% da população dos Estados Unidos sofre de diabetes, e esse número sobe para 25% entre pessoas com mais de 65 anos. O Centro de Controle e Prevenção de Doenças (CDC, na sigla em inglês para Centers for Disease Control and Prevention) estima que 5 milhões de estadunidenses vivam com Alzheimer, e esse número também está subindo. A taxa de mortalidade ligada à doença de Alzheimer aumentou 55% entre 1999 e 2014. Por fim, e não menos importante, 1,73 milhão de pessoas nos Estados Unidos recebem diagnósticos de câncer a cada ano, e mais de 600 mil morrem em decorrência da doença. Basta dizer que, se você não morrer em um acidente de carro nem em decorrência do vício em opioides, são grandes as chances de que uma dessas quatro assassinas consuma sua vida e sua energia (e suas economias) até você morrer em um hospital. Parecia ser, com certeza, o meu caso – e muito antes da maioria das pessoas, dado o quanto eu estava doente.

Nos anos 1990, quando estava na casa dos vinte anos, meu médico determinou, a partir de exames de sangue, que era alto o risco de eu sofrer um enfarte ou um AVC. Minha taxa de açúcar no sangue, em jejum, era 117, um número alarmante que me situava firmemente na faixa dos pré-diabéticos. Eu não tinha Alzheimer, mas estava sofrendo com sérias disfunções cognitivas e, com frequência, guardava as chaves do carro na geladeira. E posso não ter corrido um risco óbvio de desenvolver câncer, mas adivinhe o que quase dobra as chances de você ter certos tipos de câncer (incluindo os de fígado e pâncreas)? O diabetes[1] – que também é um fator de risco para o Alzheimer.[2] Além disso, sabe o que aumenta dramaticamente o risco de câncer? Exposição a mofo tóxico, que também era o meu caso.

A obesidade é a segunda maior causa de câncer passível de prevenção. Quanto maior for o excesso de peso e o tempo que você vive com ele, maior é o risco.[3] Más notícias: 75% dos homens são obesos nos Estados Unidos, assim como 60% das mulheres e 30% das crianças.[4] Não é de admirar que as quatro assassinas estejam em ascensão. Você vai deixar que elas sejam seu fim?

Ainda não sei o que estava causando meu envelhecimento precoce quando comecei uma jornada a fim de descobrir como consertar meu corpo. Em meados dos anos 1990, ainda não existia o Google, mas havia o AltaVista, e eu trabalhava à noite ensinando os engenheiros que estavam, literalmente, construindo a internet. Isso significa que eu tinha acesso a informações que a maioria das pessoas não tinha. Comecei a fazer um monte de pesquisas e a comprar qualquer coisa que pudesse diminuir ou até mesmo reverter meus sintomas. Eu simplesmente não conseguia imaginar ter ainda mais estrias ou mais dores nas articulações à medida que ficasse mais velho.

Uma parte importante dessa jornada foi o contato com um dos primeiros médicos a se especializar no estudo do antienvelhecimento, dr. Philip Miller. Uma consulta com ele representava um investimento financeiro enorme para mim naquela época, mas eu estava desesperado. Minha primeira visita ao dr. Miller foi diferente de tudo que eu já tinha vivido. Ele realizava testes laboratoriais que os médicos de sempre desconheciam, incluindo meu primeiro exame minucioso de verdade em relação a hormônios. Depois, ele fez eu me sentar para receber as más notícias: eu tinha tireoidite de Hashimoto (uma doença autoimune que faz o corpo atacar a tireoide) e quase nenhum hormônio na tireoide, e meu nível de testosterona era mais baixo que o de minha mãe. (Ele tinha examinado minuciosamente minha mãe pouco tempo antes, então não estava exagerando quando disse isso.)

As notícias poderiam ter me arrasado, mas, na verdade, fiquei animado de ter acesso aos dados concretos. Eu me senti no controle pela primeira vez porque, finalmente, tinha informações de verdade e sabia exatamente o que precisava ser mudado. Isso era prova de que não se tratava de falta de esforço ou de algum tipo de falha moral. É normal ver o nível de hormônios cair por volta da meia-idade, mas não aos vinte anos. Agora, eu tinha provas de que estava envelhecendo precocemente e de que não era um preguiçoso, e estava determinado a mudar as coisas.

Eu e o dr. Miller elaboramos um plano de como repor meus níveis hormonais usando hormônios bioidênticos e monitorando meus dados. Os hormônios fizeram uma diferença enorme logo no início. Recuperei minha energia e meu entusiasmo pela vida. Foi um sopro de esperança saber que poderia reverter alguns dos meus problemas de saúde – mais tarde soube que eram sintomas comuns de envelhecimento. Quando ouvi falar de um grupo antienvelhecimento sem fins lucrativos no Vale do Silício, agora chamado de Instituto de Saúde do Vale do Silício (SVHI, na sigla em inglês para Silicon Valley Health Institute), decidi conhecê-lo.

Na minha primeira reunião com o SVHI, ouvindo pessoas que tinham o triplo da minha idade, fiquei completamente à vontade. Elas eram minha turma. Eu tinha mais coisas em comum com elas do que com a maioria dos meus pares, exceto pelo fato de que elas tinham décadas de sabedoria e eu, não. Depois da reunião, fiquei bastante tempo conversando com um membro do conselho que, aos 85 anos, estava ótimo e cheio de energia de uma forma que parecia incrível e totalmente impossível para mim – mas que eu estava disposto a arremedar.

Nos quatro anos seguintes, eu me concentrei em aprender o máximo que pude a respeito do corpo humano. Estudei a literatura médica, li milhares de artigos, conversei com pesquisadores e passei meu tempo livre no SVHI aprendendo com os idosos que estavam revertendo os sintomas de envelhecimento. Isso mudou completamente a forma como penso a saúde e o envelhecimento. Aprendi que não é uma coisa só que faz ficar doente ou que faz envelhecer. Na verdade, envelhecer é morrer de várias coisas, de um dano acumulado que vem de pequenos golpes decorrentes, em sua maioria, do nosso ambiente.

No ano 2000, encontrei um ex-cirurgião do hospital Johns Hopkins que pediu uma bateria de testes, incluindo alguns de alergia que mostraram que eu era muito alérgico aos oito tipos mais comuns de mofo tóxico. Foi a prova definitiva. Para que meu sistema imunológico tenha sido afetado, devo ter me exposto a altos níveis dele, o que causou estragos nas minhas células. Esse foi um dos fatores ambientais desconhecidos que me fizeram envelhecer tão rápido.

Hoje, minha velhice prematura faz todo sentido para mim. Mitocôndrias, que são como bactérias embutidas em muitas de nossas células, alimentam nossa produção de energia. Quando éramos criaturas monocelulares, nós nos tornamos hospedeiros de bactérias ingeridas. Depois de milhões de anos de evolução, as células hospedeiras se tornaram humanos, as bactérias ingeridas se tornaram mitocôndrias e, hoje, nenhum de nós consegue sobreviver sem elas. As mitocôndrias não são de origem humana; elas têm até o próprio DNA. E o que representa uma ameaça letal para bactérias desde o início dos tempos? O mofo.

Isso quer dizer que as usinas de energia das minhas células estavam em uma batalha constante contra seu inimigo mortal, e essa briga causou várias baixas. Quando as células estão sob pressão constante, as mitocôndrias não conseguem produzir energia de modo eficiente. Isso leva a um aumento na produção de moléculas chamadas de espécies reativas de oxigênio (EROs) também conhecidas como radicais livres. As EROs são moléculas instáveis que contêm átomos com um número ímpar de elétrons, tornando-os altamente reativos. Quando um excesso de radicais livres está presente nas células, eles causam uma reação química que danifica suas estruturas celulares em um processo chamado de oxidação.

É *exatamente* isso que acontece quando você envelhece, com ou sem mofo tóxico: a função da mitocôndria diminui progressivamente, aumentando o número de radicais livres, que danificam as células. Em resposta, o corpo envia a vitamina C dos alimentos para o fígado, de modo que ele possa produzir antioxidantes, que combatem os radicais livres. O problema com esse processo é que ele deixa você sem vitamina C suficiente para produzir colágeno, a proteína no tecido conjuntivo da pele, dos dentes, ossos, órgãos e cartilagens. A vitamina C interage com aminoácidos para produzir colágeno, mas só se você tiver uma quantidade suficiente dela. O corpo vai sacrificar, de bom grado, pele e vasos sanguíneos saudáveis para combater os radicais livres que estão acabando com sua fonte de energia.

Isso explica, de maneira precisa, por que tive estrias e problemas vasculares (evidentes nos sangramentos nasais) e por que a maioria das pessoas só desenvolve esses sintomas em uma idade avançada. No meu corpo, com frequência, a briga entre as bactérias e o mofo me deixava sem antioxidantes. E minhas mitocôndrias danificadas pelo mofo contribuíram para o pré-diabetes, o baixo fluxo sanguíneo no cérebro, a artrite, a disfunção cognitiva e, de acordo com um médico, um alto risco de derrame e cardiopatias. Eu ainda estava com vinte e poucos anos, mas era biologicamente *velho* porque minhas mitocôndrias trabalhavam devagar. E isso me irritou de verdade.

MITOCÔNDRIAS E AS QUATRO ASSASSINAS

À medida que eu me recuperava dos muitos sintomas de envelhecimento, meu risco de morrer vítima das quatro assassinas diminuiu dramaticamente. Isso porque – surpresa, surpresa – todas elas têm uma questão em comum: o dano acumulado nas células e, em particular, nas mitocôndrias, que ocorre ao longo de uma vida. Esse dano afeta todos nós, mas com intensidades variadas. Uma fração do dano vem das escolhas ruins que fazemos, mas boa parte dele é apenas o preço que pagamos pelas funções básicas da vida – como o metabolismo dos alimentos e a respiração.

Você morre um pouquinho todos os dias desses golpes que o enfraquecem no curto prazo e aceleram seu declínio no longo prazo. Para se manter vivo, é preciso evitar esses golpes tanto quanto possível, mas eles estão em toda parte: na sua comida, no ar, nas fontes de luz e por todo o ambiente. Você pode não associar esses golpes com a probabilidade de envelhecer prematuramente ou de desenvolver uma doença degenerativa, mas, como todos os outros aspectos de sua biologia, estão todos conectados. Os golpes causam envelhecimento, o envelhecimento dá origem a doenças e doenças causam a morte.

Se você tem vinte ou trinta anos, pode achar que está livre disso – que esses golpes acumulados ainda não fazem diferença. Mas os golpes que vêm de escolhas ruins ou de ambientes tóxicos começam a se acumular na juventude – e pesam sobre você mesmo que não esteja sentindo seus efeitos (como ganho de peso, *brain fog*, gordura abdominal e fadiga). E é muito mais fácil evitar os danos às mitocôndrias do que revertê-los mais tarde.

Suas mitocôndrias são responsáveis por extrair energia dos alimentos que você consome e combiná-la com oxigênio para criar uma substância química chamada trifosfato de adenosina (ATP), que armazena a energia que faz as células funcionarem. Quando as mitocôndrias conduzem esse processo de maneira eficiente, elas produzem quantidades grandes de energia de modo que você possa usar todo seu potencial – como uma pessoa jovem. Mas, se as mitocôndrias ficam danificadas ou disfuncionais à medida que você envelhece, começam a produzir um excesso de radicais livres, que vazam para as células e criam as bases para as quatro assassinas. Parabéns, você envelheceu.

Mesmo mitocôndrias jovens e eficientes produzem alguns radicais livres como resíduos na criação de ATP, mas também produzem antioxidantes, substâncias que inibem os efeitos dos radicais livres. É por isso que produtos com antioxidantes "combatem" o envelhecimento. Embora suplementos antioxidantes e produtos de cuidado para a pele que contêm ingredientes ricos em antioxidantes valham a pena, eles são, para ser honesto, os frutos mais fáceis de colher na nossa árvore do super--humano. Para você permanecer jovem de verdade, esses antioxidantes precisam ser produzidos pelo corpo – as mitocôndrias devem gerar pelo menos uma quantia capaz de rebater os radicais livres. Quando suas mitocôndrias se tornam ineficientes, elas geram um excesso de radicais livres e poucos antioxidantes. E não adianta se besuntar de cremes para tentar reverter o dano causado por esse desequilíbrio.

Suas mitocôndrias também controlam a apoptose celular, a morte programada que ocorre quando uma célula está velha e/ou disfuncional. Se suas mitocôndrias estão lentas, não realizam a apoptose nos momentos certos, o que pode resultar em células saudáveis que morrem antes do tempo ou em células disfuncionais que continuam a existir depois de seu auge e envelhecem você antes do tempo.

Quando ainda é jovem e com mitocôndrias transbordando de energia, você pode sofrer alguns golpes. Pode comer porcaria, beber cerveja vagabunda, abdicar do sono e ainda funcionar bem, porque você produz uma quantidade grande de antioxidantes e de energia. À medida que fica mais velho, começa a perceber que não consegue passar a noite inteira bebendo e ainda funcionar direito no trabalho no dia seguinte. Quando você se dá conta dessa nova realidade, já sofreu vários golpes que envelhecem no longo prazo. Mas você tende a seguir em frente forçando os limites enquanto os danos se acumulam sem que se dê conta disso.

E se você fizesse escolhas melhores ao longo da vida de modo a sofrer menos golpes com o passar das décadas? Assim, quando chegasse aos setenta anos, você poderia ter a aparência e a saúde de alguém com cinquenta simplesmente porque sofreu menos danos. Você nunca será capaz de evitar todos os golpes – pois o simples ato de respirar gera desgaste com o tempo. É uma questão de prevenir o máximo possível de danos, que tem tudo a ver com a primeira regra do *biohacking*: descarte aquilo que o enfraquece. Por si só, essa é uma poderosa estratégia antienvelhecimento.

Quando as mitocôndrias começam a ficar lentas e a criar um excesso de radicais livres, o resultado é uma inflamação crônica e generalizada no corpo. A inflamação é um tema tão importante no campo da longevidade que você provavelmente já sabe o quanto ela está ligada ao envelhecimento. Quando eu era um jovem doente e envelhecido, sabia que sofria de uma inflamação, mas não fazia ideia de que isso tinha a ver com a disfunção das mitocôndrias e não sabia também que era mais do que uma dor incômoda. Eu não fazia ideia de que a inflamação criava circunstâncias ideais para o desenvolvimento das quatro assassinas.

CARDIOPATIAS

Uma doença conhecida como aterosclerose, ou enrijecimento das artérias, é o primeiro sinal clínico óbvio de uma doença cardiovascular. Mas qual é a causa do problema? Uma fina camada celular chamada endotélio reveste as artérias. Quando o endotélio é danificado, gorduras conseguem atravessar a parede arterial e formar placas. Isso já é ruim o bastante, mas, quando o sistema imunológico se dá conta do que está acontecendo, ele cria mensageiros químicos chamados citocinas inflamatórias a fim de atrair glóbulos brancos para essas placas. É uma resposta inflamatória. Quando há uma ruptura das placas por causa da inflamação, formam-se coágulos de sangue, e esses coágulos são a causa da maioria dos enfartes e AVC.

Enquanto alguns médicos hesitam em dizer que essa inflamação causa doenças cardiovasculares, é difícil refutar as evidências de que a inflamação é um grande passo no desenvolvimento de patologias, e hoje muitos praticantes de medicina funcional identificam a inflamação como um risco ainda maior à saúde do que os níveis de colesterol. Um estudo que se tornou referência, conduzido por pesquisadores do Hospital de Brigham e da Mulher, acompanhou 10 mil pessoas por 25 anos, e os dados revelaram que os participantes que reduziram seus níveis de inflamação também diminuíram de maneira significativa os riscos de desenvolver uma doença cardiovascular e a necessidade de cirurgia cardíaca sem nenhuma outra intervenção médica.[5]

Um novo estudo divulgado pela Universidade do Colorado, em Boulder, mostra que as bactérias intestinais desempenham um papel na inflamação por trás da aterosclerose.[6] À medida que animais (e humanos, possivelmente) envelhecem, mudanças nas bactérias intestinais afetam o sistema vascular e tornam as artérias mais rígidas. Esse enrijecimento é causado pela inflamação. As bactérias intestinais de ratos velhos produziram três vezes a quantidade normal de uma substância inflamatória chamada N-óxido de trimetilamina (TMAO). Quando os pesquisadores usaram antibióticos para nocautear as bactérias intestinais dos ratos velhos, como em um passe de mágica, seus sistemas vasculares voltaram a ser como os de um rato jovem. Os pesquisadores concluíram: "A fonte da juventude pode estar de fato no intestino". Depois de seguir as recomendações deste livro, informo com alegria que meu último teste mostrou que não tenho nenhuma bactéria intestinal das espécies que produzem essa substância nociva!

Ainda mais impressionante, um estudo de 2017, divulgado pela Universidade de Connecticut, em Storrs, revelou que moléculas de gordura que formam placas nas artérias não vêm da gordura presente nos alimentos que você ingere, mas diretamente de bactérias intestinais ruins.[7] Isso subverte tudo que médicos convencionais nos dizem sobre colesterol na dieta e significa que você tem permissão para rir quando alguém repetir o mito de que uma dieta "baseada em plantas" é melhor porque não contém gorduras saturadas – como a manteiga – que de alguma forma vão "grudar" em suas artérias. Isso também mostra a importância de bactérias intestinais saudáveis e das mitocôndrias para se ter uma vida longa e cheia de energia. (Mais sobre isso no capítulo 11.)

Sabemos que as mitocôndrias em nossas células, que por sua vez evoluíram de bactérias, se comunicam com as bactérias intestinais. As bactérias se comunicam umas com as outras por meio de substâncias químicas (como os hormônios), da luz ou de movimentos físicos. Elas chegam a se reunir e a compartilhar fragmentos de código genético em um intercâmbio que dá superpoderes às bactérias. Isso se chama troca de plasmídeos. Imagine alguns super-heróis da Marvel passando um tempo juntos em um quartel-general. Wolverine diz para o Homem-Aranha: "Você quer minha habilidade de desenvolver garras? Eu troco pela sua supervelocidade". Isso ocorre com frequência em nosso intestino e no mundo ao nosso redor, o que explica o fato de as bactérias resistentes a medicamentos se espalharem tão rápido. E é também por isso que devemos acabar com as práticas da pecuária industrial que envolvem antibióticos. A bactéria ruim que se desenvolve nesse ambiente dá um jeito de entrar no seu intestino e complica sua vida por muito tempo.

Existe uma conexão evidente entre inflamação, bactérias intestinais e doenças cardiovasculares. Além disso, sabemos que, quando você tem o tipo certo de bactéria no intestino, ela consegue transformar os alimentos que você ingere em ácidos graxos de cadeia curta, que são ótimos anti-inflamatórios. Cultivar bactérias intestinais saudáveis é uma das coisas mais importantes que você pode fazer para se tornar um super-humano – e logo mais você vai aprender como.

Veja, eu me lembro da sensação de quando meu médico, com o jaleco branco, olhou bem para mim e disse, com um tom de voz prático: "São grandes os riscos de você sofrer um ataque cardíaco ou um derrame". Eu me lembro da perplexidade e do medo que senti em minhas entranhas, com minha mortalidade diante de mim. Isso aconteceu quando eu ainda tinha vinte e poucos anos e, graças às informações contidas neste livro, deixou de ser um problema. Mas eu tinha sintomas de problemas cardiovasculares mesmo quando era só um menino, sobretudo instabilidade na pressão sanguínea, um quadro normalmente associado a pessoas muito mais velhas. Sempre que me levantava rápido, minha pressão sanguínea ficava baixa demais para manter a oxigenação do cérebro. Eu via estrelas e me sentia extremamente cansado. Quando era garoto, eu inclinava minha cabeça para a frente depois de sair de um carro para evitar a tontura. Estava tão acostumado a viver assim que, para mim, era como todo mundo vivia.

Agora sei que eram sintomas de síndrome postural ortostática taquicardizante, ou Spot, que costuma ser causada por exposição a mofo tóxico, mas também ocorre na velhice. Nos dois casos, a inflamação interrompe a linha de comunicação entre o sistema nervoso e o sistema endócrino (dos hormônios). A interrupção desses sinais causa fadiga e instabilidade da pressão sanguínea, e pode levar a sintomas de transtorno do déficit de atenção[8] e síndrome de Asperger[9] – sintomas que eu também exibia com certeza.

Eu não sabia os nomes da maioria dos jovens da minha turma, mesmo no fim do ano escolar. Eu era incapaz de memorizar fisionomias e não dominava habilidades sociais básicas. Meu corpo estava ignorando esses sinais para conservar energia porque minha estrutura física estava destruída. O corpo vai sempre priorizar a sobrevivência em detrimento da socialização, e eu não tinha energia suficiente para conviver com os outros.

Pode ser difícil compreender como sintomas cognitivos podem estar relacionados a problemas vasculares, mas – você vai ver neste livro – tudo no corpo está conectado. E isso inclui as doenças que nos envelhecem e, com frequência, causam mortes prematuras.

DIABETES

A ideia de uma inflamação "causar" cardiopatias continua sendo controversa, mas temos provas definitivas de que o diabetes tipo 2 é uma doença inflamatória[10] e de que sofrer de diabetes aumenta dramaticamente o risco de desenvolver problemas cardiovasculares. Mais de dez anos atrás, pesquisadores descobriram que, quando macrófagos – glóbulos brancos imaturos que desempenham um papel-chave na resposta imunológica – agem sobre tecidos saudáveis, eles liberam substâncias inflamatórias chamadas citocinas, que tornam as células ao redor resistentes à insulina.[11]

O corpo resistente à insulina tem uma resposta reduzida a esse hormônio, que normalmente é responsável por levar o açúcar do sangue para as células. O resultado é que os níveis de açúcar no sangue ficam desregulados e se tornam cronicamente altos. Uma vez que uma taxa de açúcar no sangue cronicamente alta vai acabar causando diabetes – uma doença em que o pâncreas se torna incapaz de produzir insulina suficiente para atender às demandas do corpo –, um diagnóstico que indica resistência à insulina é, com frequência, acompanhado do rótulo *pré-diabético*. O pré-diabetes é tão comum hoje que parece não ser nada de mais. O CDC diz que pelo menos um em cada três estadunidenses é pré-diabético. Mas ele é, na verdade, muito grave, porque ter diabetes aumenta dramaticamente o risco de desenvolver as outras assassinas.

O excesso de açúcar no sangue causa danos em toda a vascularização e, se você tem diabetes, está mais sujeito a ter um enfarte ou um AVC. Taxas altas de açúcar no sangue também causam danos perigosos ao sistema nervoso, prejudicando as paredes dos capilares que levam sangue e nutrientes para o sistema nervoso. O nome disso é doença arterial periférica, e é mais comum nas pernas e nos pés, o que explica você talvez ter ouvido falar de pessoas com diabetes que tiveram que amputar esses membros. Quando o problema ocorre nos olhos, causa cegueira. Como se não bastasse isso tudo, o diabetes pode afetar o sistema de filtração dos rins, resultando em insuficiência renal. Por fim, quanto mais alta for a taxa de açúcar no sangue, maior será o risco de se desenvolver Alzheimer – alguns cientistas chamam o Alzheimer de "diabetes tipo 3". Então, não importa o que aconteça, você tem que manter estáveis os níveis de açúcar no sangue.

Se você não for obeso, pode pensar que está livre do problema, mas é possível ser magro e ainda assim ter pré-diabetes (ou mesmo diabetes). É bem provável que aqueles macrófagos problemáticos provoquem inflamação no tecido adiposo, também conhecido como gordura. O excesso de gordura aumenta as chances de uma pessoa se tornar resistente à insulina e de desenvolver diabetes tipo 2. Porém, a mesma coisa pode acontecer se você não for obeso, mas tiver excesso de gordura visceral, que é o tipo de gordura que se acumula ao redor dos órgãos internos em vez de se depositar debaixo da pele. Essa "gordura magra" é ainda mais perigosa do que a gordura que você consegue enxergar.

Novas evidências indicam que manter uma quantidade normal de força muscular à medida que você envelhece pode contribuir para afastar essa assassina. Em um estudo feito com 5 mil pessoas ao longo de mais de 25 anos, os participantes fizeram testes regulares de força. O risco de diabetes caiu 32% naqueles que tinham até mesmo uma força muscular moderada, em comparação com quem tinha baixa força muscular.[12] O risco reduzido não mudou para os participantes mais fortes, então você

SUPER-HUMANO

não precisa ficar musculoso para viver mais, mas deve evitar o excesso de gordura.

Sendo um adolescente obeso, eu não fazia ideia de que uma inflamação me impedia de controlar as taxas de açúcar no sangue. Em vez disso, aceitei a ideia de que não estava me esforçando o suficiente para perder peso. Eu fazia um monte de exercícios e controlava minha alimentação. No café da manhã, comia cereais, o que deveria me dar energia, e leite desnatado, o que deveria fazer bem para o meu corpo, mas nada funcionava. Eu me lembro bem de uma manhã, no nono ano, quando comi uma tigela de cereais com leite desnatado antes de um jogo importante de futebol. Eu estava convencido de que esse era um café da manhã saudável, mas não fui bem no jogo. Depois da partida, pensei comigo mesmo: "É, isso não deu muito certo".

Essa foi a primeira vez que questionei a sabedoria popular com relação ao que me fazia bem ou não. Demoraria anos até que eu começasse a conseguir respostas de verdade, mas, no meu desespero, comecei a experimentar coisas que nenhum adolescente deveria se sentir pressionado a explorar. Estava cansado de me sentir velho, e comecei a ler tudo que encontrava sobre como melhorar a saúde e o desempenho. Enquanto meus colegas saíam para beber e se divertir (presumo), eu ficava em casa bancando o *biohacker*.

Para minha dor nos joelhos, experimentei pílulas de glucosamina compradas na loja de comida saudável, e elas aliviaram bastante o problema. Eu não sabia à época, mas glucosamina inibe a glicólise, que metaboliza a glicose (açúcar) no corpo. Como resultado, o corpo tem que buscar energia na gordura, e não no açúcar, o que ajuda a prevenir a resistência à insulina. Pesquisas recentes com ratos descobriram que a glucosamina auxilia na biogênese mitocondrial (o nascimento de novas mitocôndrias) e simula os efeitos da restrição calórica.[13] E existem muitos estudos que mostram que a restrição calórica (uma dieta de menos de 1.200 calorias por dia), em conjunto com uma boa nutrição, aumenta a longevidade. Em ratos, a restrição calórica pode aumentar a longevidade em até 40%. A maioria dos pesquisadores calcula que o impacto em humanos gira em torno dos 10%, o que ainda é incrível[14] – se você estiver disposto a passar fome.

Se você é como a maioria das pessoas, não gosta de sentir fome e não quer se restringir a um consumo diário de até 1.200 calorias. A boa notícia é que pesquisadores vêm testando substâncias que simulam os benefícios da restrição calórica sem a necessidade de passar fome. A glucosamina é uma dessas substâncias. Em um estudo, a glucosamina aumentou a expectativa de vida dos ratos em 10%.[15] E é bem provável que o alívio da dor em meus joelhos esteja ligado à forma como ela alterou o metabolismo do açúcar em meu corpo.

Apesar dessa pequena vitória, eu estava mais gordo do que nunca e farto. Na universidade, passei dezoito meses fazendo exercícios seis dias por semana, em sessões de uma hora e meia, enquanto adotava uma dieta semivegetariana, com pouca gordura e poucas calorias, comendo muito arroz, feijão e tudo que deveria me fazer bem. Fiquei bem forte, mas ainda tinha uma camada de gordura, e exames de sangue revelaram depois que eu era pré-diabético graças àquela gordura toda e à inflamação que ela estimulava.

Eu sabia que alguma coisa tinha que mudar, mas não fazia ideia de que coisa era essa. Um dia, quando estava em uma cafeteria comprando o café do dia, vi uma revista de halterofilismo no expositor. Não conhecia ninguém na minha cidadezinha rural que lia revistas de halterofilismo, mas uma coisa na capa me chamou atenção. A chamada dizia: "Como desenvolver o abdome!". Vendo o que eu tinha desenvolvido – uma coisa mais conhecida como *barriguinha* –, pensei: "Tenho que ler essa revista". No mundo em que eu vivia, o objetivo parecia inalcançável.

Enquanto bebericava um *latte* triplo, li o artigo de um halterofilista com músculos abdominais impressionantes que dizia que açúcar e carboidratos engordavam. Essa ideia era radical na época e ainda é um pouco controversa hoje, mas se tornou mais amplamente aceita desde a descoberta de que o açúcar causa inflamação.[16] Mesmo pequenos aumentos na taxa de açúcar no sangue têm um efeito particularmente ruim no sistema vascular (e também agravam o risco de câncer).[17] Peguei a revista, fui para casa e fiz uma vitamina com queijo *cottage* e suco de laranja. Eu não sabia o que estava fazendo! Mas essa vitamina nojenta ainda tinha menos carboidratos do que eu costumava ingerir no esforço de ficar saudável.

Comecei a comer mais proteínas e evitar grãos e outras fontes mais óbvias de açúcar, pela primeira vez focando o que eu *não* comia (carboidratos) e não o *quanto* eu comia. Em três meses, perdi 22 quilos, mas o mais surpreendente foram as mudanças na minha personalidade. Todo mundo ao meu redor percebeu que eu estava mais simpático e, de fato, comecei a fazer amizades. Mudei minha biologia o suficiente para não me sentir exausto o tempo inteiro, e meu cérebro se tornou capaz de aprender como se conectar com as pessoas, embora isso ainda não fosse espontâneo para mim. Minha concentração na sala de aula também melhorou e minha média de notas aumentou drasticamente, de 2,8 no semestre anterior para 3,9 de 4.

Isso mesmo: evitar grãos e açúcar diminuiu a inflamação, estabilizou minha taxa de açúcar no sangue, me deixou mais inteligente e mudou minha personalidade para melhor. Mais uma vez, tudo está conectado. Ao me dar conta de que me entupiram de mentiras (literalmente) sobre o que comer por quase toda minha vida, fui atrás de pesquisas e experimentei estratégias diferentes, partindo da vitamina de queijo *cottage*, passando pela *zone diet* até chegar à dieta Atkins. (Embora eu nunca tenha chegado nem perto do abdome prometidos por aquela revista.) Em algum momento, eu me dei conta de que deve haver alguma ciência por trás disso. Era evidente que havia alimentos que funcionavam como kryptonita, causavam inflamação e não ajudavam em nada. E quando eu ingeria esses alimentos, eu não só me sentia péssimo, mas também ficava um pouco mais perto de desenvolver diabetes tipo 2. Levei anos, mas enfim descobri quais eram os alimentos inflamatórios e como evitá-los. Você vai ler mais sobre isso no capítulo 3.

ALZHEIMER

Assim como o sistema imunológico produz uma inflamação na gordura do corpo que contribui para o diabetes, existem células de defesa específicas no cérebro, chamadas micróglia, que desempenham funções similares. Elas controlam as respostas inflamatórias e imunológicas do cérebro e também são responsáveis por matar neurônios disfuncionais em um processo similar à apoptose. A micróglia monitora o cérebro o tempo inteiro e, quando detecta uma ameaça, provoca a liberação de citocinas inflamatórias para atacar e eliminar agentes patogênicos em potencial. Esse processo causa inflamação e, se ele se torna crônico, pode comprometer ou matar neurônios, causando perda de memória e outros problemas cognitivos.[18] Hoje, muitos pesquisadores acreditam que essa é a origem do Alzheimer.

Com vinte e poucos anos, eu já estava sofrendo com disfunções cognitivas e, no fundo, imaginava estar a caminho de desenvolver Alzheimer. Quando estava no curso de Administração, nos anos 1990, meu desempenho nos testes era horrível. Nas provas com questões de Matemática, minhas notas mostravam um declínio progressivo a cada pergunta: eu acertava 100% da primeira questão, 70% da questão seguinte, depois 30% e seguia ladeira abaixo. Meu cérebro se cansava muito facilmente, mesmo quando eu tinha estudado e sabia as respostas.

Essa experiência me fez imaginar o que aconteceria se eu não pudesse contar com meu cérebro para ganhar a vida. Eu tinha uma carreira bem-sucedida até então, mas comecei a me perguntar se era mesmo tão esperto quanto achava que era. Decidi me submeter a um exame de imagem do cérebro que, na época, era controverso: uma tomografia computadorizada por emissão de fóton único (Spect), para ver o que estava acontecendo, de verdade, com meu cérebro. O exame mostrou que meu córtex pré-frontal – a parte do cérebro envolvida em raciocínios complexos e na tomada de decisões –, em suma, não registrava nenhuma atividade quando eu tentava me concentrar. O dr. Daniel Amen, que foi uma das primeiras pessoas a usar o exame Spect nos Estados Unidos, ficou impressionado ao saber que eu havia tido um sucesso relativo em minha carreira mesmo tendo uma disfunção cognitiva tão evidente.

Mais uma vez, receber notícias ruins foi um tipo de alívio. Fez sentido saber que havia mesmo uma razão para que tudo parecesse tão difícil. A questão não era falta de esforço ou de inteligência. Na verdade, era um problema biológico, um problema de hardware. E havia um monte de coisas pouco conhecidas que eu podia fazer para reduzir a inflamação e melhorar minhas funções cerebrais. Quando descobri essas intervenções, o impacto foi imediato e me ajudou a ficar mais esperto e mais rápido a cada ano. A boa notícia é que, quando você conhecer essas intervenções, verá que elas são simples e práticas.

Se você está na casa dos vinte ou dos trinta anos, é muito mais fácil reduzir a inflamação agora para aumentar seu poder cerebral e evitar o declínio cognitivo que ocorre com a idade, mas mesmo que seja mais velha ou mais velho, ou que esteja experimentando sintomas de demência, ainda é possível melhorar o funcionamento do cérebro. Quanto antes você começar, melhor. Porém, nunca é tarde demais para cultivar um cérebro mais jovem, poderoso e cheio de energia. Com este livro, você vai aprender como fazer isso.

CÂNCER

Mais de 40% dos estadunidenses recebem diagnósticos de câncer em algum momento da vida.[19] Quando as mitocôndrias se tornam disfuncionais e deixam de produzir energia de maneira eficiente – o que, mais uma vez, é normal para a maioria das pessoas à medida que envelhecem –, o risco de desenvolver câncer aumenta. Isso ocorre porque a inflamação cria um ambiente perfeito para que células cancerígenas proliferem.

Pense em quando você se corta e o ferimento incha – um sinal óbvio de inflamação (uma resposta imune). Quando o corpo é ferido, as células se multiplicam rapidamente de modo que o ferimento possa cicatrizar. Por si só, esse processo não causa câncer. Mas, quando as células se multiplicam rapidamente em um ambiente com excesso de radicais livres – que danificam o DNA das células –, o risco é de que células danificadas ou alteradas proliferem. Se essas células danificadas continuarem se reproduzindo, o resultado pode ser câncer.[20]

Com frequência, pensamos que o risco de desenvolver câncer tem a ver sobretudo com nossos genes, mas dados mostram que apenas de 2% a 5% dos casos de câncer são de fato baseados em genes, e a disfunção mitocondrial é a principal causa da maioria dos outros casos. Em 1931, um bioquímico alemão chamado Otto Warburg venceu o Prêmio Nobel por ter descoberto que mitocôndrias altamente disfuncionais param de queimar oxigênio para gerar energia e adotam um processo muito menos eficiente, chamado metabolismo anaeróbico, que é a combustão de carboidratos na ausência de oxigênio. O metabolismo anaeróbico está associado à imensa maioria dos cânceres. Mas, se suas mitocôndrias são fortes, elas não precisam recorrer ao metabolismo anaeróbico. Isso diminui muito o risco de desenvolver a doença.

O câncer é como uma faca de dois gumes no que diz respeito ao antienvelhecimento. Toda vez que você faz alguma coisa que estimula as células a se reproduzirem mais rápido ou a ficarem mais jovens, de modo intrínseco, está aumentando o risco de desenvolver câncer porque as células cancerígenas têm o potencial de se multiplicar e de rejuvenescer com as células saudáveis. Assim surge uma dicotomia estranha: você pode envelhecer "normalmente" com mais ou menos 40% de chances de ter câncer ou pode rejuvenescer e talvez, como resultado, aumentar um pouco o risco de câncer. Minha solução para esse dilema é fazer o máximo possível para que minhas mitocôndrias funcionem perfeitamente porque só isso já vai reduzir o risco de desenvolver câncer. Eu também adoto medidas para promover os processos de desintoxicação natural do meu corpo.

Além da apoptose – que, como você leu antes, é um processo de morte celular controlado e saudável que elimina células velhas ou instáveis –, o corpo tem um processo integrado de desintoxicação para reciclar componentes celulares danificados. O nome desse processo é autofagia, uma palavra grega que significa "alimentar-se de si mesmo". Durante a autofagia, suas células analisam o corpo em busca de células desgastadas, doentes ou mortas, removem os componentes úteis dessas células velhas e então usam as moléculas restantes para produzir energia ou para criar partes de novas células. Esse processo de reciclagem elimina toxinas indesejáveis, reduz inflamação e ajuda a diminuir a marcha do envelhecimento.

Quando ativa a autofagia, você desacelera o processo de envelhecimento, reduz a inflamação, diminui o risco de desenvolver câncer e aumenta a capacidade do corpo de funcionar da melhor maneira possível. Existem suplementos específicos e mudanças no estilo de vida – como breves períodos de jejum – que estimulam a autofagia. Você vai aprender como fazer isso à medida que nos aprofundarmos no estudo das técnicas que fazem de você um super-humano.

REDUZA O RISCO

Apesar de evidências irrefutáveis ligarem as quatro assassinas à disfunção mitocondrial e à inflamação que resulta dela, nossa sociedade considera o declínio inevitável no funcionamento das mitocôndrias uma parte normal do envelhecimento. É claro que vamos morrer de uma dessas doenças! Entre os trinta e os setenta anos, você experimenta uma redução de cerca de 50% na eficiência das mitocôndrias, abrindo caminho para o desenvolvimento das assassinas.

Como você está lendo este livro, obviamente não tem nenhuma intenção de envelhecer como a maioria das pessoas, e nem deveria. Quando descobri a importância das mitocôndrias, as minhas já estavam destruídas por causa de anos de exposição ao mofo tóxico. Ele enfraqueceu meu organismo e me envelheceu prematuramente – de certa forma, fui precoce. Senti os "golpes" que afetam todos nós muito antes do que a maioria das pessoas porque comecei em uma posição mais fraca. Para chegar a um nível básico de funcionalidade, eu tive que descobrir o que estava causando esses golpes e dar um jeito de reverter a situação.

Sentir os golpes tão cedo e tão profundamente me permitiu desfrutar de respostas em tempo real e determinar quais fatores do ambiente mais impactavam minha saúde e meu desempenho. Isso se revelou uma dádiva enorme, porque fui capaz de aprender – e agora posso ensinar – a como parar de agredir o próprio corpo com milhares de pequenos golpes concentrando-se no básico: boa nutrição, sono de qualidade e um ambiente saudável, livre de toxinas agressoras.

Antes de seguirmos em frente para aprender como fazer isso, vamos analisar quais são, precisamente, os efeitos desses golpes em nosso corpo.

É claro que você não vai de uma refeição inflamatória a uma doença degenerativa em um só golpe. Em vez disso, os golpes de seu ambiente causam danos invisíveis em um nível subcelular. Esses danos não o envelhecem de uma hora para outra, mas sim cumulativamente, um dia após o outro, um ano após o outro. Quando você se torna consciente dos estragos, já envelheceu. Mas, a partir de agora, você pode agir para parar esses danos antes que eles se acumulem. Depois de seguir os passos para evitar as quatro assassinas, vamos nos concentrar em enganar a morte da forma como super-humanos fazem – evitando os sete pilares do envelhecimento. São esses processos no corpo que sofrem rupturas à medida que você envelhece, e muito pode ser feito para controlá-los.

AS QUATRO ASSASSINAS

10% correm o risco de desenvolver Alzheimer

23% correm o risco de morrer de doenças cardiovasculares

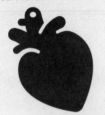

25% correm o risco de desenvolver diabetes

40% correm o risco de desenvolver câncer

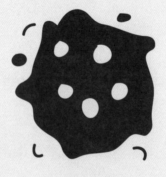

Conclusão

Se você está na média...

- Tem 23% de chances de morrer de doenças cardiovasculares.
- Tem 25% de chances de ter diabetes.
- Tem 10% de chances de desenvolver Alzheimer.
- Tem 40% de chances de desenvolver câncer e 20% de chances de morrer da doença.

Por isso, seja um *biohacker*. Coloque em prática agora mesmo:

- Se você tem dores nas articulações ou problemas de taxa de açúcar no sangue, considere tomar glucosamina, que ajuda a controlar o açúcar no sangue e prolonga o tempo de vida nos ratos (e provavelmente em humanos).
- Consuma mais antioxidantes para combater os radicais livres. Frutas vermelhas, ervas, especiarias, café, chá e chocolate amargo são boas fontes de antioxidantes. Há também, na maioria das cidades, spas médicos que oferecem terapia antioxidante por via intravenosa. Talvez valha a pena dar uma olhada se você viaja com frequência ou precisa de uma dose de energia.
- Períodos curtos de jejum estimulam a autofagia. Você vai ler mais sobre os benefícios do jejum para a longevidade e como jejuar sem sentir fome depois, mas vale a pena começar desde já para se beneficiar de uma autofagia incrementada.
- Para combater problemas cardiovasculares, experimente o Zona Plus, um dispositivo portátil e digital que usa a ciência por trás do exercício isométrico para aumentar tanto a flexibilidade vascular (diminuindo assim a pressão sanguínea) quanto a produção e o fluxo de óxido nítrico por todo o corpo, que está relacionado com o tratamento de várias doenças cardiovasculares, disfunções eréteis e fadiga muscular. É uma solução legal para qualquer um que queira melhorar sua saúde cardiovascular.

- Embora seja muito útil ver como o ambiente vai afetar seus níveis de energia e seu envelhecimento, não ignore o seu DNA. A área da genômica funcional está só começando. Assim como a medicina funcional, é o estudo do que você pode fazer na prática para controlar riscos, e não só se preocupar com eles. Por exemplo, uma análise funcional do meu genoma feita pela DNA Company revelou que tenho que cuidar melhor das membranas em minhas artérias, tomando inclusive os suplementos indicados neste livro. Confira os testes que eles fazem para descobrir suas fraquezas e aprenda como combatê-las.

②
OS SETE PILARES DO ENVELHECIMENTO

Ok, agora você decidiu que não vai ser uma vítima das quatro assassinas. Isso significa que é hora de se apoiar nos sete pilares do envelhecimento. Quando, na juventude, eu estava trabalhando para reverter meu envelhecimento prematuro, descobri que existem formas específicas de desgaste celular que controlam todas as formas de envelhecimento e de doença, até mesmo os meus sintomas precoces. Depois, consegui mais detalhes com especialistas em longevidade como Aubrey de Grey, diretor científico na Fundação de Pesquisas SENS (sigla em inglês para Strategies for Engineered Negligible Senescence, ou Estratégias para Senescência Negligível Engenheirada), que tem a ambiciosa missão de curar o envelhecimento fomentando pesquisas sobre o tema no mundo inteiro. Muitos dos meus amigos na elite da longevidade e do antienvelhecimento (sim, eu tenho amigos estranhos e incríveis) estão focados no que a Sens chama de "classes de danos celulares e moleculares que constituem o envelhecimento". Eu os chamo de sete pilares do envelhecimento.

OS SETE PILARES DO ENVELHECIMENTO

É importante entender como os sete pilares do envelhecimento afetam o corpo em nível celular. Alguma degeneração é inevitável, mas existe muita coisa que você pode fazer para se proteger do pior. De alterações simples e econômicas no estilo de vida e mudanças nutricionais até tecnologias de ponta que estão se tornando mais acessíveis, vou delinear estratégias múltiplas para lidar com o processo de envelhecimento – muitas delas eu mesmo experimentei.

Essa ciência do antienvelhecimento ainda é nova? Sim. Temos provas robustas de que essas estratégias funcionam perfeitamente? Não. Mas temos algumas pesquisas muito convincentes que sugerem que elas vão ajudá-lo a ter mais qualidade de vida neste planeta. Além disso, elas não vão matá-lo – e envelhecer, definitivamente, vai. Então, por que não dar uma chance a elas?

Primeiro, vamos analisar cada uma das vias do envelhecimento e ver como elas nos afetam.

PILAR 1: ATROFIA DOS TECIDOS

Quando você é jovem, o corpo tem uma grande variedade de células-tronco – células indiferenciadas que são capazes de gerar muito mais células do mesmo tipo. Quando as células morrem via apoptose, as células-tronco entram em ação para substituí-las. No entanto, à medida que você envelhece, algumas coisas acontecem. Suas reservas de células-tronco minguam, as próprias células-tronco envelhecem e se tornam menos eficazes na reposição de células mortas, e suas mitocôndrias podem não provocar apoptose nos momentos certos. Algumas células morrem antes da hora. Outras demoram para serem substituídas. Como resultado, tecidos no corpo inteiro perdem cada vez mais células e começam a atrofiar ou a se deteriorar.

Rápido: pense no estereótipo de uma "pessoa velha". Você talvez imagine uma pessoa frágil com a pele flácida, sem tônus muscular, mãos trêmulas e uma memória ruim, não? A verdade é que essas coisas acontecem quando envelhecemos e as células morrem e não são substituídas. De fato, a perda de tecido muscular é tão comum que tem um nome próprio, sarcopenia, um problema que pode resultar em quedas e ossos quebrados, e chega a comprometer a recuperação do corpo depois de um incidente (ou de uma cirurgia).[1] Na maioria das pessoas,

OS SETE PILARES DO ENVELHECIMENTO

a sarcopenia começa cedo, por volta dos trinta anos, e vai piorando a cada década que passa.[2]

Quando os neurônios no cérebro morrem e o corpo não consegue mais substituí-los, o cérebro encolhe de verdade. E sim, isso é normal à medida que envelhecemos e contribui para o declínio cognitivo e para a demência, assim como para o declínio das habilidades motoras finas. Em particular, quando essa perda de neurônios ocorre no hipocampo – a parte do cérebro que controla a emoção, a memória e o sistema nervoso –, você começa a ficar bastante parecido com aquela pessoa velha que acabou de imaginar. Como a atrofia hipocampal é muito comum, o tamanho de o hipocampo é considerado um indicador-chave de envelhecimento.[3] Mas não há nada de normal nisso – ao menos não deveria haver.

Então, a grande questão acaba sendo: "O que você pode fazer para garantir que as células mortas sejam substituídas (ou, antes de tudo, para que não morram)?".

Na realidade, se mantiver as mitocôndrias saudáveis, você consegue evitar muitas perdas desnecessárias de células. O maior fator de mudança aqui é ingerir alimentos que estimulem a eficiência de suas mitocôndrias, de modo que elas possam produzir mais energia e o corpo tenha a matéria-prima necessária para fabricar todas as proteínas e todos os hormônios e ácidos graxos de que precisa para funcionar. Vamos falar sobre esses alimentos no próximo capítulo.

É possível reverter a atrofia fazendo uso de terapia com células-tronco – um tratamento médico em que células-tronco são injetadas no corpo. Sou, provavelmente, a pessoa que mais fez tratamentos de células-tronco na Terra (mais sobre isso daqui a pouco), o que foi um divisor de águas para mim. Fui um jovem com danos cerebrais causados por toxinas e hoje tenho um volume de hipocampo com 87% do tamanho esperado para alguém da minha idade. Porém, a terapia com células-tronco não é barata nem fácil de fazer, então, antes de mais nada, é melhor prevenir a atrofia!

A chave do sucesso com qualquer uma dessas intervenções é começá-las agora, mesmo que você pense que não precisa delas. Afinal de contas, humanos são bons em evitar coisas que machucam.

SUPER-HUMANO

Você não pisa em pregos ou se queima porque sente o impacto desses golpes de imediato. Mas, no que diz respeito ao envelhecimento, você é o proverbial sapo na panela de água quente. E continua sofrendo os golpes porque não sente o impacto na mesma hora. Porém, basta evitar alguns desses golpes com pequenas mudanças no seu entorno para aumentar muito as oportunidades disponíveis para você. A perfeição não é necessária.

PILAR 2: DOENÇAS MITOCONDRIAIS

Doenças mitocondriais – também conhecidas como mitocôndrias danificadas – são o segundo pilar do envelhecimento. Nunca é demais destacar a importância dessa via do envelhecimento. Quando as usinas dentro de suas células – as coisas que criam a energia que o mantém vivo – começam a sofrer mutações, não surpreende o fato de tudo ficar fora de controle.

Infelizmente, com frequência, essa causa de envelhecimento é subestimada. Nas últimas décadas, mesmo aqueles na vanguarda da biotecnologia têm se concentrado tanto em mapear o genoma humano que prestaram quase nenhuma atenção às mutações no DNA das mitocôndrias. Não me entenda mal, o sequenciamento do genoma humano mudou o mundo e sou grato aos cientistas que realizaram essa tarefa monumental. Mas, a menos que você tenha um distúrbio genético significante, o genoma humano – comparado ao status de seu DNA mitocondrial – não ajuda muito a prever como você vai envelhecer.

Você pode pensar em seu código genético como projetos de construção de seu corpo – mas quem quer um corpo sem energia? (Dica: o nome disso é morte.) Lembre que seu genoma mitocondrial é separado do seu genoma humano – as mitocôndrias se desenvolveram a partir de bactérias e têm um código genético próprio. No entanto o DNA mitocondrial é muito mais suscetível a mutações do que o DNA humano porque tem uma habilidade limitada de restaurar a si mesmo quando é danificado. Então você precisa sofrer menos golpes nas mitocôndrias.

OS SETE PILARES DO ENVELHECIMENTO   53

Pense assim: seu DNA fornece uma imagem de como será a aparência de uma construção (seu corpo) – quantos quartos, quantas janelas, que tipo de telhado, qual será a altura etc. Seu DNA mitocondrial descreve que tipo de fiação, aquecimento, iluminação e ar-condicionado a construção terá. A construção, por si só, deve durar um tempo, mas se a fiação não funcionar, se o ar-condicionado estragar e as lâmpadas queimarem, não será uma construção em que você vai querer viver. O DNA mitocondrial se rompe e sofre mutações facilmente, por isso é tão importante.

No que diz respeito ao envelhecimento, é útil recorrer à epigenética, a ciência de como o ambiente dentro e ao redor de nossos corpos influencia a expressão genética, e de como essas mudanças são passadas de uma geração para outra. Um artigo de 2018 de pesquisadores proeminentes que estudam células-tronco descobriu que mecanismos epigenéticos das mitocôndrias influenciam o destino das células, a divisão celular, o ciclo celular, a homeostase e até mesmo as patologias.[4] Em outras palavras, o ambiente de nossos ancestrais controla as mitocôndrias em *suas* células. E é claro que problemas com essas importantes funções celulares podem levar a qualquer uma das quatro assassinas.

Como você leu no capítulo 1, o DNA mitocondrial pode ser danificado quando há um excesso de radicais livres. Danos ao DNA mitocondrial causados por radicais livres alteram o código genético das mitocôndrias. Quando danificadas, produzem energia de maneira ineficiente, gerando quantidades enormes de radicais livres e menos energia para seus esforços super-humanos. E, como sabemos, mitocôndrias danificadas geram inflamação e aceleram o envelhecimento no corpo inteiro.

Lembre que esse ciclo começou com um excesso de radicais livres, que são produzidos por… mitocôndrias disfuncionais! Quanto mais eficiente forem as mitocôndrias, menores são as chances de você sofrer danos no DNA mitocondrial, independentemente do código genético que herdou de seus pais. Esse é um dos muitos motivos para meu protocolo antienvelhecimento se concentrar tanto em garantir que minhas mitocôndrias funcionem da melhor maneira possível por muito tempo.

PILAR 3: CÉLULAS-ZUMBIS

Células resistentes à morte, também conhecidas como células senescentes, são aquelas que se recusam a morrer quando ficam desgastadas, e elas são hoje um foco enorme das pesquisas antienvelhecimento. Essas células não se dividem e não funcionam mais como deveriam. De fato, elas se tornam peso morto. Não funcionam, mas continuam a secretar proteínas inflamatórias, causando todos os problemas que têm origem na inflamação crônica,[5] incluindo um risco maior de sofrer com as quatro assassinas. Para piorar, as mitocôndrias nas células senescentes se tornam disfuncionais e liberam quantidades enormes de espécies reativas de oxigênio. O nome disso é disfunção mitocondrial induzida pela senescência (SAMD), e faz o corpo envelhecer muito rápido.[6]

Ao longo do tempo, você ganha mais e mais células senescentes, e o acúmulo dos danos que elas causam é uma das principais causas de envelhecimento e doenças. Para começar, quando você tem muitas células-zumbis nos tecidos, o corpo se torna menos eficiente na resposta ao hormônio insulina. Essa é a definição de resistência à insulina, que, como vimos antes, é uma precursora do diabetes tipo 2. As células-zumbis também causam um aumento na gordura visceral, o tipo de gordura que se aloja ao redor de órgãos importantes na cavidade abdominal e que está associada ao aumento das chances de várias doenças desenvolverem, particularmente diabetes tipo 2.

As células-zumbis também contribuem com muitos sintomas de envelhecimento que não vão matá-lo, mas que vão tornar seus anos finais muito mais desconfortáveis. Por exemplo, há anos os médicos sabem que pacientes que precisam de transplante de cartilagem de joelho têm um excesso de células senescentes nessa cartilagem. Na verdade, injetar apenas algumas células senescentes nos joelhos pode causar artrite.[7] Foram as células senescentes em minhas articulações que causaram artrite quando eu tinha catorze anos? Possivelmente.

Algumas células senescentes são fáceis de matar. Outras persistem como uma maratona de *The Walking Dead*, na Netflix. Talvez os tipos mais nocivos de células-zumbis sejam as células imunes. Lembre-se de

OS SETE PILARES DO ENVELHECIMENTO

que quando você se corta ou tem uma inflamação, suas células imunes se proliferam para estimular uma cicatrização rápida. Uma vez recuperado, o corpo deve matar essas células imunes adicionais. Quando elas não morrem, inibem a capacidade do sistema imunológico de responder a novas infecções ou novos ferimentos. Esse é um dos motivos de o sistema imunológico se tornar mais fraco à medida que envelhecemos. Falando de evitar a morte: pneumonia e gripe, juntas, são a oitava maior causa de mortes nos Estados Unidos e são ambas muito mais comuns e fatais em pessoas com mais de 65 anos. Isso se explica, em parte, pelas células senescentes que enfraquecem o sistema imunológico.

A boa notícia é que existem muitas coisas que você pode fazer para prevenir os danos causados por células-zumbis. Uma das mais importantes é manter as membranas celulares saudáveis, de modo que as células funcionem bem pelo máximo de tempo possível. Eu tomo um suplemento feito de cálcio, magnésio e potássio aminoetanolfosfato (AEP), que contribui para a saúde das membranas celulares.

Acredita-se que a metformina, um remédio comum para o diabetes, também mata células senescentes. Estudos revelaram que a metformina funciona como um atenuante para várias doenças relacionadas ao envelhecimento em animais e humanos, incluindo disfunção metabólica, doenças cardiovasculares, câncer e disfunção cognitiva.[8] Em humanos de idade avançada, ela aumentou o tempo de vida em cinco anos.[9] Estudos em ratos mostram que esses efeitos têm origem na redução de células senescentes e em menos radicais livres.[10]

Outro fantástico assassino de zumbis é a rapamicina. Esse fármaco inibe uma proteína ligada ao crescimento celular conhecida como alvo da rapamicina em mamíferos (mTOR), responsável por regular funções celulares cruciais como crescimento, morte, proliferação e autofagia. Parece que inibir a mTOR previne o crescimento de células senescentes. Em ratos, a rapamicina aumenta a longevidade, melhora as respostas imunológicas, retarda a perda de tecidos, diminui a fragilidade que vem com a idade e reduz as chances de insuficiência cardíaca, câncer e disfunção cognitiva.[11] Nada mau. Discretamente, alguns médicos têm usado a rapamicina como medicamento contra a senescência desde 2015.

No momento, estou planejando tomar rapamicina de maneira intermitente. Isso implica alguns riscos – como argumentamos, toda vez que você toma um medicamento para acelerar a rotatividade das células, há o risco de acelerar o crescimento de células cancerígenas. Daqui a alguns anos, saberemos mais sobre a relação entre os riscos e os benefícios, e o fármaco será muito mais acessível. Sempre fico feliz em servir de cobaia, e o pessoal na linha de frente do antienvelhecimento está usando a rapamicina. No entanto, a menos que você esteja desesperado, essa é uma alternativa que talvez queira esperar um pouco para tentar enquanto novas pesquisas são realizadas.

Além disso, existem outras substâncias naturais mais acessíveis para combater as células-zumbis. Minha favorita é a fisetina, um polifenol encontrado em algas e morangos. Um estudo mostrou que altas doses de fisetina podem matar até 50% das células senescentes em um órgão específico.[12] Apesar de a pesquisa sobre o uso de fisetina ainda não estar completa, estudos indicam que ela melhora as funções cognitivas.[13] Isso é possível graças a sua atividade antioxidante direta e à capacidade de aumentar os níveis de outros antioxidantes nas células. Consumir mais antioxidantes equivale a menos estresse oxidativo e a mais energia no corpo inteiro, inclusive no cérebro!

Não é incomum para os pesquisadores descobrir que ervas tradicionais e compostos de plantas usados há milhares de anos têm propriedades que combatem o envelhecimento. Um exemplo excelente é a erva japonesa ashitaba, disponível em chá ou em pó, que previne contra células-zumbis. Ela costuma ser usada para tratar pressão alta, rinite alérgica, gota e problemas digestivos, mas pesquisadores descobriram há pouco uma substância na planta chamada dimetoxichalcona (DMC, nenhuma relação com o famoso rapper), que retarda a senescência. Em larvas e moscas-das-frutas, a DMC aumenta a longevidade em 20%.[14] Ainda não sabemos se terá o mesmo efeito em humanos, mas talvez valha a pena tomar esse chá para lidar com um dos sete pilares do envelhecimento. Eu tomo.

Por fim, há a piperlongumina (PL), um extrato de raiz de pimenta mais usado na medicina ayurvédica. Parece promissor para diminuir a senescência, mas essa descoberta é tão recente que os pesquisadores ainda não entendem o mecanismo de ação.[15] A PL também pode ter propriedades anticancerígenas, embora estudos ainda não tenham confirmado esse benefício.[16] Seu uso, provavelmente, é seguro, mas usar o tempo todo ou em doses altas pode sobrecarregar o fígado. Se você decidir tomar PL de maneira consistente, o corpo pode ficar com uma capacidade reduzida de se desintoxicar[17] – então é melhor tomar por um tempo determinado (um ou dois meses) junto com um suplemento para auxiliar o fígado, como a glutationa.

Em resumo: se você não quer morrer, precisa garantir que suas células *morram* quando chegar a hora delas e que continuem vivas enquanto essa hora não chega.

PILAR 4: CAMISA DE FORÇA DAS CÉLULAS

O espaço entre as células contém uma rede de proteínas chamada matriz extracelular, que protege os tecidos contra estresse, trauma e até contra a gravidade enquanto dá espaço para que eles cumpram suas funções. Imagine uma taça de gelatina com textura perfeita. Sem a matriz, você só teria um líquido vermelho esquisito. Agora imagine essa mesma taça de gelatina, mas tão endurecida que você não consegue nem sequer enfiar a colher nela. É isso que os cientistas antienvelhecimento chamam de enrijecimento da matriz extracelular.

A matriz não só mantém as células unidas, mas também dá elasticidade aos tecidos. Isso é incrivelmente importante, sobretudo no que diz respeito a certos tecidos, como aqueles que constituem as artérias. Quando esses tecidos perdem a elasticidade, tornam-se rígidos e o corpo tem que trabalhar mais para fazer o sangue percorrer o sistema circulatório. Isso pode resultar em pressão alta e doenças cardíacas.

Mas por que a matriz se torna tão rígida? Quando o açúcar no sangue circula pelo organismo, ele se liga às proteínas de maneira permanente, criando produtos finais de glicação avançada (AGEs). Glicação é o processo pelo qual o açúcar se liga à proteína. Os AGEs têm um nome adequado, pois esses produtos finais aceleram o processo de envelhecimento e geram estresse oxidativo no corpo.[18]

Pense assim: quando você come alguma coisa que contém açúcar, moléculas de glicose viajam pelo corpo e procuram proteínas com que se ligar. Uma vez ligadas, a glicose carameliza a proteína. É a mesma reação química que ocorre quando você carameliza cebolas em uma panela com açúcar. Quando você tem altas taxas de açúcar no sangue, em parte é porque tomou decisões que caramelizaram sua parte interna. Que delícia. Só que não.

Existem diversas classes de AGEs. A mais abundante em colágeno se chama glucosepane e contribui para o desenvolvimento de doenças ligadas ao envelhecimento, do diabetes à disfunção vascular. Felizmente, pesquisadores estão começando a procurar meios de combater os AGEs e impedir que eles enrijeçam a matriz extracelular. Em 2018, o periódico *Diabetes* divulgou que cientistas tinham identificado quatro enzimas que são capazes de quebrar as ligações cruzadas do glucosepane.[19] Eles ainda estão analisando o exato mecanismo de ação e vendo se o processo de atacar os AGEs cria ou não outros metabólitos nocivos, mas essa é uma área de pesquisa promissora se você sofre de diabetes tipo 2 ou de cardiopatias, ou se apenas quer evitar esse pilar do envelhecimento.

Mesmo que, como prevejo, as enzimas que combatem o glucosepane demonstrem ser efetivas, antes de mais nada, é melhor evitar o enrijecimento da matriz extracelular. Para isso, você precisa reduzir os níveis de açúcar no sangue, em particular os picos que ocorrem depois das refeições. Um estudo sobre os níveis de glucosepane mostraram que esse perigoso AGE aumenta com a idade para quase todo mundo. Em um grupo de controle não diabético, taxas altas de açúcar no sangue mais do que dobraram os níveis de glucosepane. Reduzir o açúcar no sangue é imprescindível se você quer se tornar um super-humano. Por sorte, não é tão difícil quanto parece. Você vai aprender como fazer isso no capítulo 3.

Qualquer tipo de inflamação crônica é também associado a um aumento nas proteínas com ligações cruzadas. Faz sentido, pois você já sabe que taxas altas de açúcar no sangue causam inflamação e também essas ligações cruzadas. Além de controlar os níveis de açúcar no sangue, você deve evitar alimentos que causam inflamações. Quando você é sensível a certo tipo de comida, o corpo dá início a uma resposta imune que desencadeia a inflamação. Se isso acontece com frequência, você desenvolve inflamação crônica e excesso de AGE. Existem bons testes caseiros que podem ajudá-lo a identificar a quais alimentos você é sensível. Eu recomendo Viome, sobre o qual você vai ler mais daqui a pouco, e EverlyWell. (Nota: embora eu use ambos os serviços, sou investidor e conselheiro do Viome, e o EverlyWell foi anunciante no meu podcast *Bulletproof Radio*.)

PILAR 5: LIXO EXTRACELULAR

À medida que você envelhece, produtos residuais chamados de agregados extracelulares se acumulam dentro e fora de suas células. Dos produtos residuais que se concentram fora das células, as principais culpadas são proteínas deformadas e disfuncionais, normalmente chamadas de amiloides. Quando os amiloides começam a se acumular, eles se agrupam e formam placas que causam envelhecimento e doenças ao "emperrar as engrenagens" e atrapalhar a interação entre células saudáveis.

Você pode imaginar os amiloides como a sujeira que entope a pia. Quando você é jovem, não sente o impacto – um fio de cabelo desce com facilidade pelo ralo. Porém, em algum momento, conforme mais sujeira se acumula nos canos, a água desce cada vez mais devagar. É esse processo gradual que o desgasta à medida que envelhece.

Você já deve ter ouvido falar que pacientes com Alzheimer têm uma espécie de placa no cérebro (nesse caso, chamada de beta-amiloide, um tipo de proteína acumulada). Mas, muito antes de você desenvolver Alzheimer, essas mesmas placas podem prejudicar as funções cognitivas. No caso do diabetes tipo 2, um tipo de proteína acumulada, conhecida como amilina, inibe a secreção de insulina. Proteínas acumuladas também causam enrijecimento no coração. O nome disso é amiloidose cardíaca senil e é uma das principais causas de insuficiência cardíaca.

Mas, antes de tudo, o que faz as proteínas se agruparem? O problema com os amiloides é que eles se acumulam em tecidos diferentes por razões distintas, e ainda não conhecemos todas as suas causas. Sabemos que a autoimunidade – quando o sistema imunológico ataca as próprias células saudáveis – agrava o quadro, e que pelo menos 30% das pessoas têm alguma forma de doença autoimune. Além disso, uma pesquisa recente com ratos relaciona *baixos* níveis de insulina à formação de amiloides no cérebro.[20] Esse é um motivo para você não entrar em uma dieta com poucos carboidratos por tempo indeterminado, ficando em cetose sem nenhuma pausa. Você vai viver mais se às vezes comer poucos carboidratos, às vezes comer carboidratos moderadamente e evitar sempre o açúcar e as gorduras ruins. Pouca insulina é pior do que muita insulina, mas em nenhum dos casos você estará em sua melhor forma.

Mesmo que você não tenha autoimunidade, a inflamação decorrente de sensibilidade a alimentos ou mesmo um estresse emocional sem fim pode levar ao acúmulo de amiloides (além de gerar AGE). Parece que amiloides se formam durante períodos longos de inflamação com qualquer tipo de causa. A estratégia inteligente é reduzir os níveis de inflamação evitando alimentos aos quais você seja sensível e aprendendo a relaxar. Se você está comendo comida que não é compatível com sua biologia, vai sofrer com inflamação – e isso provoca envelhecimento de diversas formas. A lógica é a mesma se você passa tempo demais em um estado de estresse.

A boa notícia é que existem estratégias simples que você pode usar para combater a formação dessas proteínas que causam envelhecimento prematuro. Uma das melhores coisas que se pode fazer é promover a autofagia, o programa de reciclagem do corpo, consumindo mais dos alimentos que indico no próximo capítulo. Isso vai estimular a quebra dessas proteínas de modo que elas não formem placas nocivas. Jejuar também ajuda.

O dr. Gordon Lithgow, professor no Instituto Buck de Pesquisa sobre Envelhecimento, descobriu que a vitamina D ajuda a prevenir o acúmulo e a deformação das proteínas. Como a carência de vitamina D se tornou algo comum,[21] é de se perguntar se o aumento nos casos de Alzheimer não estão ligados, em parte, ao fato de as pessoas não terem vitamina D o suficiente para reduzir a formação de placas amiloides.

Há também uma conexão evidente entre metais pesados e amiloides. Um estudo da Society for Neuroscience descobriu que o excesso de cobre impediu que o corpo desobstruísse os agregados proteicos.[22] Você precisa de cobre para diversas funções do corpo, mas o cobre em excesso se torna tóxico. Pesquisas médicas mostram que os vasos sanguíneos e o cérebro de pacientes com Alzheimer contêm excesso de cobre. Cádmio, outro metal pesado, aumenta a formação de agregados proteicos no cérebro e aparece mais no tecido cerebral de pacientes com Alzheimer do que em cérebros saudáveis.[23] Você vai aprender como evitar e se desintoxicar desses e de outros metais neste livro.

Em seu laboratório, Lithgow comprovou que quelantes – pequenas moléculas que se ligam a metais pesados e ajudam você a se desintoxicar – impediram ratos de desenvolver agregados proteicos. Saiba que quelantes de metais pesados são uma prioridade para mim há anos. Mais adiante, você vai ler tudo sobre como fazer isso. A exposição a metais pesados tem aumentado há décadas e não importam o lugar onde você vive nem o quanto sua alimentação é saudável, são grandes as chances de você apresentar níveis mais altos do que o ideal de metais como chumbo e mercúrio. Cerca de 3 mil toneladas de mercúrio são lançadas no meio ambiente a cada ano, e chumbo, arsênio e cádmio estão presentes em níveis detectáveis no ar, na água, em alimentos, medicamentos e produtos industriais. Até mesmo a couve orgânica é rica em um metal pesado.

Além de contribuir para o acúmulo de amiloides, os metais pesados também causam disfunção mitocondrial.[24] Uma exposição pequena a metais como chumbo, mercúrio, níquel, urânio, arsênio ou cádmio, por um curto período de tempo, pode afetar a produção de energia mitocondrial e aumentar a morte das mitocôndrias.[25] Ainda que você não se dê conta disso, é provável que os metais pesados já presentes em seu corpo estejam causando envelhecimento. Mais adiante, ensino como se desintoxicar desses metais.

PILAR 6: ACÚMULO DE LIXO DENTRO DAS CÉLULAS

Ok, então resíduos podem se acumular do lado de fora das células, mas a boa notícia é que quase todas as células do corpo têm um sistema embutido de descarte de resíduos chamado lisossomo. Essas estruturas

62   SUPER-HUMANO

queimam substâncias indesejadas de todo tipo, mantendo as células livres do lixo e habilitadas para funcionar de modo ideal.

Você estava esperando por um *mas*, certo? Quando o lisossomo não consegue quebrar certas substâncias para queimá-las, os resíduos ficam onde estão, obstruindo a célula até ela não funcionar mais. O nome disso é acúmulo intracelular. Se isso ocorre com muitas células, você desenvolve o pilar 1: perda de células e atrofia dos tecidos.

Existem dois motivos para isso acontecer. O primeiro é se o próprio lisossomo está danificado e não consegue funcionar direito. Lisossomos dependem de mais de sessenta tipos de enzimas para quebrar substâncias residuais, e mutações nos genes dessas enzimas podem impedir o lisossomo de fazer seu trabalho. Essas organelas podem também ser danificadas por um excesso de espécies reativas de oxigênio – radicais livres –, que ocorre quando as mitocôndrias não funcionam de maneira eficaz.

Porém, o motivo mais provável para suas células acumularem lixo é que você come uma grande quantidade de alimentos que seus lisossomos são incapazes de queimar mesmo que estejam operando de modo ideal. São produtos finais de glicação avançada que você ingere, diferentes daqueles produzidos pelo açúcar dentro do corpo. Lembra quando eu disse que, quando açúcar e proteínas se conectam dentro do corpo, o efeito é igual ao das cebolas caramelizadas? Pois o mesmo ocorre quando você ingere proteína caramelizada, também conhecida como carne tostada (assada direto sobre o fogo, grelhada ou cozida com açúcares). Os AGEs que você consome se depositam no interior das células e os lisossomos não conseguem removê-los.

Com o tempo, essas substâncias se acumulam, tornando mais e mais células disfuncionais, e isso afeta sua habilidade de controlar os níveis de açúcar no sangue,[26] aumentando suas chances de desenvolver câncer[27] e doenças cardíacas.[28] Quando isso ocorre com os neurônios, pode contribuir para o Alzheimer.[29]

Carnes chamuscadas, fritas e tostadas contêm montes de AGEs que podem sobrecarregar o sistema de descarte de resíduos e deixar as células cheias de lixo. E isso aumenta de forma dramática as chances de desenvolver qualquer uma das quatro assassinas. Um estudo de 2019 publicado no periódico *BMJ* analisou os hábitos alimentares de mais de

100 mil mulheres com idades entre cinquenta e 79 anos ao longo de vários anos. Depois de levar em consideração os fatores mais influentes – como estilo de vida, qualidade da dieta, nível de educação e renda –, os pesquisadores descobriram que comer com regularidade alimentos fritos (que também contêm AGE, pois a fritura produz um processo químico similar ao da carne tostada) está relacionado a um aumento do risco de morte por qualquer causa e, em especial, de mortes relacionadas a doenças cardíacas. Aqueles que comem uma ou mais porções de frituras por dia têm 8% mais chances de morrer de uma doença do coração do que aqueles que não comem alimentos fritos. Uma ou mais porções por dia de frango frito, especificamente, correspondem a 13% mais chances de morrer por qualquer causa e 12% mais chances de morrer do coração do que alguém que não come frituras.[30]

É ruim saber disso, eu entendo. Quando eu tinha vinte e poucos anos, era o mestre da grelha. Eu amava assar a carne direto no fogo, mas agora amo mais minhas células limpas e altamente eficientes. Vale a pena pedir um bife de gado criado em pasto, sem tostar.

PILAR 7: ENCURTAMENTO DOS TELÔMEROS

Pare um instante para pensar nas pontas de plástico que impedem os cadarços de esgarçar. Os telômeros desempenham uma função muito similar: eles são as ponteiras do seu DNA que protegem os cromossomos de esgarçar com o uso e o desgaste (também conhecidos como envelhecimento). Uma enzima chamada telomerase é responsável pela manutenção dos telômeros, mas essas ponteiras se deterioram naturalmente com o tempo porque, cada vez que uma célula se divide, os telômeros encurtam. À medida que você envelhece, eles encurtam progressivamente até que não conseguem mais proteger as células. Assim a célula ou para de crescer ou se submete à apoptose. Na verdade, existe um termo para o número de vezes que uma célula consegue se dividir até perder a proteção dos telômeros e morrer: limite de Hayflick.[31]

Telômeros encurtados estão relacionados a um sistema imunológico enfraquecido e a doenças crônicas e degenerativas como cardiopatias e insuficiência cardíaca[32], câncer[33], diabetes[34] e osteoporose[35]. A velocidade com que os telômeros encurtam desempenha um papel importantíssimo na determinação da velocidade com que você envelhece. Cientistas encaram o comprimento dos telômeros como um indicador confiável de sua idade biológica (em oposição à idade cronológica). Pessoas com telômeros mais curtos do que a média relacionada a sua idade têm mais chances de desenvolver doenças graves e sofrer uma morte prematura[36] do que seus pares com telômeros mais longos. Em um estudo, pessoas com mais de sessenta anos e telômeros mais curtos do que a média tinham três vezes mais chances de morrer de cardiopatias e oito vezes mais chances de morrer de uma doença infecciosa[37] do que alguém com telômeros dentro da média dessa faixa etária.

É fundamental manter seus telômeros longos. Existem estudos mostrando formas de alongar os telômeros, mas ainda não há evidências suficientes para termos certeza de como proceder em cada caso. Porém, sabemos um pouco sobre o que encurta os telômeros e sobre como evitar esse encurtamento. Curiosamente, parece haver uma relação direta entre o encurtamento dos telômeros e o estresse. Em um estudo, mulheres com os mais altos níveis de estresse percebido tinham telômeros mais curtos – o equivalente a uma década de encurtamento – do que mulheres menos estressadas.[38] Essa descoberta é importante porque oferece evidências de que a forma como você lida com o estresse psicológico tem tanto impacto fisiológico quanto o estresse ambiental. E isso faz sentido, pois tanto o estresse psicológico quanto o fisiológico estão ligados ao aumento do estresse oxidativo no corpo.

Fazer exercícios é outra forma importante de prevenir o encurtamento precoce dos telômeros. Pesquisadores na Alemanha analisaram o comprimento dos telômeros em quatro grupos de pessoas: jovens e sedentárias, jovens e ativas, de meia-idade e sedentárias, de meia-idade e ativas. Não houve muita diferença entre os dois grupos de jovens, mas, quando os participantes eram de meia-idade, a mudança no comprimento dos telômeros era impressionante. As pessoas sedentárias de meia-idade tinham telômeros que eram 40% mais curtos que os das jovens, enquanto as pessoas ativas de meia-idade tinham telômeros que eram apenas 10%

mais curtos que os das jovens. Em outras palavras, o grupo ativo reduziu o encurtamento dos telômeros em 75%.[39] A prática de exercícios reduz de maneira significativa os níveis de estresse percebido e a inflamação,[40] o que talvez explique esses resultados.

Existem duas linhas promissoras de pesquisa sobre o alongamento de telômeros. Uma envolve um peptídeo sintético chamado Epitalon, modelado a partir de um peptídeo que a glândula pineal produz (epitalamina). A pesquisa sobre o Epitalon começou em 2003, mas ele ainda não é comercializado. Quando pesquisadores injetaram Epitalon em ratos, verificou-se um aumento de 13,3% na longevidade dos roedores pelo acionamento da telomerase, estimulando a apoptose e retardando o crescimento de tumores.[42]

Nos últimos anos, alguém com o biótipo igual ao meu (para não dizer que fui eu) tem recebido injeções de Epitalon por dez dias seguidos, com alguns meses de intervalo entre uma série e outra, embora ainda não tenha sido aprovado para uso humano e talvez nunca seja. Apesar disso, parece que o peptídeo sintético funciona. Na verdade, substâncias antienvelhecimento como o Epitalon, com frequência, existem em uma espécie de limbo. As companhias farmacêuticas não as desenvolvem porque elas não são patenteáveis, o que quer dizer que não há como pagar pelos estudos extensos que a Administração de Alimentação e Medicamentos (FDA, na sigla em inglês para Food and Drug Administration) exige para poder aprová-las. O resultado disso é que você encontra o Epitalon on-line por um preço acessível, mas é difícil saber se o produto vem de uma fonte confiável. Para mim, a relação entre os riscos e os benefícios vale a pena, mas você talvez pense diferente.

Outro suplemento, chamado TA-65, o nome comercial do cicloastragenol, também estimula a telomerase.[43] É um extrato incrivelmente concentrado de uma erva ayurvédica chamada astragalus. Pela lei, os fabricantes de TA-65 não podem se referir ao suplemento como um remédio "antienvelhecimento" porque não ficou provado que ele aumenta a longevidade. Mas estudos sobre essa molécula mostram que, em humanos, ela melhora os indicadores associados à expectativa de vida saudável por meio do alongamento dos telômeros e do resgate de células antigas. A desvantagem é que custa muito caro. Se você lida com muito

66 SUPER-HUMANO

estresse e/ou sente que está envelhecendo mais rápido do que gostaria e tem condições de bancar o TA-65, vale a pena considerar. Existem também versões genéricas disponíveis.

Até termos mais conhecimento sobre como manter o comprimento dos telômeros, evitar estresse excessivo no ambiente e adotar medidas para reduzir o estresse psicológico é um bom começo, assim como ter um sono de qualidade para se recuperar do estresse inevitável.

Você talvez tenha percebido que essas intervenções simples – boa alimentação, ambiente adequado, exercícios moderados, controle do estresse e sono de qualidade – são as melhores e mais eficazes formas de evitar as quatro assassinas e de retardar ou até mesmo reverter vários dos sete pilares do envelhecimento. E você está certo! A maioria dos golpes desferidos contra suas mitocôndrias – e que causam o envelhecimento – vêm dos alimentos, do ambiente e da baixa qualidade de sono. Assim, antes de vermos como rejuvenescer, vamos analisar as formas mais importantes de evitar a morte. Afinal de contas, de que adianta ser um super-humano se você estiver morto?

Conclusão

Não quer morrer? Coloque estas coisas em prática agora mesmo:

- Mate as células que se recusam a morrer com compostos farmacêuticos ou naturais como AEP, fisetina e piperlongumina.
- Considere falar com um médico sobre tomar drogas antienvelhecimento como rapamicina ou metformina.
- Pare de comer carne chamuscada, frita ou tostada. Não vale a pena, se você quer viver uma vida longa e de alta qualidade.
- Controle o estresse – medite, pratique ioga, tenha um sono de qualidade e/ou procure delegar as tarefas que estão pesando sobre você. Isso não é indulgência nem egoísmo, e com certeza vai ajudar você a viver uma vida longa e plena.
- Considere tomar suplemento de vitamina D para ajudar o corpo contra a formação de perigosas proteínas deformadas.
- Faça o que for preciso para descobrir quais alimentos não são compatíveis com seu organismo, seja por uma dieta de eliminação ou por um teste de sensibilidade alimentar, e pare de comer esses alimentos.

ALIMENTOS SÃO UM REMÉDIO CONTRA O ENVELHECIMENTO

Quando ficou evidente que era a inflamação que fazia eu me sentir um lixo e que estava me envelhecendo rápido, eu já tinha realizado experimentos o suficiente em mim mesmo, mais ou menos bem-sucedidos, para saber que, de todas as coisas que podia controlar, os alimentos tinham o maior impacto em como eu me sentia, no meu desempenho, no quanto eu estava inflamado e, portanto, no quão rápido meu corpo envelhecia. Munido dessa experiência e de todo o conhecimento que adquiri com relatórios médicos, com a bioquímica e com os especialistas do SVHI, resolvi identificar de uma vez por todas quais alimentos e substâncias faziam bem para as minhas mitocôndrias e reduziam a inflamação e quais causavam inflamação, disfunções das mitocôndrias e envelhecimento precoce. Felizmente, muitas coisas que me fazem bem também são gostosas!

Anos depois, escrevi *Vire o jogo!*, baseado em uma pesquisa com quase quinhentas pessoas que realizaram coisas importantes no mundo – eu queria entender o que movia essas pessoas, quais qualidades esses visionários tinham em comum. Os resultados mostraram que pessoas com alto desempenho sabem que comer direito é a evolução número 1 para qualquer ser humano, muito embora pessoas diversas tenham descoberto alimentos diferentes para melhorar seu organismo. Nutrição é essencial não só para o organismo de um super-humano, mas também para o sucesso de um super-humano.

GRÃOS, GLÚTEN, GLICOSE E GLIFOSATO (MINHA NOSSA!)

Com vinte e tantos anos, descobri como perder 22 quilos de gordura, diminuir inflamação, ganhar energia e conquistar mudanças positivas para minha personalidade usando várias versões de uma dieta rica em proteínas e com poucos carboidratos. Fiquei mais feliz e menos irritado, e tinha mais amigos e mais energia. Ficou claro que alguma coisa em minha dieta tinha causado essas mudanças drásticas. À medida que experimentava carboidratos diferentes, percebi que, para mim, o glúten era o culpado número 1. Muito embora eu não sofra de doença celíaca, que torna o intestino delgado hipersensível ao glúten, meu corpo não lidava bem com essa substância e respondia com inflamação crônica e mudanças nada positivas em minha personalidade.

É possível que você já tenha ouvido falar dos efeitos nocivos do glúten e tido acesso a desinformações gritantes sobre como apenas pessoas com doença celíaca devem evitá-lo. A triste verdade é que existe uma profusão de pesquisas que mostram que comer trigo – e não apenas glúten, a proteína encontrada no trigo – está envelhecendo o resto de nós também. O trigo causa inflamação e desconforto gastrointestinal e contribui para doenças autoimunes e um conjunto de outros problemas ao estimular um excesso de zonulina, uma proteína que controla a permeabilidade de junções estreitas entre as células que revestem o intestino. E isso acontece, não importa se você diz ou não para si mesmo que tolera o trigo sem nenhum problema.

Com zonulina em excesso, os espaços entre as células intestinais abrem, permitindo que bactérias, alimentos não digeridos e toxinas bacterianas invadam sua corrente sanguínea. Essas toxinas, chamadas lipopolissacarídeos, ou LPSs, causam inflamação por todo o corpo. Elas fazem você envelhecer[1] e, à medida que envelhece, o acúmulo dos golpes dados pelos LPSs impactam sua saúde cada vez mais.[2] Isso acontece não importa qual seja sua opinião sobre o glúten.

O glúten também reduz o fluxo sanguíneo no cérebro, interfere no funcionamento da tireoide[3] e acaba com as reservas de vitamina D.[4] Como você leu antes, a deficiência de vitamina D pode fazer as proteínas se deformarem e se agruparem, formando placas perigosas que causam envelhecimento.

Se você segue as notícias mais recentes sobre glúten, deve estar confuso. Por um lado, a indústria alimentícia diz para você comer glúten, por outro, se você ouve os médicos na linha de frente do antienvelhecimento no *Bulletproof Radio*, recebe informações claras dizendo para evitar o glúten. Talvez você tenha até trocado o trigo por outros cereais para evitar o glúten. Infelizmente, a maioria dos grãos contém substâncias que existem para enfraquecer animais como nós. É comum também que contenham toxinas de armazenagem e de campo geradas pelo mofo que cresce nas plantações – e grãos costumam ser pulverizados com glifosato, o principal ingrediente do herbicida Roundup.

Em maio de 2015, a Organização Mundial da Saúde (OMS) classificou o glifosato como "provavelmente cancerígeno para humanos" com base em estudos com animais que mostraram que a substância provoca o crescimento de tumores e o aumento dos casos de câncer. A investigação da OMS também descobriu que o glifosato é provavelmente genotóxico (significa que causa mutações no DNA) e aumenta o estresse oxidativo, que desencadeia inflamação e acelera o envelhecimento. Ele também simula o estrogênio, o que talvez explique por que faz as células do câncer de mama em humanos crescerem *in vitro*.[5] O Roundup em si é tóxico para as mitocôndrias[6] e ainda mais tóxico que o glifosato[7] para as células da placenta humana.

Ainda mais preocupante, o *gli* em "glifosato" representa a glicina, um aminoácido predominante no colágeno, a proteína no tecido conjuntivo da pele. Glifosato é, na verdade, uma molécula da glicina ligada ao metilfosfonilo (que, por acaso, é um precursor das armas químicas). Isso significa que, quando você ingere glifosato, ele pode envolver sua matriz de colágeno assim como a glicina. Em 2017, a Escola de Saúde Pública da Universidade de Boston divulgou uma pesquisa mostrando que o glifosato que substitui a glicina afeta diversas proteínas necessárias para a saúde dos rins e pode causar insuficiência renal.[8] Além disso, a pele é feita de colágeno. Rugas extras não impedem você, necessariamente, de viver mais. Porém, sempre é bom parecer jovem, além de se sentir jovem.

ALIMENTOS SÃO UM REMÉDIO CONTRA O ENVELHECIMENTO

Antes de despejar outras 8,6 milhões de toneladas de glifosato no planeta, precisamos de mais pesquisas sobre como essa substância – quando o corpo a utiliza como substituta da glicina – contribui para outras doenças. Por enquanto, basta dizer que, se você quer evitar o declínio lento e penoso que hoje associamos ao envelhecimento, evite glifosato, o que significa evitar grãos (pelo menos nos Estados Unidos). Isso não é tão fácil quanto pode parecer. Não apenas a imensa maioria dos grãos é cultivada de maneira convencional com pulverização de Roundup, mas muitas outras plantações também são, assim como os grãos usados na alimentação dos animais criados do jeito convencional. Isso significa que o glifosato está escondido em muitos produtos que contêm milho e outros grãos, em carne produzida em sistemas de confinamento industriais e em produtos animais como leite, iogurte, queijo não orgânicos e assim por diante.

Muitos pais ficaram chocados, e com razão, quando uma reportagem de 2018 mostrou uma quantidade pequena mas significativa de glifosato em marcas comerciais de cereais consumidos no café da manhã e em outros produtos anunciados como opções saudáveis para toda a família. Fico igualmente chocado quando vejo propagandas de caldos não orgânicos feitos com frangos produzidos pela indústria. Embora o caldo seja uma ótima fonte de colágeno, quando ele é feito com os ossos de frangos criados de maneira convencional, torna-se uma mina de glifosato.

A boa notícia é que os executivos por trás das grandes empresas de alimentos vão mudar o modo de produção quando você exigir. Afinal de contas, eles têm filhos e não querem envelhecer, assim como todos nós. É só uma questão de fazer a ciência chegar às mãos de quem toma as decisões e fazer com que acreditem nela. Tive a oportunidade de conversar com os responsáveis de muitas das maiores empresas de alimentos e posso atestar que eles sentem uma obrigação moral e pessoal de alimentar você com comida saudável pelo custo mais baixo possível. Eles são pessoas boas que querem fazer a coisa certa. Isso é real. Não são pessoas más (à exceção daquelas que ainda fabricam glifosato... deve haver um lugar especial para elas no inferno). A questão é que ainda não mostramos para as grandes empresas de alimentos que estamos dispostos a pagar um pouquinho mais por comidas que nos mantenham jovens. Sem problema. À medida que os dados se tornarem mais precisos, elas vão se juntar a nós.

O glifosato é apenas um dos argumentos sobre a importância da origem dos alimentos que você consome. Depois de anos pensando sobre o assunto, tomei a decisão difícil de organizar uma fazenda orgânica onde minha família pode cultivar os próprios produtos e até mesmo criar os próprios animais (e trocar com vizinhos que criam animais diferentes). Porém, mesmo antes de eu tomar essa decisão, minha saúde melhorou muito quando eu simplesmente eliminei grãos e adotei produtos orgânicos de animais criados em pasto, vendidos nos mercados e nas feiras de produtores.

Apesar dessas mudanças, ainda tive de aprender como controlar meus níveis de açúcar no sangue. Para ser direto, aprendi uma forma de responder ao aumento dos níveis de açúcar no sangue que ocorre com o envelhecimento. Em várias das dietas que experimentei no passado, eu comia um café da manhã rico em carboidratos e com baixos teores de gordura e de calorias. Meu corpo secretava insulina a fim de transportar açúcar até as células para elas produzirem energia. Isso gerava um pico nos níveis de açúcar no sangue seguido de uma queda repentina, quando meus instintos básicos mandavam eu comer rápido alguma coisa para conseguir mais energia. Soa familiar? O desejo insaciável por açúcar é uma evolução do nosso organismo que nos impede de morrer de fome, mas não está me ajudando a viver mais! Até mesmo pequenos aumentos na taxa de açúcar no sangue causam danos às paredes internas das artérias, contribuindo para doenças cardiovasculares.

Outra situação comum era quando eu, inconscientemente, comia alguma coisa que continha toxinas, obrigando meu fígado a trabalhar mais para filtrar essas substâncias. Isso, claro, aumentava meu desejo por açúcar enquanto o fígado sofria para oxidar as toxinas. Minha vida inteira foi dominada pelo desejo insaciável por açúcar! Não me lembro de ter vivido sem esse desejo. Quando eu me dava por vencido e comia a porcaria do açúcar (ou os carboidratos refinados), é claro que tudo só piorava: mais açúcar no sangue significa maiores quedas de energia, mais estresse oxidativo[9] e a formação constante de AGE quando todo aquele açúcar se liga às proteínas nos tecidos. Você já sabe que o açúcar envelhece, mas talvez não saiba como parar de comer açúcar ou não saiba da combinação letal entre açúcar demais e proteína demais...

A ARMADILHA VEGANA

Então li *The China Study*, de T. Colin Campbell e Thomas M. Campbell II, um dos primeiros livros de sucesso que fizeram a conexão entre o consumo de produtos animais e várias doenças comuns, incluindo as quatro assassinas. De acordo com uma leitura acrítica do livro, a melhor forma de evitar a morte é evitar totalmente produtos animais. Como não morrer é o primeiro passo do antienvelhecimento, e como eu não tinha pesquisado o suficiente, decidi evitar alimentos de origem animal.

Assim adotei uma dieta crua vegana e apostei tudo nela. Comprei bandejas de germinação e o melhor liquidificador do mundo, e passava meus dias comendo uma tigela atrás da outra de salada e copos cheios de suco verde, tentando consumir uma quantidade adequada de calorias. Funcionou... por pouco tempo. Cheguei a pesar 84 quilos – pouco para um sujeito com 1,93 metro de altura – e senti uma descarga de energia instável e infundada. Dizia para mim mesmo que o aumento da dor e da rigidez era só meu corpo "desintoxicando". Mas meus amigos diziam que eu parecia esquelético, e não demorou para que começasse a me sentir mal. Meus dentes ficaram sensíveis e começaram até a lascar, e eu sentia frio o tempo todo. Era evidente que eu estava sofrendo de desnutrição, apesar de saber um monte sobre nutrição e de passar duas horas por dia preparando comida.

Depois fiquei sabendo daquilo que chamo de "armadilha vegana". Quando você abre mão de uma dieta que contém gorduras animais em nome de outra dominada por gorduras poli-insaturadas como o ômega-6 encontrado em plantas, você está fadado ao fracasso. Óleos vegetais diminuem o desempenho da tireoide, impedindo que os hormônios se liguem aos receptores.[10] A princípio, eles vão sofrer um aumento temporário para compensar a redução de energia, e você se sentirá bem. Foi isso que gerou minha energia infundada e a perda de peso. Porém, se você continuar fornecendo os componentes errados para o corpo, sua saúde vai piorar. Uma vez que as células não têm os componentes certos para produzir energia de maneira eficiente, o metabolismo acaba desacelerando. Esse metabolismo lento não só faz você engordar com mais facilidade, mas também torna o cérebro mais lento, reduz sua energia e afeta tudo o que você faz.

Por cerca de seis semanas, eu me senti ótimo como vegano e fiquei convencido de que minha dieta era a resposta para todos os meus problemas. Eu tinha muita energia e não fazia ideia de que ela era a de um animal sob estresse que está faminto e precisa de uma descarga final para caçar sua presa. Convencido de que a dieta vegana me dava mais energia, logicamente "me agarrei" a ela quando comecei a sentir os efeitos negativos. Por isso ela é uma armadilha: com a certeza de que a dieta vegana faz bem (porque você se sente bem por um período curto de tempo), quando a energia e a saúde pioram, você não pensa em revê-la.

Felizmente, demorei apenas seis meses para me dar conta do que estava acontecendo, pesquisar mais e optar por voltar a incluir carne em minha dieta. À época, eu já sabia dos perigos de se consumir AGE ao comer carne bem-passada, dessa forma, por um breve período de tempo, eu me tornei um onívoro de alimentos crus. Além de comer sushi de vez em quando, gostava de marinar tiras de filé com vinagre de maçã para matar bactérias nocivas e comia com salada. Acrescentei também gema do ovo crua e manteiga não pasteurizada, e logo comecei a me sentir melhor.

Quando reli *The China Study*, percebi que o livro tinha alguns erros graves. Por exemplo, os pesquisadores concluíram que toda proteína animal causa câncer porque ratos que foram expostos a grandes quantidades de caseína (uma proteína dos laticínios, uma das milhares de proteínas animais, cada uma com funções distintas) tinham mais chances de desenvolver câncer no fígado do que ratos que não consumiram caseína. Mas o estudo não explica que tipo de produto animal ou que tipo de animal; e também não considera o que esse animal comeu ou como a carne foi armazenada e preparada. Esses fatores são cruciais para determinar se um produto animal causa ou não envelhecimento. O mesmo vale para a quantidade de carne que você come. Se você quer viver muito tempo, deve evitar comer carne demais e evitar comer carnes de baixa qualidade.

Minha experiência crudivegana não foi nem um pouco divertida, mas foi importante ler *The China Study*. Se não tivesse cortado a proteína animal de minha dieta, eu não teria encontrado a pesquisa que mostra que muitos de nós – incluindo eu, antes de me tornar vegano –, de modo geral, comemos proteínas demais. Comer todo dia meio quilo de carne vermelha ou de frango tem um impacto diferente do de comer poucos gramas, que por sua vez tem um impacto diferente do de não comer carne alguma.

Quando comecei a comer carne de novo, eu me perguntei por que meus níveis de inflamação haviam diminuído depois de ter cortado os produtos de origem animal. Acontece que o excesso de proteína – sobretudo a de animais – causa inflamação. Muitas proteínas animais contêm aminoácidos específicos como a metionina, que causa inflamação e envelhecimento quando consumida em excesso. (A não ser pelo colágeno, que tem muito menos metionina.) Em estudos farmacêuticos, essa reação se dá na forma de um U invertido. Isso significa que há uma "zona confortável" na dosagem de uma substância, e dosagens muito baixas ou muito altas não funcionam.

É uma análise importante. Se sua dieta é rica em proteína animal, pode esperar um aumento de 75% nas chances de morrer de qualquer causa em dezoito anos, um aumento de 400% nas chances de morrer de câncer e um aumento de 500% nas chances de desenvolver diabetes, em uma comparação com alguém que restringe o consumo de proteína animal.[11] Nada super-humano. Outra série de estudos descobriu que restringir o consumo de proteína ajuda a aumentar a expectativa de vida em 20%, provavelmente porque menos proteína significa menos metionina.[12]

É importante considerar não só o tipo de proteína que você ingere, mas também a quantidade que você ingere dessa proteína. Se a proteína em questão é tostada ou frita em imersão, qualquer quantidade é ruim. O mesmo vale para animais criados pela indústria e tratados com antibióticos. Porém, se a proteína for de animais criados em pasto, de peixes selvagens ou de plantas (cânhamo é ótimo), e preparada com cuidado, existe uma fórmula simples para um correto consumo diário: cerca de 1 grama por quilo do peso corporal para pessoas magras; e 1,2 grama para atletas, idosos (o risco associado ao consumo excessivo de proteína diminui depois dos 65 anos) e mulheres grávidas.

Se é obeso como eu era, sinto muito, mas toda a gordura extra que você carrega não exige proteína, então subtraia a gordura do peso corporal antes de descobrir a quantidade de proteína que deve comer. Por exemplo, quando eu pesava 135 quilos, vamos supor que eu carregava 45 quilos de gordura. Pegando meu peso (135) e subtraindo minha gordura (45), sobram noventa quilos, assim eu deveria comer noventa gramas de proteína. Se você é relativamente gordo e não faz ideia do percentual de gordura do corpo ou é ruim em matemática, considere que você tem 30% de gordura. Assim, você comeria 0,7 grama por quilo de peso corporal.

O colágeno é um caso especial. Como ele não tem muitos dos aminoácidos que envelhecem e oferece todo tipo de benefício para o tecido conjuntivo, você pode adicionar vinte gramas ou mais de colágeno de gado criado em pasto ao seu consumo diário de proteína. Há dias em que até 50% de minha proteína vem do colágeno Bulletproof.

Comer menos proteína não significa ter menos energia. Ao contrário do que diz a maioria das dietas mais populares (até a cetogênica), proteína é, na verdade, um último recurso como combustível para seres humanos, pior que gordura ou carboidratos. O processo de transformar os aminoácidos das proteínas em energia gera muito mais resíduos do que a gordura ou os carboidratos, e um excesso de proteína fermenta no intestino e produz amônia e nitrogênio. A carga sobre os rins e o fígado é enorme. Em vez de extrair energia da proteína, você deve consumir proteína apenas o suficiente para reparar tecidos e manter massa muscular, e extrair energia da gordura, das fibras e de alguns carboidratos.

Quando você faz isso direito, suas células conseguem se regenerar com gorduras animais limpas e proteína (nota: você também é um animal), e as bactérias do intestino transformam as fibras dos vegetais em ácidos graxos, uma fonte ideal de combustível para suas mitocôndrias. Em excesso, proteína, carne contaminada com antibióticos e/ou açúcar atrapalham as bactérias intestinais.

Restringir o consumo de proteína também contribui para estimular a autofagia, o importantíssimo programa de reciclagem das células. Ao limitar, eventualmente, a quantidade de proteína que ingere (você ainda

ALIMENTOS SÃO UM REMÉDIO CONTRA O ENVELHECIMENTO

pode comer um belo bife de vez em quando), você força as células a encontrar todas as formas possíveis de reciclar proteínas. Nessa busca, elas excretam resíduos ocultos nas células, diminuindo a produção de energia. A deficiência temporária de proteína é um tipo de estresse hormético (benéfico). Em resposta à restrição de proteína, o corpo procura por outras fontes de energia. É o equivalente a queimar o lixo de casa para se manter aquecido.

A mesma coisa acontece quando você adota o jejum intermitente (comendo toda a comida do dia em um período reduzido de tempo, algo entre seis e oito horas) como um tipo de estresse hormético. O jejum intermitente é incrivelmente útil como auxílio para perder peso, prevenir câncer, desenvolver músculos e aumentar a resiliência. Feito do jeito certo, é uma das maneiras mais eficientes e indolores de viver mais.

Até há pouco tempo, não entendíamos ao certo por que jejuar era tão benéfico. Em 2019, cientistas no Instituto de Ciência e Tecnologia de Okinawa descobriram que bastavam 58 horas de jejum para aumentar dramaticamente os níveis de 44 metabólitos diferentes, incluindo trinta que não eram reconhecidos até então.[13] Entre outras funções benéficas, esses metabólitos – substâncias formadas durante processos químicos – aumentam os níveis de antioxidantes no corpo. E, como sabemos, antioxidantes são importantes para combater os radicais livres do envelhecimento. Todos esses benefícios podem ser explicados pelo fato de que jejuar aumenta dramaticamente a autofagia,[14] mantendo as células jovens e saudáveis.

Jejuar tem efeitos profundos, mesmo que seja por menos de 58 horas. O jejum de dias alternados – uma forma de jejum intermitente em que você come dia sim, dia não – ajuda a prevenir doenças crônicas, reduzir os triglicerídios e o colesterol LDL (lipoproteína de baixa densidade), a partir da oitava semana.[15] O jejum intermitente também aumenta a capacidade do cérebro de crescer e se desenvolver ao estimular a plasticidade neuronal (a habilidade do cérebro de mudar ao longo da vida) e a neurogênese (o nascimento de novos neurônios).[16] Isso ajuda a evitar o Alzheimer e o declínio cognitivo.

Como você deve imaginar, quando comecei a testar o jejum intermitente dez anos atrás, com frequência, eu me sentia irritadiço e insensível na hora das refeições, até chegar a hora em que podia comer. Isso porque eu ainda não tinha a flexibilidade metabólica que desenvolvi ao ensinar meu corpo como queimar carboidrato ou gordura de modo eficiente. Hoje, sem esforço, consigo jejuar por 24 horas porque meu metabolismo é jovem e meus níveis de açúcar no sangue se estabilizaram. Felizmente, existem maneiras reconhecidas de tornar o jejum intermitente indolor e você vai ler sobre elas mais adiante.

UM ENORME SALTO DE FÉ

No que diz respeito a envelhecer, grãos fazem mal, açúcar faz mal, frituras fazem mal e proteína de mais ou de menos faz mal. Mas e gordura? É possível comer gordura demais? Claro. Mas precisamos de gorduras para saúde reprodutiva, regulação de temperatura, funções cerebrais e absorção de choque. A gordura ajuda a construir o revestimento externo das células, que as protege de substâncias nocivas. Ela também produz os ácidos biliares de que você precisa para digerir alimentos, e as vitaminas A, E, D e K são lipossolúveis – quer dizer que o corpo precisa de gordura para absorvê-las. Além disso, vários hormônios importantes, incluindo a leptina, que ajuda você a sentir saciedade, são feitos de gordura saturada e colesterol. A gordura é também a base para o revestimento dos nervos, chamado mielina, que permite um fluxo eficiente de eletricidade entre os nervos e é essencial para evitar doenças degenerativas, como esclerose múltipla.

A gordura saturada, em particular, é tão importante que o corpo converte carboidratos em palmitato, um tipo de gordura saturada, em um processo chamado de lipogênese de novo. Sem essa habilidade, você morreria. Esse é o tamanho da importância da gordura saturada. Em seguida, o corpo converte o palmitato em outras gorduras monossaturadas e saturadas necessárias para as membranas celulares, mas não consegue produzir o suficiente de gorduras poli-insaturadas ômega-3 e ômega-6. É por isso que você deve ingeri-las. No entanto, o mito de que comer gordura e colesterol faz você engordar e é ruim para o coração, de alguma forma, ainda persiste. Você leu antes que é sua bactéria intestinal, e não o colesterol dos alimentos, que cria placas que se acumulam nas artérias. As evidências são muitas e, ao contrário do que se pensava, o inimigo não é a gordura com colesterol ingerida por você.

Quando você ingere uma quantidade suficiente das gorduras certas, sem excesso de carboidratos ou de proteínas, seu corpo aprende a usá-las como combustível de maneira eficiente. Se você ingere carboidratos ou proteínas em excesso, seu corpo queima primeiro essas fontes. Normalmente, o corpo transforma carboidratos em glicose, usada pelas mitocôndrias para produzir energia. Quando você fica sem carboidratos, seu corpo começa a transformar gordura em glicerol para produzir energia. O fígado produz cetonas como derivados desse metabolismo de gordura, e suas mitocôndrias queimam essas cetonas em vez da glicose em uma forma mais eficiente de produzir energia. A cetose é o estado em que o corpo entra quando você tem um monte de cetonas no sangue e está queimando gordura extra... ou quando você come um tipo especial de gordura saturada que se converte em cetonas no corpo. Você verá mais sobre isso a seguir.

Pela última vez: seu corpo precisa de gorduras para você ter o melhor desempenho possível e viver o máximo possível. Você só precisa saber qual é a finalidade de cada uma. Algumas gorduras que você ingere são alicerces para o corpo, outras funcionam melhor como combustível. Ingerir uma combinação adequada faz diferença. Mas você já ouviu "especialistas" em nutrição serem específicos ao dizer, das muitas gorduras saturadas (ou outras), quais devem ser evitadas? As generalizações que você ouve ("de origem vegetal", "gorduras animais", "saturadas", "poli-insaturadas") não são muito específicas. É possível que a gordura industrial poli-insaturada presente nas batatas fritas tenha um efeito em seu corpo diferente do óleo de abacate? Ou que a gordura de animais criados de modo industrial seja diferente da gordura de uma gema de ovo ou de um filé de gado criado em pasto? Pode apostar que sim.

Pesquisadores na Austrália analisaram como células diferentes usam, de modo elegante, cada tipo de gordura que você ingere. Você pode garantir que seu cérebro tenha o tipo de combustível de que precisa para funcionar melhor e que sua gordura corporal não crie inflamação extra que o envelhece. Comer as gorduras certas pode acrescentar anos produtivos a sua vida, e é por isso que vale a pena dedicar uma ou duas páginas para examinar em detalhes como seu corpo usa gorduras.

Cientistas descrevem as membranas celulares como "o limite entre a vida e a morte para células individuais".[17] Essas membranas são feitas de gotículas minúsculas de gordura. Cerca de 5% dos seus genes contêm instruções dizendo para as células como fazer os milhares de tipos de gorduras de que o corpo precisa para sobreviver. Hoje, sabemos tanto sobre o que faz cada tipo diferente de gordura que pesquisadores franceses defendem a ideia de que "não devemos mais considerar gorduras saturadas um grupo único em termos de estrutura, metabolismo e funções".[18] Em outras palavras, nós agrupamos uma variedade grande de gorduras debaixo de um rótulo simplista que, com frequência, não explica muita coisa. Quando seus médicos mandam você comer menos gordura saturada, sua resposta deveria ser: "De que gorduras saturadas você está falando?".

Tive a oportunidade de entrevistar vários especialistas de gordura (ou especialistas em gordura), e a maioria de nós usa uma analogia da doutora Mary Enig, nutricionista e uma das primeiras pesquisadoras de gordura trans que popularizou duas formas básicas de pensar sobre a gordura que você consome. A primeira é ver o quão longa é a molécula de gordura. Elas podem ser curtas, médias ou longas. Via de regra, quanto mais curta uma gordura saturada for, mais anti-inflamatória ela será. Por exemplo, o ácido butírico, que é anti-inflamatório, tem apenas seis moléculas, enquanto outros tipos de gordura podem ter vinte ou mais.

Algumas gorduras são fáceis de decompor, não importa o quão longas elas sejam. Assim, a segunda forma de entender as gorduras é avaliar sua estabilidade. O oxigênio impulsiona reações químicas muito fortes que decompõem gorduras por meio de oxidação. Gorduras oxidadas (decompostas) causam um envelhecimento acelerado ao gerar inflamação no corpo e produzir membranas celulares menos efetivas. Quando o corpo não tem outra escolha a não ser incorporar gorduras oxidadas nas membranas celulares, essas células produzem radicais livres em excesso, o que faz de você um ser humano regular, e não um super-humano.

ALIMENTOS SÃO UM REMÉDIO CONTRA O ENVELHECIMENTO

Suas células usam gorduras saturadas, o tipo mais estável de gordura, para produzir cerca de 45% das membranas celulares no cérebro e no fígado, e cerca de 35% das células no coração e nos músculos.[19] Sim, a gordura saturada é a gordura dominante no cérebro, por isso não a demonize! Células produtoras de energia vão manter o nível de gordura saturada nesse patamar, *não importa o tipo de gordura que você coma*. O único tipo de tecido que muda de maneira significativa sua composição de gorduras saturadas é o tecido adiposo – também conhecido como barriguinha. Quando você ingere um excesso de gorduras saturadas, as células no tecido adiposo mudam de composição para comportar mais gordura saturada e menos gorduras instáveis sem mudar de tamanho. Isso é fantástico, pois gorduras estáveis geram menos radicais livres.

Pense em gorduras saturadas como tijolos que formam os "muros" de suas células. O problema é que as membranas celulares precisam ser flexíveis para produzir energia e receber sinais químicos, e esses belos "tijolos" de gordura saturada estável não são flexíveis. Embora não seja um problema ingerir manteiga e outras formas de gordura saturada, também é importante ingerir outros tipos de gordura. E isso inclui o segundo grupo mais estável de gorduras: as monoinsaturadas. Essas gorduras – presentes em alimentos como azeite de oliva, abacates e algumas nozes – são mais flexíveis do que as gorduras saturadas. Pense nelas como a "argamassa" gelatinosa que segura os tijolos de gordura saturada no muro da célula. Suas membranas celulares têm cerca de 20% de gorduras monoinsaturadas.

Curiosamente, as células do cérebro têm mais gordura monoinsaturada do que quaisquer outras células do corpo, e elas mantêm constante o nível de gordura monoinsaturada, não importam os tipos de gordura que você coma. Muitas outras células ajustam um pouco seu índice de gordura quando você come um monte de gorduras monoinsaturadas. Mas, sem mudar o tanto de gordura que você tem no corpo, as células adiposas ficam felizes em jogar fora outras gorduras armazenadas substituindo-as por gordura monoinsaturada. Isso significa que você pode transformar sua gordura corporal armazenada para aumentar o percentual de gorduras estáveis. Consuma azeite de oliva!

82 **SUPER-HUMANO**

Depois de contabilizar as gorduras monoinsaturadas e saturadas nas membranas de células produtoras de energia, como as dos músculos, você tem um total de 35% de uma combinação de gorduras ômega-3 e ômega-6 poli-insaturadas, assim como um pouco de ácido linoleico conjugado (CLA), um tipo de gordura produzido por micróbios no intestino. (O CLA também é encontrado em manteiga feita com leite de gado criado em pasto, como veremos mais à frente.) Embora as gorduras ômega-3 e ômega-6 se enquadrem na mesma categoria, não são a mesma coisa.

A ômega-3 é anti-inflamatória e, por isso, benéfica para o esforço de rejuvenescer. As melhores gorduras ômega-3 são encontradas em alimentos como peixes de água fria (salmão e cavala). Você também encontra ômega-3 em nozes e azeite de oliva, mas sua forma vegetal tem apenas 15% da eficácia daquela encontrada em peixes.[20]

Infelizmente, o número de gorduras ômega-6 é muito superior ao de ômega-3 na dieta ocidental padrão – e as gorduras ômega-6 são altamente inflamatórias. Carne de aves, a proteína mais comum nas dietas ocidentais, tem um alto teor de ômega-6. A maioria dos óleos vegetais refinados também é composta de gordura ômega-6 poli-insaturada e muito instável e inflamatória. Ingerir em excesso óleos vegetais feitos de canola, milho, semente de algodão, amendoim, cártamo, soja, girassol ou qualquer outro vegetal pode contribuir para o desenvolvimento de câncer e de problemas metabólicos. Gorduras ômega-6 oxidadas danificam seu DNA, inflamam os tecidos do coração, aumentam as chances de você desenvolver vários tipos de câncer e atrapalham o metabolismo do cérebro.[21] Qualquer coisa que aumente a inflamação reduz as funções cerebrais.

Quando você cozinha usando essas gorduras, elas são ainda mais envelhecedoras porque se tornam oxidadas de um jeito muito fácil. Lembra como funciona o estresse oxidativo no processo de envelhecimento? Ingerir gorduras oxidadas acelera bastante esse processo. Além disso, a gordura trans é a categoria mais perigosa de gordura ômega-6. Décadas atrás, quando os fabricantes de alimentos precisaram de uma gordura de longa duração para comidas processadas, eles criaram a ômega-6 hidrogenada, ou gordura trans. Essa gordura está ligada a vários problemas de saúde e causa obesidade, e do momento em que se descobriu esse fato até o início do abandono gradual desse tipo de gordura, a indústria de alimentos levou quarenta anos. Quando você ingere gordura trans feita pelo homem, seu corpo tenta usá-la para produzir células, mas as membranas celulares feitas de gordura trans não funcionam direito. E, sem membranas saudáveis, você nunca vai chegar aos 180 anos – e, com conforto, nem mesmo aos 75.

A gordura trans artificial também se forma quando você usa gorduras poli-insaturadas para fritar alimentos.[22] Por sorte, a gordura trans provavelmente não causa problemas se você usar o óleo para fritar apenas uma vez, mas os restaurantes com frequência usam o mesmo óleo o dia inteiro ou a semana inteira, o que cria óleo oxidado *e* gordura trans. Então deixe de lado as batatas fritas, não importa o quão magra ou magro você seja. É sério, um charuto ou uma dose de rum fazem menos mal. Super-humanos não comem comidas fritas, mesmo que elas sejam crocantes e deliciosas. Quer saber o que não é delicioso? Ter de se alimentar por meio de sonda porque você não conseguiu evitar o frango a passarinho quando era mais jovem.

O corpo precisa de *certa* quantidade de ômega-6, mas esse tipo de gordura é tão comum em uma dieta-padrão do Ocidente que você teria de se esforçar muito para consumir menos do que precisa. O ideal seria consumir uma quantidade de ômega-6 equivalente a, no máximo, quatro vezes a de ômega-3, mas hoje a maioria das pessoas ingere em média de *vinte a cinquenta vezes* mais ômega-6 do que ômega-3. Trata-se de uma fonte de envelhecimento muito pouco divulgada. Mudar o equilíbrio entre a ômega-3 e a ômega-6 que você consome pode resultar em um metabolismo super-humano, porque suas células adiposas armazenadas mudam *dramaticamente* quando você come gordura ômega-6. Não importa se você tem muita (ou pouca) gordura corporal, algo entre 7% e 55% dela é feito de gordura ômega-6 inflamatória, dependendo apenas do quanto você come de cada tipo de gordura.

Se você é magra ou magro, deve comer a mesma composição de gorduras que quer armazenar no corpo. Isso significa que, se está fazendo a dieta Bulletproof rica em gordura ou uma dieta com baixo teor de gordura, limite-se a cerca de 50% de saturadas, 25% de monoinsaturadas, de 15% a 20% de ômega-6 não danificadas (quer dizer não oxidadas) e de 5% a 10% de gorduras ômega-3, incluindo ácido eicosapentaenoico (EPA) e ácido docosahexaenoico (DHA). Se você é obesa ou obeso e tem uma boa quantidade de gordura corporal em excesso (como eu tinha!), nesse momento, é provável que seu corpo esteja armazenando muitas gorduras instáveis. Para alterar a composição de sua gordura, passe um tempo ingerindo um percentual ainda maior dos tipos de gordura que você quer ter no corpo. Em seu consumo de gordura, algo entre 50% e 70% deve ser de saturadas, 25% e 30% de monoinsaturadas e apenas 10% de ômega-3 e ômega-6 não danificadas.

O desafio é que os exames de sangue mais comuns que os médicos usam para medir coisas como o nível de colesterol e de triglicerídeos não oferecem um quadro preciso dos tipos de gordura nas células de seu cérebro, seu coração ou seus músculos, que são diferentes da gordura nas células sanguíneas. Então existe um bom motivo para desconfiar das taxas de gordura presentes nos exames de sangue a que a maioria dos médicos recorre. Observar os indicadores de inflamação em seu exame de sangue, como a proteína C-reativa (CRP) e a homocisteína dará uma ideia muito mais precisa de como você está envelhecendo.

Quando comecei minhas experiências de ingerir mais gordura, eu estava nervoso – isso ia contra tudo o que me falaram sobre alimentação saudável. Um dos maiores saltos que dei foi o de começar a comer mais manteiga feita com leite de gado criado em pasto. Quando respirei fundo e parei de controlar a manteiga, coisas incríveis começaram a acontecer. Minha concentração melhorou, eu tinha mais energia e meus exames de sangue mostraram que os níveis de inflamação diminuíram.

Como todo bom *biohacker*, continuei experimentando até me dar conta de que tinha ido longe demais. Ouvi dizer que alguns povos inuítes sobrevivem sem ingerir nenhum tipo de carboidrato, então decidi me submeter a uma dieta formada quase totalmente de gordura e de proteína animal e ver o que acontecia com minha saúde e meu desempenho. O resultado desse experimento foi um conjunto de novas alergias alimentares, porque minhas bactérias intestinais estavam morrendo de fome e, no desespero, começaram a comer o revestimento do meu intestino.

ORELHAS DE PORCO E GORDURAS DE ENERGIA

Ao implementar tudo o que aprendi sobre nutrição, consegui desacelerar dramaticamente meu envelhecimento. Meus joelhos ainda eram ruins, mas emagreci e tinha mais energia do que jamais tivera, e consegui me formar (por pouco) no curso de Administração enquanto trabalhava em tempo integral, apesar de minha disfunção cognitiva. Decidi comemorar com uma viagem para o Tibete a fim de aprender meditação com os mestres de lá, algo que jamais teria conseguido fazer quando era velho, obeso e inflamado – porque a viagem implicava um monte de caminhadas por terrenos íngremes.

No Nepal, eu tinha acabado de enfrentar uma descida de 2,3 mil metros quando me dei conta de que tinha alguma coisa muito errada com a cartilagem de meus joelhos. A cartilagem em si estava machucada por causa de todas as caminhadas e eu mal conseguia atravessar a rua mesmo usando dois bastões de trilha. Eu tinha exatamente uma semana para me recuperar antes de encarar uma caminhada difícil de 42 quilômetros, em uma altitude de 5,5 mil metros ao redor do monte Kailash, que é considerado a montanha mais sagrada do mundo. Sabia que ingerir um pouco de colágeno extra faria bem para minhas articulações, mas, na época, suplementos de colágeno não existiam e não havia caldo de ossos no Tibete. Tive de usar a criatividade.

No dia seguinte, o ônibus em que eu estava parou no meio do caminho entre Catmandu e Lhasa, em uma cidade com apenas um restaurante. O lugar tinha paredes de argila e chão sujo, e estava cheio de moradores da região. Pedi que um amigo chinês que estava no ônibus traduzisse o cardápio para mim e logo confirmei que a melhor fonte de colágeno que havia no lugar era... orelha de porco. Sem hesitar, pedi o prato e, alguns minutos depois, eu estava frente a frente com uma tigela gigante de orelhas de porco cozidas e frias. Dei uma olhada ao redor para ver se Joe Rogan, o apresentador de *Fear Factor*, não aparecia para me desafiar

SUPER-HUMANO

a comer as orelhas por uma quantidade absurda de dinheiro, mas ele não deu as caras.

Imaginei que as orelhas de porco seriam mais palatáveis se eu desse um jeito de aquecê-las. Assim, pedi uma sopa bem aguada e mergulhei as orelhas uma de cada vez antes de morder e sentir algo borrachudo e insosso. Foi a segunda pior refeição da minha vida. (A pior de todas, durante a mesma viagem, foi uma ração militar à base de sardinhas aquecidas em uma fogueira feita com esterco de iaque.) As orelhas de porco não tinham gosto de muita coisa, mas a textura era horrível. No entanto, fiquei surpreso quando acordei no dia seguinte conseguindo andar sem a ajuda dos bastões de caminhada. Dois dias depois, pude encarar uma corrida leve montanha acima. É a mágica do colágeno. Mas não queria ter de comer orelhas de porco toda vez que meus joelhos doessem, então trabalhei duro para colocar o colágeno no mercado anos depois. Não conseguia me imaginar misturando orelhas de porco ao chá de manteiga de iaque!

Enquanto estava no Tibete, conheci muitas pessoas de idade que, no entanto, eram cheias de energia e vitalidade, e aprendi suas práticas em busca de uma vida longa e próspera. Ao me sentar com mestres da meditação e com monges budistas, vi que uma mente capaz de controlar sua resposta ao estresse é a tecnologia antienvelhecimento mais avançada do mundo. Se você circula por um ambiente perfeito comendo só os alimentos certos, mas sua reação de lutar ou fugir é sempre acionada como a minha costumava ser, sem dúvida você vai envelhecer mais rápido.

Consegui caminhar pelo monte Kailash graças, em parte, ao colágeno daquelas orelhas de porco, mas, em meio à altitude e às temperaturas abaixo de zero, eu sentia dor, frio, exaustão e falta de oxigênio. Cambaleei até uma pousada onde uma tibetana gentil me deu uma xícara do tradicional chá de manteiga de iaque. A bebida era cremosa e estava uma delícia, mas o mais importante foi que me deu um sopro de vida. Cheguei a escrever sobre o chá em meu diário de viagem. O ar ainda era rarefeito, mas de repente eu estava cheio de energia e precisava entender por quê. Não é normal você sentir vontade de dançar quando está a 5,5 mil metros de altura.

Quando voltei para casa, fiz uma infusão de chá, coloquei no liquidificador com um pouco de manteiga, e preparei uma xícara gordurosa

ALIMENTOS SÃO UM REMÉDIO CONTRA O ENVELHECIMENTO

de chá que certamente não me deu qualquer clareza de pensamentos, a não ser que você considere a adrenalina causada pelo leve nojo que senti. Com certeza, o chá do Tibete tinha algo diferente. Achei que meu problema era o chá e gastei absurdos duzentos dólares em uma variedade de chás de alta qualidade comprados de um comerciante chinês da minha vizinhança, mas nenhum deles teve o efeito mágico que nunca esqueci. Depois fui ao Whole Foods perto de minha casa e a mais uma loja gourmet, onde comprei todas as marcas disponíveis de manteiga do mundo inteiro para ver se essa era a variável que importava. Testei 24 manteigas e descobri que o truque era usar manteiga sem sal de vacas criadas em pasto. Você simplesmente não tem o mesmo resultado se usar manteiga de vacas que comem milho e soja, porque os óleos aparecem na manteiga e fornecem ainda mais gorduras ômega-6. Os iaques que forneceram o leite para a manteiga que experimentei no Tibete com certeza não comiam milho porque não é cultivado lá!

A partir de meu trabalho com antienvelhecimento, eu sabia da gordura saudável no óleo de coco, então experimentei usar leite e óleo de coco, além da manteiga, mas o sabor de coco era forte demais, e não representava um aumento de energia em relação ao preparo só com manteiga. Depois mudei de chá para café, meu primeiro amor. O café combinou mais com o óleo de coco do que o chá, mas o melhor aconteceu quando troquei o óleo de coco por um óleo concentrado que é extraído do óleo de coco e se chama óleo de triglicerídeos de cadeia média (TCM). Mais de 50% da gordura no óleo de coco vêm de subtipos diferentes de triglicérides de cadeia média. Existem quatro tipos de óleos TCM. Todos eles têm gosto de nada, mas os tipos raros se convertem com sucesso em cetonas, o combustível preferido de suas mitocôndrias. Essa foi a gênese do café Bulletproof.

O único problema era que o óleo TCM causava desarranjo intestinal, embora ajudasse meu cérebro. Eu deveria ter comprado ações de uma fábrica de papel higiênico enquanto tentava resolver esse problema... A solução foi remover certos tipos de TCM usando a destilação tripla e depois adotar um processo de filtragem especial, deixando apenas um tipo (o ácido caprílico), que se tornou o Brain Octane Oil. (Sim, eu comercializo esse óleo. E uso. E dou para meus filhos. Ele funciona. Alguém tinha que fazer isso! Ele criou uma revolução alimentar.)

Você pode achar que evitar carboidratos ou jejuar por alguns dias são as únicas formas de entrar em cetose (o estado em que o corpo usa gordura como combustível), mas adicionar TCM ou Brain Octane Oil em sua dieta também a estimula. O Brain Octane se transforma em cetonas quando você o ingere, mesmo se houver carboidratos presentes. Uma pesquisa divulgada depois que lancei o Brain Octane mostra que ele eleva os níveis de cetona quatro vezes mais que o óleo de coco e duas vezes mais que o óleo de TCM normal.[23] Na verdade, o estudo diz: "Em adultos saudáveis, só o C8 [a mesma versão destilada três vezes no Brain Octane] teve o efeito cetogênico mais alto ao longo de oito horas", e o óleo pode "ajudar a desenvolver suplementos cetogênicos destinados a combater os problemas na captação de glicose pelo cérebro associada ao envelhecimento".

O óleo TCM normal é um enigma para os químicos. Existem quatro comprimentos diferentes de gorduras que são chamadas de TCM. As quatro são, tecnicamente, gorduras saturadas, mas ao contrário de outras gorduras saturadas, o corpo não usa o TCM para produzir membranas celulares. É como se elas fossem feitas para gerar energia. É mais prático e preciso começar a chamar os TCM de "gorduras de energia" em vez de gorduras saturadas. É por isso que não considero o óleo TCM uma gordura saturada e é por isso que você pode rir de qualquer um que diz para evitá-lo porque é uma gordura saturada. Infelizmente, o TCM mais barato e comum, o ácido láurico, que corresponde à metade do óleo de coco, não tem esse poder especial de gerar energia.

Para viver por mais tempo e se curar mais rápido, pegue o C8, ou o primo mais fraco TCM, ou o primo ainda mais fraco óleo de coco, e adicione-o ao café, ao molho da salada, à vitamina etc. Meus filhos adoram servir sobre o sushi! Essas "gorduras de energia" não entram na contagem das taxas recomendadas de gordura em nossa dieta antienve-lhecimento, pois se convertem em energia em vez de serem armazenadas pelo corpo. São fontes extras e ilimitadas de gordura. Além disso, no que diz respeito a fontes de energia, recomendo a compra de óleo de TCM feito com óleo de coco, e não com óleo de palma. A maioria dos TCM é derivada de óleo de palma, e o desmatamento de palmeiras é uma ameaça séria ao meio ambiente e aos orangotangos. Passei a usar um óleo de TCM derivado de coco muitos anos atrás porque não suportei a ideia de dar a meus filhos um óleo criado com práticas que prejudicam o meio ambiente que eles vão herdar.

A descoberta do uso de gorduras de energia pela manhã me ajudou a tirar proveito da autofagia porque consegui jejuar sem sentir abstinência ou *hangry** [irritação associada à fome], termo que aliás foi incluído no dicionário em 2018, o mesmo ano em que adicionaram *biohacking*). Como a manteiga e o óleo TCM têm quantidades insignificantes de proteína, consegui me sentir satisfeito e queimar cetonas enquanto gerava um estresse temporário para minhas células, que pensavam que eu estava jejuando e começavam a reciclar a proteína mais rápido. Esse estímulo da autofagia sem sentir fome é um dos benefícios mais significativos do café Bulletproof. É uma constante na minha missão de viver pelo menos até os 180 anos.

No entanto, desde que fiz minha primeira xícara de café em 2004, continuo a descobrir os motivos para ele funcionar. Para minha surpresa, um dos motivos tem a ver com a melanina, o pigmento em sua pele que existe também em outras partes do corpo. Uma nova pesquisa indica que, quando exposta à luz do sol ou à vibração mecânica, a melanina demonstra a capacidade de quebrar as moléculas de água, liberando oxigênio e elétrons que suas mitocôndrias podem usar para produzir energia.[24] Nossos corpos, na verdade, criam melanina ao ligar polifenóis – substâncias químicas encontradas em plantas. Os polifenóis estão repletos de antioxidantes e assim oferecem uma defesa poderosa contra o envelhecimento. As melhores formas de estimular a produção de melanina são comer bastante ervas e plantas de folhas verdes, beber café e chá, tomar sol do jeito certo e fazer exercícios regularmente.

Essas informações novas sobre melanina me fizeram lembrar do tempo que passei no Tibete. Percebi que os nativos que carregavam todos os seus pertences nas costas de iaques tomavam o cuidado de ter sempre liquidificadores conectados a baterias portáteis só para fazer chá de manteiga de iaque. Eles com certeza descobriram algo importante. Chá e café contêm grandes quantidades de polifenóis. O café contém também melanina e compostos similares chamados melanoides. É possível que o

---

* *Hangry*, em inglês, é um trocadilho com as palavras *hungry* (faminto) e *angry* (irritado). (N.T.)

café Bulletproof e o chá de manteiga de iaque sejam energéticos porque as vibrações mecânicas do liquidificador quebram a melanina e os melanoides,[25] fornecendo oxigênio e elétrons livres para suas mitocôndrias? É por isso que o chá de manteiga de iaque fez eu me sentir melhor em grandes altitudes com pouco oxigênio? Acho que sim.

CAFÉ + TEMPO = CETONAS

Pouco tempo atrás, entrevistei Satchin Panda, um proeminente pesquisador de ritmo circadiano, o ciclo natural de 24 horas que influencia todos os seres vivos, e descobri algo novo sobre o café Bulletproof. De acordo com Satchin, é parte de nosso ritmo natural começar a produzir cetonas no fim de nosso ciclo de jejum. Para muitos de nós, isso ocorre de manhã antes de *quebrarmos o jejum* com uma refeição de nome apropriado: desjejum.

As cetonas têm um impacto enorme na saúde cardiovascular e cerebral. Satchin observou que, quando ratos produzem cetonas mais para o fim do ciclo de jejum, essas cetonas vão direto para as células cerebrais, que funcionam como um relógio de neurônios que monitora o ambiente no cérebro e ajuda a regular o ritmo circadiano. Quando as cetonas chegam a esses neurônios, eles recebem um sinal para ficar despertos e alertas, e começar o que chamam de atividade exploratória. É claro que atividade exploratória é mais agradável do que ficar desesperado para apertar o botão de soneca pela manhã.

De uma perspectiva evolutiva, isso faz muito sentido. Há apenas algumas centenas de anos, nossos ancestrais jejuavam a noite toda e depois tinham de caçar alimentos pela manhã. Mesmo sentindo fome, cérebro e músculos precisavam trabalhar bem de verdade para conseguir comida, e as cetonas eram a resposta. É por isso que somos programados para desenvolver cetonas nas últimas horas do período de jejum. Essas cetonas dão mais energia para o cérebro, músculos e coração de modo que possamos caçar – exatamente o que Satchin observou em seus ratos de laboratório. Uma ou duas horas antes de serem alimentados pela manhã, eles ficavam mais ativos e começavam a explorar seus entornos, preparando-se para caçar.

O problema é que a maioria das pessoas não jejua por tempo suficiente para aproveitar ao máximo esse fenômeno biológico. De acordo

ALIMENTOS SÃO UM REMÉDIO CONTRA O ENVELHECIMENTO

com Satchin, existem benefícios enormes à saúde quando estendemos nosso jejum diurno (ou noturno). Ele diz que, quando as pessoas limitam suas refeições a um período de dez horas e não fazem mais nenhuma alteração na dieta, elas observam queda nos níveis de inflamação e de triglicerídeos, e nas chances de desenvolver câncer, além de uma melhora na qualidade do sono em poucas semanas. Isso ocorre por causa do aumento natural de cetonas ou porque o jejum intermitente estimula a autofagia – ou ambos?

Mas lembre-se: é melhor você praticar a cetose de modo intermitente. Permanecer em cetose por longos períodos de tempo compromete sua flexibilidade metabólica – a capacidade que o corpo tem de usar tanto a glicose quanto as cetonas como combustível. Manter a flexibilidade metabólica é de extrema importância para a longevidade. Existem dois estados que seu corpo precisa ser capaz de administrar sem esforço. O primeiro é o dos períodos com cetonas e sem carboidratos, e o segundo é o dos períodos com carboidratos e sem cetonas. Para ganhar flexibilidade metabólica, a melhor coisa que você pode fazer é entrar e sair de cetose toda semana. Para fazer isso, limite a ingestão de carboidratos na maioria dos dias e, em um ou dois dias da semana, coma carboidratos com baixo índice glicêmico. Essa é a opção dos *biohackers* mais fanáticos, mas a maioria das pessoas gosta de comer mais carboidratos. Com o poder da tecnologia, é possível ter as cetonas e os carboidratos presentes no corpo ao mesmo tempo, o que também pode gerar flexibilidade metabólica. Para fazer isso, coma moderadamente carboidratos com baixo índice glicêmico, como arroz branco ou batata-doce e, ao mesmo tempo, consuma uma grande quantidade de gorduras de energia. Dessa forma, você terá algumas cetonas para seus neurônios e alguma glicose para as células de manutenção do cérebro. A maioria das pessoas considera essa opção mais sustentável do que a pura dieta cetogênica cíclica, mas ambas funcionam.

Não há dúvida de que estratégias como cetose, jejum intermitente e a manutenção de um ritmo circadiano saudável desempenham papéis cruciais em nossa longevidade. O que nos leva ao próximo passo essencial em nossa jornada para nos tornarmos super-humanos – e esse passo é dormir o suficiente e ter um sono de boa qualidade e altamente eficaz.

Conclusão

Não quer morrer? Coloque estas coisas em prática agora mesmo:

- Evite todos os derivados de animais, grãos e produtos cultivados de maneira convencional. Melhor ainda, evite os grãos completamente e opte por muitos vegetais orgânicos, frutas orgânicas e carnes de animais criados em pasto.

- Não coma nada frito. Nunca.

- Coma proteínas o suficiente (de animais criados em pasto, ovos, peixes selvagens ou plantas não alergênicas) para reparação de tecidos e um adicional de vinte gramas de colágeno de gado criado em pasto; e não frite, queime, toste ou faça churrasco de carne (desculpe). Para pessoas magras, o suficiente é um grama por quilo do peso corporal. Para pessoas obesas, isso é cerca de 0,77 grama por quilo de peso corporal. Para mulheres grávidas, idosos ou atletas, é 1,3 grama por quilo.

- Não faz diferença a quantidade de gordura que você consome, o importante é comer na proporção certa. A dieta de uma pessoa magra tem cerca de 50% de gorduras saturadas, 25% de monoinsaturadas, de 15% a 20% de ômega-6 não danificadas e de 5% a 10% de ômega-3, incluindo EPA e DHA. Se você é gordo como eu era e quer viver como um super-humano, coma de 50% a 70% de gorduras saturadas, de 25% a 30% de monoinsaturadas e apenas 10% de ômega-3 e ômega-6 não danificadas, com EPA e DHA, de modo que você coma mais ômega-3 do que ômega-6.

- Em alguns dias, limite as refeições a um período de oito a dez horas, considerando o que for melhor para sua agenda. Opções boas são das 12h às 20h, das 9h às 15h, ou das 10h às 19h. Coma no café da manhã às vezes, ainda mais se estiver sentindo cansaço ou estresse. Não coma depois do anoitecer.

- Ensine seu metabolismo a ser flexível cultivando cetonas em seu organismo todas as semanas. Pratique uma dieta cetogênica cíclica fazendo jejum, evitando carboidratos por alguns dias ou adicionando "gorduras de energia" que se convertem em cetonas aos alimentos (ou ao café).

4

DURMA OU MORRA

Dormir é bom, mas quando era menino havia sempre alguma coisa mais fascinante e produtiva que eu preferia fazer em vez de ir para a cama. Eu me ressentia de ser obrigado a dedicar tantas horas de cada dia a uma coisa que eu considerava, basicamente, perda de tempo. Assim, durante boa parte de minha vida, economizei no sono. Mesmo nos dois primeiros anos depois de fundar a Bulletproof, eu me forçava a dormir cerca de quatro horas por noite, no máximo cinco. Usava as três horas diárias que me sobravam para ser pai e começar a Bulletproof, e ainda pagava as contas com meu emprego diurno.

É quase certeza de que meu déficit de sono contribuiu para as doenças do envelhecimento que eu estava enfrentando em minha juventude. Acontece que a falta de um sono de qualidade não resulta só em cansaço e incapacidade de cumprir com suas obrigações, isso também acelera o envelhecimento. A boa notícia é que você pode aprender a ser um dorminhoco super-humano, extrair um sono de alta qualidade de um intervalo de poucas horas e ainda desfrutar de todos os benefícios. Nos últimos cinco anos, tenho me tornado cada vez mais saudável, mais magro e mais jovem com seis horas e cinco minutos de sono por noite, mas uso todas as técnicas deste capítulo para dormir como um profissional.

Talvez você opte por dormir mais do que eu. Não importa quantas horas você dorme, as informações neste capítulo servem para você extrair o máximo de seu tempo de sono. Seja qual for a sua idade, se sua vida é agitada ou quanto dinheiro você tem. Dormir é a ferramenta crucial para melhorar qualquer habilidade e acrescentar anos de qualidade à sua vida. Então durma melhor.

COMO A FALTA DE SONO MATA VOCÊ

Goste ou não, a falta de um sono *de qualidade* aumenta as chances de morrer de uma das quatro assassinas. Entretanto, apenas uma boa noite de sono pode aumentar em 20% sua capacidade de aprender novas habilidades motoras,[1] e dormir bem com frequência aumenta em 50% sua habilidade de compreender problemas complexos.[2] Aperfeiçoada, essa função cerebral pode contribuir para evitar o declínio cognitivo associado ao envelhecimento e é própria de um verdadeiro super-humano. Um sono de qualidade também contribui para a saúde da pele e para uma aparência jovial,[3] controla a secreção de insulina[4] (diminuindo os riscos de desenvolver diabetes) e estimula a divisão celular saudável.[5] Dormir é uma estratégia essencial na proteção contra os sete pilares do envelhecimento.

No capítulo anterior, analisamos o estudo de Satchin Panda sobre longevidade e ritmos circadianos. Como parte de minha pesquisa para este livro, fui até seu laboratório e aprendi muito com seus estudantes de doutorado observando como a combinação de comida, luz e pouco sono afeta os ratos. Eles me falaram de novas pesquisas que mostram como refeições feitas tarde da noite diminuem dramaticamente a qualidade do sono dos ratos e como esse sono ruim impacta em até 50% a habilidade dos ratos de controlar a taxa de açúcar no sangue. É muita coisa! Na verdade, é mais do que a maioria dos medicamentos consegue fazer.

Em ratos e humanos, o pâncreas é responsável pela produção de insulina. Satchin estudou células produtoras de insulina no pâncreas e descobriu que elas também têm um ritmo circadiano. À noite, quando a melatonina – um hormônio que ajuda a regular os ciclos de sono e de vigília – é liberada, as células produtoras de insulina param de trabalhar. Se você come algo doce tarde da noite, a resposta de insulina do corpo não é tão eficiente como de costume. É assim que aquele pedaço de bolo noturno gera um aumento na taxa de açúcar no sangue, seguido de um impacto que estimula a liberação de adrenalina... que faz você ficar acordado até as três da manhã.

Se você dorme menos de seis horas, os hormônios que controlam as sensações de fome e de saciedade (grelina e leptina, respectivamente) começam a trabalhar contra o seu corpo. A grelina aumenta, fazendo você sentir mais fome, e a leptina diminui, tornando mais difícil sentir saciedade. Esse é um dos motivos que explicam a relação entre pouco sono e obesidade, e todos os vários problemas de saúde que a acompanham.[6]

O sono é também de extrema importância na prevenção da doença de Alzheimer, a doença mais temida por muitos de nós à medida que o envelhecimento começa seu rastejar silencioso. Quando você dorme, seu cérebro passa por um processo natural de desintoxicação. O sistema glinfático, uma via de remoção de resíduos comparável ao sistema linfático que drena fluidos dos tecidos do corpo, envia o líquido cefalorraquidiano por todo o tecido cerebral eliminando resíduos celulares e neurotoxinas.[7]

Isso é muito importante, pois o sistema glinfático elimina as proteínas amiloides que são uma marca do Alzheimer quando se acumulam no cérebro. Embora ainda não existam evidências fortes de que a doença de Alzheimer é causada pela falta de sono e, por consequência, pelo tempo insuficiente para o sistema glinfático fazer sua mágica, eu apostaria que dormir mal é um fator relevante. Na verdade, existem algumas evidências disso. Um estudo pequeno com vinte participantes humanos mostrou que perder apenas uma noite de sono causa um aumento nas proteínas amiloides no cérebro.[8] Pode ser uma amostra pequena, mas é suficiente para me convencer de que meu sistema glinfático precisa ter a chance de operar uma desintoxicação completa em meu cérebro toda noite. Isso não quer dizer dormir durante oito horas; quer dizer dormir bem.

Como as mitocôndrias desempenham um papel no processo do sistema glinfático e no sono de maneira geral, tudo o que você faz para fortalecê-las pode também ajudar a dormir melhor e assim manter seu cérebro limpo de placas amiloides. Há também coisas simples que você pode fazer para aprimorar as funções do sistema glinfático. Por exemplo, estudos em ratos mostram que dormir de lado é melhor para a limpeza glinfática, se comparado com dormir de bruços ou de barriga para cima.[9] Embora não existam estudos provando que o mesmo ocorre com humanos, sabemos que humanos que dormem de lado têm pressão sanguínea e frequência cardíaca mais baixas. Infelizmente, eles têm também mais rugas verticais do que aqueles que dormem de barriga para cima, mas dormir deitado de costas aumenta os riscos de desenvolver apneia do sono, um distúrbio em que as vias respiratórias superiores acabam bloqueadas durante o sono. Dormir de costas gera menos rugas, mas aumenta o risco de morte. Não é um bom negócio. Eu escolheria ficar vivo e combater as rugas com outras soluções apresentadas neste livro.

A apneia aumenta muito os riscos de morrer de uma das quatro assassinas. É, com frequência, resultado de mitocôndrias disfuncionais e pode ser mortal.[11] Se você ronca, o risco de desenvolver diabetes, obesidade e pressão alta é quase o dobro de alguém que não ronca. E se você ronca *e* acorda se sentindo grogue e/ou tem dificuldade para pegar no sono, o risco aumenta para 70% e 80%, respectivamente.[12]

Como você leu antes, o sono de má qualidade afeta a taxa de açúcar no sangue. Também é verdade que mitocôndrias disfuncionais atrapalham o sono, que por sua vez afeta a taxa de açúcar no sangue! Não importa o ponto de vista, se você não dorme bem e o suficiente, vai envelhecer mais rápido e morrer mais cedo. O que leva à questão...

QUANTO É O SUFICIENTE?

Quando descobri que dormir bem era fundamental para envelhecer bem, minha perspectiva sobre o sono mudou para sempre. Em vez de encará-lo como algo a ser ignorado, transformei em meta controlar meu sono de modo que pudesse extrair todos os benefícios de uma boa noite de descanso sem ter de sacrificar oito horas da minha vida todas as noites. Alguns esforços foram mais bem-sucedidos do que outros.

No ano 2000, quando o Google tinha só dezoito meses de idade, um *biohacker* principiante postou o Uberman Sleep Schedule [cronograma de sono do super-homem] em um canto escuro da internet. Foi o primeiro texto a propor que era possível viver bem com apenas três horas de sono por dia desde que você estivesse disposto a tirar várias sonecas cuidadosamente cronometradas, sempre nos mesmos horários, todos os dias. Essa técnica é hoje conhecida como sono polifásico.

Intrigado pelos quase onze anos de vida que eu reivindicaria com esse cronograma, resolvi experimentar. A quantidade de tempo e de energia necessários para colocar o plano em prática é absurda, sem contar os inconvenientes profissionais e sociais de ter que cochilar nos mesmos horários todos os dias para não se sentir destruído. O sono polifásico não é compatível com uma carreira profissional nem com uma vida social. Algumas pessoas se dão bem com isso, mas eu me senti um zumbi antissocial e improdutivo. A ideia de sobreviver com poucas horas de sono por dia não passa de um sonho (sacou?), e simplesmente não funciona. Eu estava começando a me sentir resignado de ter que dormir oito horas por noite...

Foi quando encontrei um estudo da Escola de Medicina Keck, da Universidade do Sul da Califórnia, com a Sociedade Americana de Câncer, que analisou mais de um milhão de adultos com idades entre trinta e 102 anos, e correlacionou o quanto eles dormiam com suas taxas de mortalidade.[13] Os resultados desse estudo mudaram para sempre minhas ideias a respeito do sono. Na verdade, os dados foram coletados nos anos 1980, mas eram tão complexos, mostrando diferenças nos resultados com apenas meia hora de sono a mais ou a menos, que não tinha sido possível processar tudo com os computadores disponíveis na década de 1980, assim as informações ficaram guardadas por anos até que os pesquisadores pudessem usar computação com alta velocidade de processamento. Eles descobriram que as pessoas que viviam mais dormiam seis horas e meia por noite, enquanto as pessoas que dormiam de maneira consistente oito horas por noite morriam de qualquer causa. Rá! *Bem feito* para todos os médicos que me disseram que eu tinha que dormir pelo menos oito horas por noite!

Você pode ouvir isso e chegar à conclusão de que, para viver mais, você deve simplesmente dormir menos, mas essa é infelizmente a conclusão errada. Em vez disso, o que você pode concluir a partir do estudo é o fato de que as pessoas que viveram mais eram as mais saudáveis. Elas precisavam de menos horas de sono porque não precisavam de tanto tempo para se recuperar de doenças crônicas, inflamação e/ou estresse cotidiano. Se envelhecer é "a morte causada por mil golpes", dormir equivale à recuperação de muitos desses "golpes". Quanto menos golpes sofre, de menos sono você precisa.

Comecei a usar a duração de meu sono e os níveis de energia correspondentes para avaliar se havia coisas que fazia durante o dia que estavam me deixando mais velho. Eu sabia que, se pulasse da cama disposto depois de seis horas de sono, estava no caminho certo. Mas se eu me sentisse grogue depois de oito horas de sono, provavelmente estava fazendo alguma coisa que me deixava doente e inflamado. Isso explica por que eu precisava de menos sono quando comecei a fazer a dieta Bulletproof. Eu estava recebendo menos golpes dos alimentos que ingeria, então não precisava de muito tempo de recuperação.

Isso se tornou um processo de duas etapas. Primeira etapa: reduzir o número de golpes que recebia de modo que meu corpo precisasse de menos tempo de recuperação. Segunda etapa: aumentar o retorno sobre o meu investimento em sono melhorando sua qualidade. Conclusão: se você for saudável o bastante, poderá usar o sono de maneira estratégica para ganhar energia e aprimorar seu desempenho. Você ainda vai precisar dormir o suficiente, mas as outras soluções que usa para se tornar um super-humano vão reduzir o número de horas de que precisa para descansar.

VOCÊ SE RECUPEROU BEM NA NOITE PASSADA?

Para trabalhar no sentido de melhorar a qualidade de meu sono, comecei uma longa jornada a fim de compreendê-lo, uma jornada em que ainda me encontro depois de dezenove anos. Existem vários motivos para você prestar atenção em seu sono. Se o sono é recuperação, você precisa saber se conseguiu se recuperar bem na noite passada de modo que possa fazer uma escolha consciente a respeito das atitudes a tomar hoje. Por exemplo, se você sabe que dormiu mal, um treinamento físico intenso vai causar envelhecimento em vez de melhorar sua força; uma refeição com alto teor de açúcar terá um impacto ainda maior que o normal em sua taxa de açúcar no sangue; e mesmo pequenas quantidades de estresse serão prejudiciais.

Ter um sono de qualidade é como ter dinheiro na poupança. Já pensou como seria não consultar o saldo de sua conta com frequência? Se você consegue avaliar como anda seu sono, pode fazer pequenas mudanças para melhorá-lo, recuperar-se melhor e continuar jovem.

Em 2004, cheguei ao fim de dois anos brutais trabalhando em tempo integral e estudando Administração em uma universidade de ponta. Meu sono era escasso, como você pode imaginar. Assim, me tornei um dos primeiros compradores de uma faixa de cabeça caríssima que monitorava meu sono e me contava com exatidão como eu dormia todas as noites. Os dados foram esclarecedores e serviram de baliza para minhas primeiras práticas de *biohacking*. Infelizmente, a Victoria's Secret não aprovava esses primeiros dispositivos de monitoramento (nem minha esposa). Felizmente, de lá para cá, houve uma evolução tanto na qualidade como na aparência dos rastreadores de sono.

Sete anos depois, eu me tornei o principal encarregado da tecnologia envolvendo uma pulseira para monitorar atividades físicas e o sono de uma companhia chamada Basis (mais tarde comprada pela Intel). Antes de muitas pessoas usarem rastreadores de pulso, eu já monitorava meu sono, fazia mudanças estratégicas e extraía mais do tempo que passava de olhos fechados. Na verdade, comprei e experimentei quase todos os rastreadores de sono que existem no mercado. Um rastreador de sono é um dispositivo antienvelhecimento com um dos mais altos índices de retorno sobre investimento. Garanto que você não faz ideia do que o cérebro faz enquanto você dorme. Antes de analisarmos qual tecnologia usar, variando da gratuita até a que custa algumas centenas de dólares, é importante saber o que você quer ao monitorar seu sono.

FUNDAMENTOS DO SONO

É claro que você quer saber exatamente a que horas pegou no sono, a que horas acordou e como essas informações variam ao longo do tempo. Você demorou para pegar no sono depois de deitar? Acordou várias vezes ao longo da noite mesmo que não se lembre de ter acordado? Está desperdiçando sua noite com um sono leve? Esses são fatores importantes para determinar a qualidade do sono. Quando fiz o experimento insano de passar dezenove dias sem ingerir carboidratos, minha desagradável faixa do sono me mostrou que eu estava acordando de oito a doze vezes por noite, embora eu não me lembrasse de ter acordado uma vez se sequer. No entanto, eu me sentia um zumbi na manhã seguinte. Foram os dados a respeito do meu sono que me fizeram abandonar esse experimento!

Quando estiver monitorando seu sono, também vale a pena verificar se você ronca, especialmente porque isso pode ser um sinal de inflamação. Eu roncava muito porque o fundo da minha garganta estava inflamado e bloqueava parte de minhas vias respiratórias. Agora, eu normalmente ronco poucos minutos por noite, e quase sempre isso tem a ver com alguma coisa que comi no dia anterior e que acabou causando inflamação. Também tenho à mão um registro das vezes em que ronco, de modo que não posso negar quando acontece! Esse tipo de informação é de extrema importância porque comidas que inflamam sua garganta também causam inflamação associada ao envelhecimento em todo o corpo.

SONO DE ONDAS LENTAS E SONO REM

Quando está dormindo, você passa por dois tipos de sono todas as noites: o sono REM (sigla em inglês para "movimento rápido dos olhos"), que é quando você sonha, e o sono não REM (NREM). Existem três variedades do sono NREM: ruinzinho (estágio 1, de sono leve e inútil), decente (estágio 2, sono intermediário, que ainda é considerado sono leve) e incrível (estágio 3, sono delta profundo). Para envelhecer e ter o desempenho de um super-humano, você deve passar o máximo de tempo possível em sono delta profundo ou de ondas lentas. É quando a respiração e os batimentos cardíacos diminuem bastante e as ondas cerebrais se tornam mais lentas e maiores (de acordo com um teste chamado eletroencefalograma, ou EEG). Essas ondas lentas são conhecidas como ondas delta, e seu cérebro as produz em uma frequência de um a quatro hertz, uma unidade de medida que equivale a um ciclo por segundo. Para colocar em contexto, as ondas gama – as ondas cerebrais mais rápidas – têm uma frequência média acima de quarenta hertz.

É importante passar muito tempo em sono de ondas lentas porque ele ajuda o cérebro a se recuperar de tudo que aprendeu durante o dia.[14] Também fortalece a memória e ajuda em sua consolidação, quando o cérebro transforma as memórias de curto prazo em outras de longo prazo.[15] Isso pode ajudar jovens a terem um desempenho melhor na escola e no trabalho e auxilia pessoas de idade a evitar a perda de memória que com frequência ocorre ao envelhecer. O sono de ondas lentas também diminui os níveis de cortisol, o hormônio do estresse, e estimula a liberação de hormônios como prolactina e hormônio do crescimento, que, juntos, auxiliam o sistema imunológico.[16]

Se você quer continuar jovem, durma mais o sono profundo. Infelizmente, há uma redução grande no sono profundo entre a adolescência e os vinte e poucos anos, e o corpo substitui o sono profundo pelo sono intermediário. À medida que você envelhece, o sono de ondas lentas continua a diminuir... a menos que você tome uma atitude. Há apenas dezenove anos, pesquisadores analisaram seiscentos estudos sobre o sono e relataram que o tempo total de sono e o percentual de sono profundo diminuem com a idade. Para cada década que você vive além dos trinta anos, subtraia 12,2 minutos de seu sono total (se você estiver na média, não se você for super-humano). Para piorar, o tempo de sono leve inútil aumenta mais de 50%. Isso é uma porcaria para quem quer viver até pelo menos os 180 anos, e é uma porcaria para quem prefere usar aquelas três ou quatro horas de sono inútil com coisas mais divertidas. A quantidade de sono REM vai depender, basicamente, de seu estado de saúde até os sessenta anos, depois você vai dormir menos sono REM, a não ser que faça alguma coisa para reverter a situação.[17]

No que se refere ao sono profundo, adolescentes precisam de 1,7 a duas horas, e pessoas com mais de dezoito anos precisam de 1,5 a 1,8 horas.[18] As chances de conseguir ter esse tempo não são muito boas, mas até que você consiga monitorar seu sono, não há como saber o quanto está dormindo. As escolas forçam os adolescentes a acordar incrivelmente cedo, apesar de eles precisarem dormir pelo menos até as oito horas da manhã para ter o suficiente de sono profundo. Essa é uma medida fundamental de saúde – uma que importa muito mais do que a velocidade de sua corrida, o seu VO_2 máximo (volume máximo de oxigênio absorvido a cada respiração), quanto peso você levanta no supino reto ou a aparência de seu abdome. Aos 46 anos, durmo como um adolescente. Com as dicas que vamos discutir neste capítulo, consigo ter duas ou mais horas de sono profundo e duas a três horas de sono REM dormindo de seis a sete horas por noite.

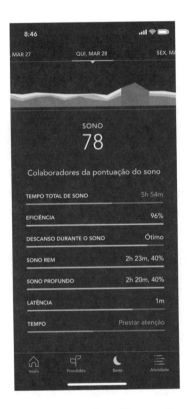

Resultados do meu rastreador de sono Oura Ring mostram mais sono profundo e mais sono REM do que adolescentes conseguem ter dormindo de oito a dez horas, apesar de eu dormir menos de seis horas. Para alcançar esses números, uso também suplementos, o aplicativo Sonic Sleep Coach e óculos TrueDark.

Quanto mais tempo você passa em sono REM ou em delta, mais restaurador será o sono. Isso significa que você pode gastar menos tempo dormindo e acordar mais disposto, jovem e inteligente. Em outras palavras, super-humano.

VARIABILIDADE DA FREQUÊNCIA CARDÍACA (VFC)

Seu sistema nervoso autônomo regula funções corporais como metabolismo, respiração e sono, sendo formado pelo sistema nervoso simpático e pelo sistema nervoso parassimpático. O primeiro é responsável pelas respostas a situações de estresse – desencadeia as reações de lutar ou fugir diante de um agressor. O ramo parassimpático desencadeia atividades associadas ao descanso e à recuperação, tais como as funções sexuais e a digestão.

Quando o sistema nervoso simpático é ativado, os batimentos cardíacos ficam bem constantes não importa a velocidade com que o coração bata. Isso é sinal de um animal sob pressão. Porém, quando o sistema nervoso parassimpático está no controle, ocorre uma variação maior dos batimentos cardíacos. Em outras palavras, você pode ter o mesmo número de batimentos por minuto em ambos os casos, mas eles são menos rítmicos quando você está relaxado. Você é capaz de se recuperar do estresse mais rápido, e isso se reflete em uma aceleração súbita seguida de uma desaceleração da frequência cardíaca. A variabilidade da frequência cardíaca (VFC) é a medida dessa variabilidade entre os batimentos cardíacos. A VFC baixa está associada a distúrbios de ansiedade e até mesmo a doenças cardiovasculares, enquanto a VFC alta está ligada à resiliência cardíaca e à saúde geral do coração.

Há também uma relação direta entre a VFC e o sono. Quando você não tem acesso a uma quantidade suficiente de sono de qualidade, seu corpo fica estressado e o sistema nervoso simpático é ativado. Isso diminui a VFC. Um estudo da Universidade da Pensilvânia descobriu que apenas cinco noites de restrição de sono reduzem de maneira significativa a VFC dos participantes.[19] Em contraste, o aumento consciente da VFC durante o dia torna seu sono mais eficiente.[20]

Agora, as más notícias. Muitas coisas, incluindo o processo de envelhecimento, diminuem a VFC. Estar fora de forma, treinar demais, sofrer de estresse crônico no trabalho ou em casa, inflamações e infecções também diminuem a VFC. A boa notícia é que, mesmo que você não meça sua VFC, é possível aumentá-la com meditação, exercícios respiratórios, um banho quente, dormindo melhor, comendo melhor, consumindo menos

SUPER-HUMANO

toxinas (incluindo álcool) e até mesmo ingerindo os suplementos corretos para seu organismo. Com frequência, vejo personalidades do tipo A – executivos que também querem ser atletas de resistência – com a VFC de uma pessoa muito velha. Quando veem os resultados, eles se dão conta de que querer abraçar o mundo com as pernas não é uma boa ideia.

Quando decide monitorar sua VFC, você está de fato medindo o quanto está estressado em nível fisiológico. É uma informação incrivelmente valiosa. Você já sabe que todas as fontes de estresse aceleram o envelhecimento. Assim, quando sabe que seu corpo está estressado, precisa decidir se recuperar de modo efetivo em vez de sobrecarregar seu organismo ainda mais. Sozinho, isso pode alterar dramaticamente o processo de envelhecimento.

DISPOSITIVOS DE MONITORAMENTO

Percorremos um longo caminho desde os primeiros pedômetros com presilhas nos anos 1970, balanças no banheiro de casa e até os antigos rastreadores Basis que ajudei a desenvolver. Os novos dispositivos de monitoramento do sono são mais inteligentes, bonitos e precisos, e medem tudo – da VFC até estados específicos de sono e mesmo ondas cerebrais. Alguns podem ajudar a acordar de maneira mais suave de modo que você não seja arrancado do sono e forçado a começar o dia em um estado de estresse fisiológico.

Infelizmente, a maioria dos dispositivos de pulso que dizem monitorar o sono não coletam dados particularmente bons, porque foram desenvolvidos para rastrear movimentos e não o sono. Quando as empresas se deram conta de que os dados de movimentos não importavam tanto, tentaram acrescentar a funcionalidade de sono. Na verdade, não é culpa delas; a situação é assim desde os anos 1970. Todo mundo já ouviu falar da métrica dos "10 mil passos por dia", mas você sabia que não existe pesquisa científica alguma por trás dessa ideia? Em 1965, uma empresa japonesa, a Yamasa Tokei Keiki, criou um pedômetro com presilha desenvolvido para incentivar as pessoas a caminhar 10 mil passos por dia e simplesmente inventou esse número.

Por esse motivo, as melhores opções para rastrear o sono são um aplicativo simples e acessível no celular ou um discreto anel de alta tecnologia. Há muitas opções intermediárias, com uma gama enorme de dados. Sua utilidade pode variar. Se você já tem um dispositivo, pode usar suas opções limitadas de monitoramento para ver se consegue melhorar seu sono, mas a maioria dos dispositivos não fornece muitas informações sobre a quantidade de sono profundo que você tem, e são poucos os que trazem valiosos dados da VFC.

Não importa o rastreador de sono que você usa, o mais importante é ter uma ideia do quão bem está dormindo e depois prestar atenção nos fatores que influenciam a qualidade de seu sono. Você pode fazer escolhas mais inteligentes sobre como gastar sua energia no dia seguinte quando sabe quais são suas economias na poupança. Para começar esse processo, recomendo as tecnologias apresentadas a seguir.

APLICATIVO SLEEP CYCLE

Para o monitoramento do sono, o aplicativo Sleep Cycle tem o maior retorno sobre investimento, mas não por fornecer ótimos dados. Até porque não fornece. O ROI é alto apenas porque ele não custa nada, a não ser o tempo que você já gasta ajustando um alarme! É uma opção simples e acessível para monitorar de maneira prática e aproximada os ciclos de sono usando apenas o microfone do celular e um sensor de movimento. O aplicativo analisa a respiração e os movimentos para determinar quando você está acordado, em sono profundo ou em sono REM. Além disso, registra (embaraçosamente) quantos minutos por noite você passa roncando. O melhor de tudo é que as características do alarme garantem que um sono profundo não seja interrompido. Você diz para o aplicativo quando quer acordar e, em seguida, coloca o telefone perto da cama (sempre no modo avião) ou sobre a mesa de cabeceira, quando cair no sono. Quando você estiver em uma fase de sono leve, próximo do horário de acordar, o alarme vai soar. Dessa forma, você ainda consegue completar o ciclo de sono profundo e não se sente tentado a clicar no botão de soneca. Infelizmente, o Sleep Cycle não mede a variabilidade da frequência cardíaca e os dados sobre o sono não são muito precisos.

SUPER-HUMANO

Uso esse aplicativo há mais de cinco anos, quase todas as noites, porque o alarme nunca me arranca de um sono delta e porque gosto do relatório sobre o tempo que passei roncando!

CUSTO: grátis, ou US$ 29,99 por ano na versão premium
PLATAFORMAS: iOS, Android
MEDIÇÕES:

- Despertar inteligente
- Análise do sono
- Gráfico do sono
- Alarme com melodias
- Soneca
- Integração com o Apple Health (apenas para iPhone)
- Permite exportar arquivo de dados (apenas para iPhone)

OURA RING

Minha opção número um de dispositivo para monitorar o sono é o Oura Ring. Embora não seja o mais barato, também não é o mais caro. Ele fornece dados melhor do que qualquer outra tecnologia ligada ao sono e é fácil de usar. Com uma ampla variedade de métricas e análises avançadas, o Oura ajuda a entender melhor o que acontece enquanto você dorme. Quanto mais dados você conseguir monitorar, melhor será sua percepção e mais fácil será fazer pequenas mudanças que vão ajudá-lo a descansar mais em menos tempo. O Oura Ring é também um dos dispositivos portáteis mais atraentes que existem. É elegante, moderno e se parece com um anel comum, e não com um desajeitado dispositivo de monitoramento.

O Oura oferece um recurso exclusivo de feedback que analisa seus dados para calcular uma Nota de Disposição – uma avaliação criada para ajudar você a entender se está em condições de ter um dia intenso pela frente ou se deveria se concentrar em descanso e recuperação. A Nota de Disposição considera informações do sono da noite anterior, suas atividades no dia anterior e mais uma porção de outras medições para ajudar você a tomar decisões bem-informadas sobre como deve planejar seu dia.

Esse anel também monitora a temperatura média do corpo ao longo da noite, o que pode ajudar a entender se um ajuste na temperatura do quarto pode melhorar seu sono. Meus dados mostram que, de fato, um quarto mais frio equivale a mais sono REM. Informações sobre a temperatura do corpo também são úteis para mulheres que estão monitorando seus ciclos menstruais. Você pode esperar uma alteração de cerca de 0,2 graus Celsius no meio do ciclo menstrual quando os níveis de progesterona aumentam durante a ovulação. Essa informação é importante para mulheres que querem assumir o controle de seu organismo.

O Oura é um dos poucos rastreadores que fornecem sua VFC e a frequência respiratória. Ambas são bons indicadores do estresse que você sente e, portanto, do quão rápido está envelhecendo. Quando começar a seguir as recomendações deste livro, você pode conferir essas medições para ver como elas mudam. Eu realmente gosto de ver minha nota no Oura pela manhã para ver se a noite anterior foi boa (ou não). Em geral, é o rastreador do sono e de monitoramento mais útil que há e no qual eu mais confio; e também serve para exercícios.

CUSTO: **US$ 299 (pelo modelo básico)**
PLATAFORMAS: **iOS, Android**
MEDIÇÕES:

- Sono total
- Eficiência do sono
- Sono REM
- Sono profundo
- Sono leve
- Latência (tempo entre deitar e cair no sono)
- Sincronização
- Temperatura do corpo
- Variabilidade da frequência cardíaca
- Frequência respiratória
- Queima de calorias
- Passos

(Nota: depois de completar o primeiro esboço deste livro, eu me tornei consultor e um pequeno investidor do Oura porque é meu aplicativo de monitoramento favorito e o melhor de todos que usei.)

Depois de monitorar meu sono por mais ou menos duas décadas, aprendi a correlacionar como me sinto com sua qualidade. Quando acordo, sempre tento adivinhar qual é minha nota no Oura baseado em como estou me sentindo. E descobri que, ao longo do tempo, meus palpites se tornaram cada vez mais próximos dos resultados do Oura Ring porque aprendi a identificar qual é exatamente a sensação de dormir um sono de qualidade – e qual é a sensação quando não durmo bem. Também posso usar essa informação para testar novas soluções para dormir e ver qual delas dá o melhor retorno sobre investimento. Quando faço ajustes em meu cronograma de sono, monitoro para ver os resultados dessas alterações.

Isso me permitiu passar um pente fino em meus protocolos de sono de tal forma que posso viajar várias vezes em uma semana sem ter que lidar com *jet lag*. É uma arte e uma ciência, porque o organismo de cada um reage de maneiras peculiares a incentivos diferentes. Por exemplo, você pode não ser tão sensível à luz azul quanto outras pessoas, ou talvez você seja extremamente sensível à luz azul. A questão é que você nem sempre sabe o que está lhe fazendo mal até que seja tarde demais. Dominar seu sono é uma forma importante de eliminar alguns dos golpes relacionados ao envelhecimento e assumir o controle de seu organismo.

DURMA MELHOR SEM DORMIR MAIS

Monitorar seu sono é apenas metade da equação. Você pode ter as informações mais exatas do mundo, mas, se não fizer nada com elas, essas informações são inúteis. Tomar medidas é igualmente importante. Os truques a seguir vão do extremamente simples até o meio complexo, e do grátis até o moderadamente caro. Escolha aqueles que são mais adequados para você a fim de garantir que tenha o melhor retorno possível sobre seu investimento no sono.

MEDIÇÃO DIRETA EM ESTADO DE SONO

Como as ondas (lentas) delta são muito boas para o cérebro, cientistas descobriram formas de multiplicá-las durante o sono. Em um estudo, a estimulação magnética transcraniana (EMT) – que usa campos magnéticos para estimular partes do cérebro – desencadeou a liberação de ondas lentas que se espalharam para o resto do cérebro,[21] mas essa não é uma opção que a maioria das pessoas tem todas as noites. Felizmente, existe um jeito mais fácil de aumentar as ondas delta. Em um estudo de 2010, pesquisadores fizeram testes com som e descobriram que sinais sonoros breves – cada um com cinquenta milissegundos reproduzidos em uma frequência que simula as mudanças naturais dos neurônios no cérebro durante o sono – aumentaram as ondas lentas em quase 50% durante o sono não REM.[22] Outros estudos encontraram resultados parecidos.[23]

Felizmente, existe um aplicativo para isso! Ele se chama Sonic Sleep Coach, criado pelo dr. Daniel Gartenberg, que recebeu mais de 1 milhão de dólares em subsídios dos Institutos Nacionais de Saúde (NIH, sigla em inglês para National Institutes of Health) para estudar o sono. O Sonic Sleep Coach usa o microfone do celular para analisar sua respiração enquanto você dorme, percebendo quando você está em sono profundo ou REM. Ele reproduz sons específicos para reforçar o sono REM quando você já está sonhando e sons diferentes para reforçar o sono profundo. O resultado é uma melhora significativa na eficiência do sono. Se o aplicativo detecta barulhos, chega a reproduzir sinais sonoros para bloquear os sons da cidade para que o sono não seja perturbado. Sempre uso o Sonic Sleep Coach quando estou em viagem, e às vezes quando estou em casa.

(Nota: depois de escrever isso, eu me tornei um consultor e um pequeno investidor desse aplicativo impressionante porque ele funciona e acredito no aperfeiçoamento do sono!)

DIMINUA A LUZ AZUL

De noite, a não ser por uma xícara de café antes de ir para a cama, nada é mais nocivo para o sono do que a luz azul ou branca. Elas conseguem envelhecer você de várias formas diferentes. A luz azul está em toda parte: recebemos quantidades regulares do sol, mas também doses enormes e desequilibradas de diodos emissores de luz (LEDs) usados em lâmpadas com eficiência energética e para iluminar as telas de TVs, computadores, *tablets* e celulares. A luz azul tem um comprimento de onda curto e assim produz mais energia do que frequências de luz com um comprimento de onda mais longo, como a luz vermelha. São grandes as chances de você já ter ouvido algo a respeito disso, mas ter ignorado o tamanho do problema no esforço de se tornar um super-humano. Os dados são convincentes e é mais fácil do que você pensa transformar a luz azul em um problema menor.

A luz azul não é ruim. A exposição à luz azul durante o dia ajuda a despertar, a ficar mais alerta e pode até melhorar o humor. Óculos e painéis emissores de luz branca ou azul são usados para tratar uma série de questões como transtorno afetivo sazonal (TAS), *jet lag* e síndrome pré-menstrual.[24] O problema é que luzes artificiais mais recentes como LEDs e lâmpadas fluorescentes compactas LFC não têm a maior parte das luzes vermelhas, violetas e infravermelhas que são encontradas na luz solar. Em vez disso, elas aumentam a intensidade da luz azul para um nível com que nossos olhos, cérebro e corpo não estão equipados para lidar. É o que chamo de *"junk light"*, porque é tão nociva e envelhece tanto quanto *junk food*.

Você é bombardeado com *junk light* ao longo do dia e em boa parte da noite – quando usa o celular, trabalha no computador ou vê TV –, e toda essa exposição à luz azul atrapalha o sono.[25] A luz azul altera o ritmo circadiano inibindo a melatonina, o hormônio que diz para o cérebro quando é hora de dormir. Isso faz o corpo achar que é dia o tempo inteiro.

Normalmente, a glândula pineal, uma glândula do tamanho de uma ervilha no cérebro, começa a liberar melatonina algumas horas antes do momento de ir para a cama. Mas a luz azul pode atrapalhar esse processo ao estimular os sensores de luz chamados de células ganglionares da retina intrinsecamente fotossensíveis (ipRGCs), localizadas nos olhos. Esses sensores enviam informações sobre a luz para o ritmo circadiano, dizendo ao corpo quando é hora de dormir ou de acordar usando mais do que a melatonina.[26]

Quando os sensores de luz são estimulados pela luz azul à noite, você tem dificuldades para dormir. Um estudo de 2014 descobriu que pessoas que leram antes de dormir em dispositivos que emitem luz demoraram mais para cair no sono, dormiram menos profundamente e ficaram mais alertas do que pessoas que leram um livro impresso.[27]

A quantidade de luz azul a que você é exposto também foi relacionada ao envelhecimento acelerado. As mitocôndrias nos olhos têm que produzir muito mais energia do que o normal para processar a luz azul. Quando são sobrecarregadas, todas as outras mitocôndrias também ficam estressadas. Isso causa problemas metabólicos e inflamação por todo o corpo, o que sem dúvida aumenta as chances de morrer das quatro assassinas.

Um estudo descobriu que adultos que eram expostos à luz azul durante uma refeição noturna tinham níveis mais altos de glicose, metabolismos mais lentos e mais resistência à insulina comparados com adultos que comeram com luz fraca.[28] Arranje algumas velas ou pelo menos um interruptor com regulagem da intensidade de luz, como o que tenho em minha sala de jantar. É bem mais barato do que diabetes.

Pessoas que, à noite, são expostas a níveis altos de luz azul ao ar livre também correm mais riscos de desenvolver câncer de mama e de próstata, comparadas com aquelas que são menos expostas.[29] Outros estudos descobriram que um ritmo circadiano desequilibrado aumenta os riscos de desenvolver câncer.[30] A exposição à luz azul também está ligada à obesidade e a distúrbios metabólicos, ambos fatores de risco para se desenvolver doenças cardiovasculares.

A luz azul pode também causar degeneração macular – um dano à retina que, com frequência, leva à perda da visão.[31] Mais de 11 milhões de pessoas com mais de sessenta anos, incluindo meu pai, têm alguma forma de degeneração macular, então é um tema que particularmente me interessa.[32] Se você quiser se unir a mim na missão de viver até os 180 anos, não vai querer perder a visão à medida que envelhecer. Eliminar parte da luz azul é essencial, a menos que você não se importe de ser um dos mais de 100 milhões de casos de degeneração macular que calculo para as próximas décadas.

Sabemos que a degeneração macular é um distúrbio das mitocôndrias e talvez também um distúrbio relacionado à coagulação do sangue. Para manter os olhos funcionando, use todos os truques para mitocôndrias listados neste livro e garanta que seu sangue seja tão fino quanto deve ser. Óleo de peixe ou, melhor ainda, óleo de krill e de ovas de peixe, assim como o açafrão, são alguns anti-inflamatórios que podem ajudar. Uso esses suplementos e a fórmula específica para os olhos que desenvolvi para a Bulletproof e cumpro todos os itens da lista a seguir pelo menos em parte do tempo.

Depois de um exame recente e muito detalhado dos meus olhos, conduzido por um líder nesse campo de pesquisas, recebi notícias fantásticas: "Dave, apesar de você ter 46 anos, seus olhos não exibem nenhum dos sinais de redução de flexibilidade comuns em sua idade. Você está com 20/15 em ambos os olhos, e consegue ler a menor linha do teste de visão. Isso ocorre, provavelmente, por causa de seus óculos [TrueDark com filtro de luz azul], de sua dieta e de seus suplementos". Bingo.

Mesmo que você não se preocupe com cegueira, deve reduzir a exposição à luz azul a fim de reduzir o risco de morrer. Veja como fazer:

- **Desconecte ou cubra dispositivos elétricos desnecessários em seu quarto.** No quarto, desconecte ou cubra com uma fita adesiva todos os LEDs para escurecer a área em que você dorme. Quando durmo em hotéis, levo comigo adesivos em forma de ponto (ou às vezes uma fita isolante) e colo sobre os LEDs azuis que estão por toda parte nos televisores, ares-condicionados e rádios-relógios.

- **Invista em cortinas com blecautes.** Se você for fazer apenas um dos truques para dormir melhor, faça este: vai mudar sua vida. Um quarto escuro equivale a um sono melhor. Mesmo com blecautes, preste atenção na luz que se infiltra pelas extremidades das cortinas. Compre velcro e fixe as laterais e coloque uma sanefa no topo, ou use uma película sobre as janelas. Sei que não é muito elegante, mas, no meu mundo, é um preço pequeno a pagar por um sono de qualidade. Se você fizer contato com uma empresa especializada em cortinas, use estas palavras: "Só vou ficar satisfeito se não houver nenhuma luz passando pelos blecautes".

- **À noite, opte por lâmpadas de cor âmbar ou vermelha, ou pelo menos use um interruptor com regulagem da intensidade de luz nas lâmpadas que você já tem.** Eu tenho uma luminária com uma lâmpada de LED vermelha ao lado da cama.

- **Jogue fora luzes fluorescentes compactas e de LED brancas.** Elas têm até cinco vezes mais luz azul do que as luzes halógenas ou incandescentes, apesar de serem mais baratas. Você sentirá menos cansaço visual, o que pode ajudar em seu metabolismo, e diminuirá as chances de desenvolver degeneração macular mais tarde.

- **Use óculos para proteger seu sono.** Comecei usando uns óculos ridículos com filtro de luz azul em 2008. Na primeira vez que usei um deles no palco, em uma conferência de tecnologia, eu me senti o maior idiota de todos os tempos, mas meu cérebro estava tão mais feliz que valeu a pena. O engraçado é que me deram dez vezes mais cartões de visita do que o normal porque todo mundo me reconhecia como o cara dos óculos amarelos. Com base no que hoje sabemos sobre a luz azul, é uma má ideia usar lentes com filtro de luz azul durante a manhã ou no meio do dia porque, sem luz azul, o corpo não entende que é dia. É por isso criei a TrueDark, que faz óculos próprios para se usar de dia porque bloqueiam apenas parte da luz azul. (Sim, acredito tanto nisso que criei uma empresa para resolver o problema. Você não precisa usar óculos da TrueDark para aprender com este livro!) Para os melhores resultados, use as lentes de cor âmbar que eu costumo usar. Se você quiser esconder suas propensões para super-humano, já existem óculos TrueDark "invisíveis" que você pode usar para bloquear parte da luz azul e manter sua identidade secreta. Existem também óculos patenteados que bloqueiam ainda mais luz azul; uso alguns minutos antes de ir para a cama – sem eles, minhas pontuações de sono não são as melhores.

- **Mude para o Night Shift [modo noturno] no iPhone, iPad e iPod Touch e deixe assim o dia inteiro.** Embora o ideal seja largar todos os dispositivos antes de ir para a cama, isso nem sempre é uma boa escolha em um mundo dominado pela tecnologia. A Apple tem um truque legal e relativamente desconhecido para ajustar as cores de sua tela para tons mais quentes. Ele se chama *Night Shift* e leva apenas um minuto para ser configurado. Arraste de baixo para cima em qualquer tela e clique firme no ícone de brilho. Em seguida, clique no ícone do *Night Shift* para ligar ou desligar a opção. Uma vez feito isso, acesse Ajustes > Tela e Brilho > *Night Shift*. É onde você pode programar quando quer que o *Night Shift* ligue e desligue (do pôr do sol ao nascer do sol, por exemplo). Você também pode ajustar as cores para tons mais quentes.

- **Instale aplicativos que filtram a luz.** Em qualquer computador ou em celular Android, você pode usar aplicativos como f.lux ou Iris, que ajustam a temperatura das cores da tela de acordo com o horário do dia.

- **Desligue todas as telas duas horas antes de ir para a cama.** Isso nem sempre é realista, mas, sempre que puder, faça isso. (Não faço isso sempre – o livro que você está lendo foi escrito à noite.)

- **Use suplementos de carotenoide.** Os olhos precisam de carotenoides – pigmentos que agem como antioxidantes – para se proteger da *junk light*. Os carotenoides específicos luteína, zeaxantina e astaxantina trabalham juntos para proteger a retina e reduzir o estresse oxidativo causado pela luz azul.[33] Com frequência, são vendidos juntos em suplementos criados para auxiliar na saúde dos olhos e é claro que fazem parte do suplemento Eye Armor [armadura dos olhos], da Bulletproof.

- **Aumente a exposição a fontes de luz de alta qualidade antes do meio-dia.** Faça o possível para passar algum tempo ao ar livre, sob o sol, para contrabalançar a exposição à *junk light* artificial. Quinze a vinte minutos de luz do sol natural por dia é o ideal, mas você pode também usar uma luz halógena de trezentos watts. Hoje, é um jeito simples de aumentar sua energia e seu desempenho mental e de combater o envelhecimento e trazer benefícios no longo prazo.

Acontece que a *junk light* não apenas acaba com seu sono. Ela interfere diretamente em suas mitocôndrias e cria inflamação, envelhecendo você todos os dias. Ao mesmo tempo, existem terapias benéficas de luz que podem prevenir e até mesmo reverter parte desses danos. A maneira como você percorre o caminho do envelhecimento é, em grande parte, determinada pela forma como você escolhe iluminá-lo. Isso tem a ver com o próximo capítulo...

Conclusão

Não quer morrer? Coloque estas coisas em prática agora mesmo:

- Faça o *download* do aplicativo que preferir (ou compre um dispositivo) e comece a monitorar o sono de modo que você possa ver se está se recuperando bem a cada noite. Melhor aplicativo: Sonic Sleep Coach; melhor dispositivo: Oura Ring.
- Quando você souber que não dormiu bem na noite anterior, escolha uma atividade que ajude em sua recuperação em vez de algo que estresse o corpo ainda mais. Por exemplo, opte por ioga em vez de uma sessão de levantamento de peso na academia.
- Melhore sua higiene do sono. Mantenha a temperatura fria (por volta de vinte graus Celsius), use cortinas com blecaute e desenvolva uma rotina noturna para que o corpo saiba quando é hora de se acalmar porque é noite.
- De noite, reduza sua exposição à luz azul da forma que puder. Interruptores com regulação da intensidade de luz, lâmpadas de LED vermelhas e óculos especiais são as melhores opções.

USE LUZ PARA GANHAR SUPERPODERES

Questionário rápido: o que deu superpoderes para o Super-Homem? A capa? A Fortaleza da Solidão? Não, na verdade, foi a luz do sol na Terra. Com as informações certas, você também pode ganhar superpoderes com a luz do sol. E embora não vá conseguir pular por sobre prédios altos em um único salto, você terá mais energia, melhor aparência e vida mais longa.

A luz é fundamental para nossa existência, porém, muitos mal se dão conta disso. Estamos acostumados a usar a luz como uma ferramenta simples para enxergar melhor no escuro. Porém, ela é muito mais complexa do que isso. Luz é energia. É um sinal que ativa nossas células e influencia o desempenho delas, além de controlar hormônios e metabolismo tanto quanto alimentos e alguns medicamentos. Isso significa que a luz tem potencial para eliminar anos de sua vida ou, quando você usá-la sabiamente, de ser uma substância para melhorar seu desempenho.

O PODER DA LUZ

Antes de você descobrir quais são os tipos de luz mais benéficos e mais nocivos, além da luz azul, sobre a qual leu no capítulo 4, é importante entender como a luz afeta seu ritmo circadiano. Nossos corpos e quase todos os nossos genes são concebidos para ligar e desligar em horários diferentes do dia para operar em um ciclo de 24 horas. E é da natureza de nossos hormônios e neurotransmissores acompanhar os altos e baixos desse ritmo. Para simplificar bastante, o corpo libera certas substâncias químicas em resposta à luz – o cortisol é uma delas, que faz você se sentir alerta e apto a aguentar atividades diurnas como se exercitar, comer e assim por diante. Enquanto isso, o corpo libera outras substâncias químicas em resposta à escuridão, como a melatonina, que ajuda no sono, no descanso e na recuperação.

Você leu antes sobre como um relógio de neurônios controla seu ritmo circadiano. Existem cerca de 20 mil neurônios desse tipo na base do cérebro que atuam como o relógio mor do corpo. À medida que os olhos encontram várias formas de luz ao longo do dia, eles enviam informações para esses neurônios. Mais ou menos um quarto desse relógio de neurônios consegue perceber *apenas* a luz azul. Quando o olho é exposto à luz azul, seja ela do sol ou de um iPhone, esses neurônios enviam um sinal para o resto do relógio mor e, coletivamente, comunicam ao cérebro que é hora de acordar e ficar alerta. Como a maioria dos animais, somos concebidos para sincronizar nossos relógios internos com a luz azul porque a luz do sol é na verdade a mais rica fonte de luz azul que existe. Somos muito sensíveis até a quantias pequenas de luz azul para que possamos começar o processo de acordar à medida que o sol começa a nascer de manhã.

Mas o mundo que criamos é cheio de luz, incluindo fontes artificiais de luz azul que funcionam não apenas de manhã, mas também muito tempo depois de o sol se pôr. É uma mudança recente em nosso ambiente. Cem anos atrás, não havia a menor chance de um ser humano encontrar uma luz mais brilhante que o fogo depois do pôr do sol. Agora, não importa onde vivemos, somos bombardeados por luz azul até tarde da noite. Como resultado, afetamos não apenas nosso ciclo natural de sono, mas também os ritmos que mantêm o corpo funcionando de forma ideal.

Essa ruptura tem várias consequências invisíveis (e algumas visíveis) que influenciam o modo como envelhecemos. Existem dois passos para impedir essa ruptura. O primeiro passo é reduzir a exposição à luz azul (para você não morrer), e o segundo é somar fontes benéficas de luz para ajudar você a ganhar superpoderes... igual ao Super-Homem.

PRIMEIRO PASSO: REDUZA A *JUNK LIGHT* PARA VIVER MAIS

Você leu no capítulo 4 que o excesso de exposição à luz azul aumenta o risco de sofrer com as quatro assassinas. Um dos motivos para a luz azul artificial ser tão problemática é porque ela inibe a produção de melatonina, um hormônio que diz quando é hora de dormir. A produção baixa de melatonina está ligada ao sono de má qualidade e aumenta o risco de câncer.[1]

O excesso de luz azul também causa inflamação e disfunção mitocondrial, sobretudo por causa do impacto que tem sobre o controle da glicose. De noite, a exposição à luz azul causa um aumento nos níveis de glicose, aumentando a taxa de açúcar no sangue e a resistência do corpo à insulina. Isso significa que a taxa de açúcar no sangue é mais alta do que deveria e que o corpo não consegue remover direito esse sangue de sua corrente sanguínea. Como resultado, aumentam os riscos de ganhar peso[3] e desenvolver diabetes tipo 2 – que, como você já sabe, aumenta as chances das outras três assassinas.

No entanto, a luz azul não está apenas nos dispositivos eletrônicos. O mais triste e complicado é que ela está em toda parte. A maioria das fontes de luz modernas contém quantidades insalubres de luz azul e muito pouco dos espectros benéficos que ajudam a criar um equilíbrio. É o que chamo de *junk light*. Em lâmpadas brancas de LED, por exemplo, inexistem muitas das frequências naturais do sol de que o corpo e o cérebro precisam para funcionar, como as luzes infravermelha, vermelha e violeta. Essas lâmpadas também emitem pelo menos cinco vezes mais luz azul do que a luz solar. De maneira substancial, luzes fluorescentes também emitem mais luz azul e menos luz infravermelha do que a luz solar. Submeter seus olhos a essas fontes de *junk light* perto da hora de deitar é como mergulhar o Super-Homem em uma banheira cheia de kryptonita antes de dormir.

Além de perturbar o sono e a taxa de açúcar no sangue, a exposição a toda essa luz azul, sobretudo à noite, sobrecarrega as mitocôndrias criando um excesso de radicais livres nas células dos olhos. Quando você é exposto a uma luz de espectro total, suas mitocôndrias ainda produzem alguns radicais livres, mas estes enviam um sinal para as células produzirem uma dose extra de antioxidantes como um paliativo. Quando você é exposto à luz azul sem o espectro total de frequências, os radicais livres que as mitocôndrias produzem não conseguem enviar esse sinal. O excesso de radicais livres permanece, danificando as células e contribuindo com os sete pilares do envelhecimento.[4]

A exposição à *junk light* em vez da luz solar ou da luz incandescente – que contém menos luz azul do que outras fontes artificiais – é um pouco como a diferença entre comer uma refeição normal e comer uma tigela de açúcar contendo o mesmo número de calorias. A luz azul é equivalente ao xarope de milho com alto teor de frutose. E quando você considera o fato de que o estadunidense médio passa 93% do tempo debaixo de luzes artificiais, quase sempre fluorescentes ou LEDs, não é de surpreender que tenha aumentado a incidência das quatro assassinas.

Ao mesmo tempo que removemos as frequências benéficas de luz de várias fontes e as substituímos por uma quantidade excessiva de luz azul, passamos a evitar completamente as luzes ultravioleta A (UVA) e ultravioleta B (UVB), que são produzidas pelo sol e necessárias à vida. Apesar de o excesso de UVA e de UVB ser prejudicial, a falta delas também é. Quando a pele é exposta à luz UVB, o corpo converte vitamina D para sua forma sulfatada e ativa. Em outras palavras, a luz solar torna a vitamina D mais acessível para o corpo.

Como discutido antes, ter quantidade suficiente de vitamina D é essencial para a longevidade. A falta de vitamina D desempenha um papel no acúmulo de proteínas amiloides, um dos sete pilares do envelhecimento. A vitamina D é também fundamental para ajustar o ritmo circadiano e para regular os níveis de açúcar no sangue. Essa é uma das razões para os níveis de açúcar no sangue serem naturalmente baixos durante os meses de verão, quando a exposição à luz solar é maior.[5]

Pesquisas recentes também descobriram uma correlação direta entre a falta de uma exposição adequada à luz solar e o surgimento do diabetes. Um estudo que acompanhou mil mulheres com idades entre 25 e 64 anos, ao longo de onze anos, concluiu que aquelas com "hábitos de exposição ativa à luz solar" – que eram expostas regularmente à luz solar – tinham 30% menos chances de desenvolver diabetes do que as mulheres com pouquíssima exposição ao sol.

Ao evitar completamente a luz ultravioleta, sem querer estamos acelerando o processo de envelhecimento. E é importante notar que, apesar de eu recomendar o uso de suplementos de vitamina D, isso não reproduz por inteiro os efeitos da luz natural do sol no controle do açúcar no sangue.[7] Nada consegue substituir completamente o espectro total da luz que devemos receber do sol.

Na verdade, existe um monte de pesquisas interessantes sobre os benefícios de se expor às frequências do vermelho e do infravermelho próximos emitidas pelo sol antes de se expor à luz UV. As luzes vermelha e infravermelha parecem preparar as células de modo que elas possam aproveitar o poder dos raios UV para produzir vitamina D ao mesmo tempo que se protegem naturalmente dos danos da luz UV. Elas também ajudam na recuperação das células depois da exposição à luz UV.[8] Essa cronologia de exposição à luz faz muito sentido porque coincide com o ritmo circadiano.

Humanos primitivos acordavam ao amanhecer e passavam tempo ao ar livre pela manhã, o que permitia que se expusessem às luzes vermelha e infravermelha do amanhecer antes do sol forte do meio-dia. Agora, passamos tempo demais em ambientes fechados sob luzes artificiais. Quando tomamos um pouco de sol, quase sempre é no meio do dia, quando a luz solar é mais intensa. Nossas células não têm a menor chance de se preparar para a exposição à luz UV sem a ajuda das luzes vermelha e infravermelha. É por isso que as ocorrências de câncer de pele aumentaram apesar do uso frequente e muitas vezes obsessivo de protetor solar? Eu não ficaria surpreso se a falta de acesso a essas frequências de luz desempenhasse um papel na magnitude dos danos causados pelo sol hoje em dia.

É irônico que evitemos o sol para preservar nossa saúde quando, na realidade, a exposição adequada e não exagerada à luz solar nos ajuda a viver mais. Um estudo recente que monitorou 29 mil mulheres na Suécia ao longo de vinte anos concluiu que "evitar a exposição ao sol é um fator de risco para a saúde similar ao tabagismo". O estudo mostrou que pessoas que evitaram o sol tiveram uma redução de 0,6 a 2,1 anos na expectativa de vida.[9]

SUPER-HUMANO

Isso pode parecer surpreendente, mas o ritmo circadiano, que é controlado pela luz, é fundamental para todas as formas de vida no planeta. Animais, humanos, plantas e até mesmo fungos dormem e acordam em ciclos de 24 horas. Isso é tão arraigado que, se pegássemos um animal ou planta do nosso planeta e colocássemos em Marte (ou em qualquer outro planeta que tenha um ciclo de dia/noite que não seja de 24 horas), ele ou ela teria dificuldades para se adaptar e talvez não sobrevivesse. Isso é significativo.

O dr. Satchin Panda, do Instituto Salk, estudou o impacto da ruptura do ritmo circadiano na saúde e na longevidade. Ele diz que, quando animais em um laboratório sofrem uma mudança no ritmo circadiano, os riscos de várias assassinas aumentam, incluindo diabetes, obesidade, doenças cardiovasculares e câncer. Na verdade, quando os ritmos circadianos dos humanos são alterados em um laboratório (participantes do estudo tiveram suas horas de sono limitadas a cinco), eles começam a exibir sintomas dessas assassinas dentro de poucas semanas.

Preste atenção, não estou sugerindo que você pare de usar eletricidade, que vá morar em algum lugar no meio do mato ou que viva sem roupa debaixo do sol. Existem meios de desfrutarmos das conveniências da tecnologia moderna sem causar danos a nós mesmos. De fato, você pode usar fontes de luz naturais e benéficas para estimular seu ritmo circadiano e prevenir – e até mesmo reverter – boa parte dos males causados pela *junk light*.

Uma forma simples de fazer isso é instalar luzes vermelhas, que contêm mais das frequências naturais do sol. A luz vermelha está em um extremo do espectro de luz visível, o espectro de luz eletromagnético que é visível ao olho humano. Entretanto, a luz infravermelha tem um comprimento de onda que está um pouco além do extremo vermelho do espectro. Você não consegue ver a luz infravermelha, mas consegue senti-la na forma de calor. É por essa razão que a exposição à luz direta do sol é capaz de aquecer.

Em minha casa, na Ilha de Vancouver, todas as luzes externas são vermelhas. Meus amigos me provocam por morar em uma casa que parece um submarino ou um bordel, mas assim consigo sair de casa à noite sem afetar meu ritmo circadiano. E consigo ver as estrelas. Além de ser melhor para minha saúde (e para a saúde de minha família), luzes externas vermelhas também são mais saudáveis para os animais que vivem por perto. Diferentemente, das luzes brancas de LED usadas em varandas, minhas luzes vermelhas não atraem insetos. Isso é mais importante do que você pode imaginar, sobretudo se tiver em mente que muitas pessoas que atraem insetos com *junk light* procuram matá-los com pesticidas. De acordo com pesquisadores, 40% das populações de insetos do mundo estão diminuindo e podem desaparecer nas próximas décadas, que são os anos que você espera poder viver. O principal autor desse estudo, da Universidade de Sydney, na Austrália, diz: "Se nós não interrompermos esse processo, ecossistemas inteiros vão morrer de fome".[10]

A outra razão pela qual eu uso luzes exteriores vermelhas é que parece irresponsável interferir conscientemente nos ritmos circadianos de animais ao redor da minha casa. Existem três espécies diferentes de corujas que fazem ninhos em um raio de cem metros da minha casa porque as luzes vermelhas não interferem em seus hábitats. Depois de ver isso, eu me dei conta do quanto a *junk light* afeta todas as coisas vivas do planeta. Por isso, vá atrás de lâmpadas de LED vermelhas para o jardim e se prepare para responder a perguntas de seus vizinhos. Eles vão achar você legal ou fazer propostas indecentes. De qualquer forma, você vai viver mais.

Outro modo de tirar vantagem da luz é instalar em ambientes internos fontes que tenham o espectro total de frequências. Nas lojas do café Bulletproof, usamos uma luz que muda de cor baseada na hora do dia para ajudar a promover um ritmo circadiano saudável. E, nas sedes da Bulletproof, usamos iluminação halógena de baixa frequência com interruptores que regulam a intensidade da luz e lâmpadas LED de apoio com as frequências âmbar e vermelha no fim de tarde para simular o ritmo natural do sol.

Uma das formas mais fáceis de tornar as luzes de qualquer ambiente mais saudáveis é instalar interruptores que permitam regular a fonte principal de luz e diminuir sua intensidade. Se você tiver a oportunidade de trocar as luzes de casa ou do ambiente de trabalho, recomendo que leve o espectro de cores em consideração. Não se preocupe em deixar todos os ambientes perfeitos – esse tipo de estresse só envelhece. Apenas tente fazer certinho em casa e você vai ser capaz de sentir uma melhora.

No que diz respeito à luz azul, nós já discutimos como reduzir a exposição aos dispositivos eletrônicos no capítulo 4. A seguir, listamos algumas formas adicionais de eliminar de seu ambiente as fontes de luz que envelhecem:

- Começando às oito horas da noite, diminua a intensidade de todas as luzes de sua casa. Prefira iluminar os ambientes com lâmpadas de LED vermelhas (ou com velas, se você quiser um ponto extra).

- Se não puder instalar interruptores que regulam a intensidade de luz e/ou tiver que ficar em um ambiente iluminado depois do pôr do sol, use óculos que filtram a luz azul. Se você já viu uma de minhas palestras, sem dúvida percebeu os óculos de lentes amarelas que uso em ambientes internos para filtrar parte da luz azul (mas não toda ela). É provável que tirassem sarro de mim no ensino médio, mas agora estou convencido de que esses óculos são descolados.

- Se você não quiser usar óculos que filtram a luz azul, mas tiver que ficar em um ambiente iluminado depois do entardecer, use óculos de sol, se for apropriado.

- Saia ao ar livre por dez ou vinte minutos diários para ter uma exposição adequada (sem exageros) à luz UV. Tente fazer isso pela manhã, antes de o sol atingir seu ápice, e você não precisará de protetor solar.

SEGUNDO PASSO: USE FONTES BENÉFICAS DE LUZ PARA MELHORAR SUA APARÊNCIA E TER MAIS ENERGIA

Agora você já sabe como evitar a *junk light* que envelhece. Mas e se você pudesse *acrescentar* frequências de luz selecionadas para o ambiente a fim de ajudar seu corpo a não apenas sobreviver, mas também a se desenvolver? Assim como as frequências de luz erradas sobrecarregam as mitocôndrias e causam inflamação e envelhecimento, certas frequências benéficas de luz podem melhorar o funcionamento delas. Isso reduz inflamação e ajuda o corpo a produzir energia de maneira mais eficiente, o que gera menos golpes contra seu organismo, deixa você mais jovem e melhora sua disposição.

Vamos analisar as fontes de luz que podem ajudar você a se tornar um super-humano.

LUZES VERMELHA E INFRAVERMELHA

Há cerca de vinte anos, sofri dois acidentes de carro parecidos e nos dois casos sofri o "efeito chicote". Depois do primeiro acidente, passei quase um ano com desconfortos e dores de cabeça, usando todo tipo de terapia para me recuperar completamente. No segundo acidente, depois que uma BMW enorme entrou na traseira do meu Ford parado em um semáforo, a primeira coisa em que pensei não foi em meu carro. Eu temia mais um ano de sofrimento. Como não poderia deixar de ser, em menos de dois dias, meu pescoço começou a doer, eu sentia meu braço direito dormente e frio e estava com uma dor de cabeça chata. Mas, a essa altura, eu havia sido iniciado na comunidade antienvelhecimento e tinha acesso a profissionais que podiam me ajudar a sarar. Um amigo me apresentou a um naturopata que aceitou jantar comigo em San Jose, na Califórnia. No estacionamento, depois do jantar, ele me mostrou um laser médico pequeno e portátil e me mandou colocar na parte de cima das costas, que estava dolorida. O laser era para cavalos de corrida e ainda não tinha sido aprovado para uso humano.

A princípio, fiquei na dúvida, mas quando me dei conta de que não tinha nada a ver com o tipo de laser médico usado para queimar ou cortar, decidi experimentar. Em apenas três minutos fazendo o laser pulsar luzes vermelha e infravermelha na parte superior das costas, senti uma descarga de eletricidade percorrer minha espinha à medida que os nós musculares foram sendo liberados. Senti meu braço aquecer e minha cabeça parar de doer. O alívio foi mais rápido do que qualquer outra coisa que eu já tinha experimentado.

Perguntei a ele quanto custava o dispositivo e fiquei surpreso de saber que era o equivalente a 50% do dinheiro que eu ganhava em um

SUPER-HUMANO

mês. Quando comparei esse valor com o gasto que teria em um ano frequentando fisioterapeutas, quiropráticos e massagistas para aliviar a dor, o laser médico pareceu uma barganha. Decidi comprá-lo e, nas duas décadas desde então, tenho explorado terapias de luz.

A terapia com luzes vermelha e infravermelha combina esses comprimentos de onda de luz para recompor, reparar e proteger tecidos que estejam feridos, deteriorados ou até mesmo sofrendo risco de morrer, ativando as células-tronco que normalmente se tornam latentes à medida que envelhecemos e melhorando o funcionamento das mitocôndrias.[13] Na verdade, isso aumenta a quantidade de energia que as mitocôndrias conseguem produzir.[14] A terapia com luzes vermelha e infravermelha também aumenta os níveis de óxido nítrico, uma molécula importante produzida pelo corpo capaz de manter a saúde dos vasos sanguíneos. Mais óxido nítrico significa uma circulação melhor, o que garante que todas as células sejam alimentadas com sangue, oxigênio e nutrientes.

A terapia com luz infravermelha também ajuda a criar água de zona de exclusão (ZE), o tipo de água que está dentro de suas células. Quando você não tem água ZE o suficiente, as células desidratam e as mitocôndrias não funcionam direito. Você consegue mais água ZE bebendo sucos de vegetais crus, águas de fontes naturais ou de degelo glacial. E a exposição à luz infravermelha faz a água ZE se formar espontaneamente nas células, estimulando as funções mitocondriais. Minha companhia doou 50 mil dólares para a Universidade de Washington realizar um estudo sobre essa forma de água recém-descoberta que é importante para nosso organismo.

A terapia com luz infravermelha é extremamente eficaz no tratamento de fadiga muscular e lesões,[16] fatores que impedem muitas pessoas de se exercitarem adequadamente à medida que envelhecem. Pense nisso: essa tecnologia dá vantagens para você em vários pilares do envelhecimento. Ter mais células-tronco significa que você pode repor células velhas, mitocôndrias que funcionam melhor equivalem a menos inflamação e um aumento dos exercícios e da circulação quer dizer que você pode evitar a perda de células!

Cada comprimento de onda afeta o corpo de maneiras diferentes, mas os comprimentos de onda mais eficientes no processo de cura variam de

630 a 670 nanômetros (vermelha) e 810 a 880 nanômetros (infravermelha). A luz nesses comprimentos de onda penetra em uma profundidade de oito a dez milímetros de pele e afeta as células em um nível bioquímico. A luz vermelha utilizada muito perto da pele pode influenciar todas as camadas de pele mais próximas, vasos sanguíneos, vias linfáticas, nervos e até folículos capilares. Isso diminui inflamação, melhora o tônus da pele, repara danos causados pelo sol, apaga cicatrizes e estrias, estimula o crescimento de cabelo e a produção de colágeno na pele, o que atenua as rugas existentes e previne o surgimento de novas. Ela também cura ferimentos[17] e a degeneração macular dos olhos relacionada à idade.[18]

Existem muitas formas de tirar proveito da terapia com luzes vermelha e infravermelha. Muitos profissionais qualificados oferecem esses tratamentos, incluindo dermatologistas e esteticistas, treinadores e médicos do esporte. Alguns spas médicos oferecem terapia com luz vermelha, e nós a oferecemos no Upgrade Labs, a rede de estabelecimentos que inaugurei dedicada ao aprimoramento humano. Você pode ter os benefícios da terapia com luz vermelha ou infravermelha em sua casa com dispositivos pessoais de terapia com luz vermelha como as opções médicas criadas pela Joovv. Parecida com as peças de Lego, seu formato modular permite que você construa um sistema completo ao longo do tempo. Você também pode comprar lâmpadas vermelhas e infravermelhas acessíveis por 25 dólares para reduzir a exposição à luz azul artificial no período da noite. Tenha em mente que a simples instalação de lâmpadas vermelhas ao redor de sua casa, como eu fiz, ajuda o ritmo circadiano a equilibrar o excesso de *junk light,* mas não é igual à terapia com luz. Você tem que usar LEDs intensos posicionados muito perto da pele para ter o efeito de terapia.

A condição de cobaia profissional tem suas vantagens, como um laboratório completo de *biohacking* dentro de minha casa, na Ilha de Vancouver. Eu uso uma máquina de terapia medicinal de luz vermelha que parece uma cama de bronzeamento. Em vez de cozinhar meu corpo com ondas de luz nocivas, suas mais de 40 mil luzes de LED vermelhas e infravermelhas iluminam meu corpo inteiro para ajudar a carregar minhas mitocôndrias e produzir um colágeno mais saudável. A diferença que percebi em minha pele desde que comecei a fazer essa terapia é impressionante.

É claro que esse tipo de coisa, geralmente, tem um custo proibitivo para ser instalado em casa (um carro Tesla é um investimento melhor) e ocupa espaço, então recomendo ir até um estabelecimento para usar uma cama como essa por quarenta minutos, uma vez por semana, só para começar. Você também pode conseguir resultados com painéis de luz vermelha instalados em casa; a única desvantagem é que eles cobrem uma porção menor do corpo. Ainda assim, usar painéis menores de luz vermelha em casa provou ser um tratamento surpreendentemente eficaz para minhas náuseas ocasionais e dores de cabeça, e perdi a conta de quantas vezes minha esposa, a dra. Lana, e eu usamos esses painéis para tratar – com sucesso – dores estomacais e outros males dos nossos filhos.

Outra forma de se beneficiar da luz infravermelha é passar algum tempo em uma sauna infravermelha. Isso é diferente de saunas regulares porque elas aquecem o corpo de dentro para fora, e não de fora para dentro. Enquanto saunas tradicionais aquecem o ar ao seu redor, em uma sauna infravermelha a luz penetra diretamente e aquece o tecido corporal. Como resultado, as saunas infravermelhas não ficam tão quentes quanto as saunas tradicionais. Isso significa que você pode ficar nessas saunas por mais tempo sem sentir que está prestes a desmaiar. Eu uso uma sauna infravermelha há anos, de início para me desintoxicar da exposição ao mofo e ao mercúrio, e a considero extremamente benéfica.[19]

Usar uma sauna (infravermelha ou não) também faz seu corpo produzir proteínas de choque térmico (HSPs), que impedem a diminuição de proteínas causada pelo estresse oxidativo. HSPs varrem os radicais livres, aumentam os níveis de glutationa e garantem que as proteínas mantenham suas estruturas adequadas, protegendo o corpo de vários pilares do envelhecimento.[20] Você encontra saunas infravermelhas em spas, estúdios de ioga e academias. Comece com sessões de vinte a trinta minutos, duas a três vezes por semana, e evolua a partir disso.

LUZ AMARELA

Também conhecida como terapia da luz laranja ou âmbar, a terapia da luz amarela usa ondas de comprimento na faixa de 570 a 620 nanômetros. A terapia com luz amarela aumenta a capacidade das mitocôndrias de

USE LUZ PARA GANHAR SUPERPODERES

produzir trifosfato de adenosina, que é energia celular, mas ela não vai tão fundo quanto as luzes vermelha ou infravermelha. Ela é mais usada para tratar problemas de pele como microvarizes, rosáceas e danos causados pelo excesso de exposição à luz solar.

A terapia da luz amarela é relativamente desconhecida no mundo do *biohacking*, mas muitos estudos provaram sua eficiência na pele. Em um trabalho amplo que analisou novecentos pacientes ao longo de dois anos, os participantes fizeram terapia com luz amarela ou uma combinação dela com outras terapias de luz. Os pacientes que fizeram apenas a terapia com luz amarela notaram que a pele ficou mais macia, que houve uma diminuição nas linhas de expressão e uma redução no fotoenvelhecimento (também conhecido como danos causados pelos raios solares). Outro estudo revelou uma redução nos sinais de fotoenvelhecimento em 90% dos participantes. A pele deles apresentou uma textura mais suave e houve uma redução na hiperpigmentação (manchas de idade). O mais impressionante é que 100% dos pacientes tiveram um aumento na produção de colágeno.[22]

Estudos complementares mostraram que a terapia com luz amarela acelera a regeneração depois de um paciente se submeter a outras terapias mais invasivas como o uso de laser para renovação da pele.[23] Diante dessas descobertas, pesquisadores começaram a explorar a terapia com luz amarela para ajudar pacientes com câncer a se recuperar mais rápido dos tratamentos com radiação. Em um estudo, um grupo de pacientes submetidos à radioterapia também fez terapia com luz amarela, enquanto um grupo de controle recebeu apenas radiação. No grupo de controle, 68% dos pacientes tiveram uma reação dolorosa na pele, causada pela radiação, enquanto apenas 5% do grupo na terapia com luz amarela tiveram uma reação similar.[24] Isso é significativo!

O único dispositivo de luz âmbar com múltiplas formas de onda disponível no mercado no momento em que escrevo este texto é o TrueLight Energy Square, que emite luzes âmbar, vermelha e infravermelha, e custa algumas centenas de dólares.[25] Porém, ele não é aprovado para uso médico. Sem dúvida, não vai demorar para que muitos outros aparelhos sejam disponibilizados.

SUPER-HUMANO

Vamos discutir algumas opções adicionais para reverter os sinais visíveis do envelhecimento mais tarde, no capítulo 13. Por hora, no entanto, lembre que é muito mais eficaz prevenir e reverter o envelhecimento de dentro para fora e só depois recorrer a ferramentas estratégicas antienvelhecimento para corrigir qualquer dano existente do lado de fora. Tratar primeiro os sinais visíveis da idade demora mais, é menos eficaz e não ajuda na prevenção dos danos celulares que causam o envelhecimento, para início de conversa. Quando sua mãe disse: "O mais importante está dentro de você", ela não estava brincando.

LASERTERAPIA INTRAVENOSA (ILIB)

Se quiser ir fundo na terapia com luz, você pode experimentar a terapia intravenosa com laser (ILIB, sigla em inglês para *intravascular laser irradiation of blood*), desenvolvida na antiga União Soviética no início dos anos 1980. Trata-se de uma terapia oxidativa com efeitos horméticos. Em outras palavras, assim como nos exercícios, ela causa estresse nas células em porções estratégicas e, como resposta, as células se fortalecem. Um médico administra a terapia ILIB introduzindo luz UV direto na corrente sanguínea. Estudos indicam que essa terapia reduz inflamação, melhora o funcionamento das mitocôndrias e estimula a produção de ATP,[26] além de produzir uma onda gigantesca de vitamina D³ ativada, muito mais do que a produzida pela exposição ao sol. Embora os cientistas russos usem a terapia ILIB para tratar doenças cardíacas e muitas outras patologias desde os anos 1980, é provável que você nunca tenha ouvido falar dela porque as autoridades médicas dos Estados Unidos ainda não adotaram essa terapia.

Pesquisas antienvelhecimento recentes feitas em Dubai mostram que, ao repor as células sanguíneas, a terapia ILIB afeta os sistemas vascular, imunológico e endócrino. O estudo concluiu: "Ela pode diminuir a incidência e o número de doenças vasculares e reduzir indiretamente – e até mesmo sistemicamente – o número de doenças em outros órgãos, ajudando assim a prolongar o tempo de vida".[27] Procuro fazer terapia ILIB uma ou duas vezes por ano. A terapia custa cerca de 250 dólares por sessão. Infelizmente, ainda é difícil encontrar médicos que administrem terapia ILIB fora de algumas poucas cidades grandes, mas sua eficácia é impressionante.

Para a maioria das pessoas, as intervenções apresentadas até o momento – comer os alimentos certos, ter um sono de qualidade e dormir o suficiente, evitar a *junk light* e aumentar a exposição a luzes benéficas – bastam para formar uma estratégia de defesa a fim de evitar ou diminuir muitos dos golpes causados pelo envelhecimento. Gostaria de ter tido acesso a esses conhecimentos quando estava sofrendo na juventude. Fazer mudanças simples e consistentes em minha dieta, dormir e a exposição à luz me ajudaram a funcionar como um ser humano normal.

Ao ver o impacto profundo que essas mudanças relativamente pequenas tiveram, eu me senti inspirado a seguir em frente e continuar revertendo os danos que causei de maneira involuntária e procurando ser proativo para prevenir muitos golpes futuros. Se eu me sentia e funcionava tão melhor depois de mudanças no ambiente, no sono e na dieta, o que poderia acontecer se eu fosse um pouquinho além?

Em outras palavras, tive êxito em parar de morrer. Chegou o momento de começar a rejuvenescer.

Conclusão

Não quer morrer? Coloque estas coisas em prática agora mesmo:

- Procure se expor um pouco às luzes vermelha ou infravermelha todos os dias, ou tente obter quinze a vinte minutos diários de exposição à luz solar.
- Proteja-se da *junk light* mudando as lâmpadas de sua casa e adquira óculos que filtrem um tanto da luz azul (mas não toda ela). Não tenha medo de usá-los em ambientes internos depois do anoitecer — até mesmo em público! Embora não sejam tão eficazes, óculos de sol ajudam um pouco se você não quiser comprar óculos especiais.
- Considere experimentar uma sauna infravermelha para ajudar na desintoxicação e estimular o funcionamento das mitocôndrias. Para a cicatrização de ferimentos, fadiga muscular ou reparação de tecidos, procure terapias com luzes vermelha e infravermelha. E se suas preocupações têm mais a ver com a pele, terapias com luz amarela podem ser uma boa solução.

PARTE II

REJUVENESCER

Se você parar de ler este livro agora e só se concentrar em não morrer, já está destinado a alcançar o nível super-humano. As coisas sobre as quais você leu e que vão matar a maioria das pessoas também as deixam mais fracas, mais lentas e menos felizes à medida que envelhecem. Se você se prevenir contra as quatro assassinas, quando envelhecer, seu desempenho já será melhor que o da maioria de seus pares. A não ser que você tenha amigos que compartilhem desses conhecimentos e dessas práticas – nesse caso, é óbvio que você terá superamigos (desculpe, não pude resistir).

O problema é que, se você for um pouco como eu, já deve ter sofrido mais golpes do que gostaria. Se envelhecer é morrer vítima de mil golpes, ou no mínimo morrer vítima dos sete pilares da decomposição, não seria incrível se você pudesse reverter alguns dos danos sofridos no passado de modo que seu organismo possa de fato rejuvenescer? Esse é um novo tipo de poder super-humano: reverter os efeitos do envelhecimento. Quando você começa fazendo coisas que ajudarão a evitar a morte e depois trabalha para rejuvenescer, sua vida melhora em todos os aspectos.

Minha família e amigos ficaram surpresos de ver a transformação drástica de meu organismo e o modo como interrompi meu envelhecimento prematuro fazendo mudanças relativamente pequenas no ambiente ao meu redor. O que eles não sabem é que, ao longo do caminho, tive a sorte de conhecer uma comunidade influente de cientistas e pesquisadores importantes que estavam explorando tecnologias antienvelhecimento desconhecidas pela ciência tradicional. Isso me deu a oportunidade de continuar inovando de modo que pudesse superar as típicas abordagens cosméticas antienvelhecimento e começar a rejuvenescer mesmo, de dentro para fora.

Algumas das coisas que tentei desde então eram novas e, por definição, não comprovadas, mas todas tinham uma relação aceitável entre os riscos e os benefícios, e todas tinham evidências o suficiente para serem plausíveis. Não estou aqui para encorajar você a fazer tudo o que eu fiz. Na verdade, é melhor não tentar, mesmo que também se disponha a superar um passado pouco promissor e concorde com minha lógica de riscos e benefícios. Faça suas pesquisas e tome decisões baseadas em *seu* corpo e em *suas* metas, não nas minhas, e consulte profissionais em questões que envolvam riscos maiores.

Mesmo que nunca tente as técnicas avançadas, existem muitas coisas simples que você pode fazer para conseguir mais energia e mais força no curto prazo e continuar rejuvenescendo no longo prazo. Afinal de contas, se começar agora com o objetivo de viver mais, haverá tempo o bastante para técnicas "não comprovadas" se tornarem mais acessíveis e respeitadas. Eu me sentiria mal se você perdesse a chance de conhecer todas as coisas relacionadas ao antienvelhecimento que devem surgir pelo caminho porque deixou de "não morrer" o quanto antes.

É totalmente aceitável adiar as coisas mais caras – elas devem baratear com o tempo. Para ter perspectiva: o custo do sequenciamento do primeiro genoma humano foi de 100 milhões de dólares em 2003. Enquanto escrevo estas palavras, você consegue sequenciar todo o seu genoma de graça se compartilhar seus dados, ou pode pagar algumas centenas de dólares e conseguir seus dados em uma ou duas semanas. Tecnologias de rejuvenescimento estão no mesmo rumo.

RELIGUE SEU CÉREBRO

À medida que suas células morrem com a idade e não são substituídas (graças aos sete pilares do envelhecimento), seu cérebro começa a encolher e, com o passar do tempo, a se degenerar. Isso explica por que, quando imaginamos uma pessoa velha, vemos aquela imagem temível de alguém que não consegue se lembrar do próprio nome. Bom, acredito que chegamos a um ponto em que podemos e devemos acabar de uma vez por todas com essa imagem e substituí-la por uma nova – a de alguém que tem uma mente tão afiada aos oitenta anos quanto tinha aos vinte. Porque a verdade é que, se você cuidar do cérebro, ele vai cuidar de você. E mesmo se estiver experimentando alguns sinais de envelhecimento no cérebro, é possível interromper esse processo e reverter os danos agora mesmo. Sei disso porque foi o que eu fiz.

Quando peguei os resultados da minha primeira tomografia computadorizada por emissão de fóton único, ela ofereceu provas inegáveis de que as disfunções cognitivas com que eu lidava havia anos não só eram reais como também tinham uma base física. Uma coisa era ter um corpo dolorido, flácido e cheio de estrias; outra era ter um cérebro prematuramente envelhecido. Além de meu desempenho pífio nas avaliações no curso de Administração, todos os dias eu tinha muitos momentos em que uma coisa estava na ponta da língua, mas a palavra certa não me ocorria, e com frequência eu me perdia no meio de tarefas banais. Eu me via em uma loja sem saber o que tinha ido comprar ou

SUPER-HUMANO

olhava para minha lista de afazeres tentando me lembrar das tarefas que já tinha resolvido.

Ao longo dos anos, eu me acostumei a ser gordo, a sentir dor quase sempre e a aceitar que certas atividades físicas não eram para mim. Mas a coisa que me ajudava a lidar com todo o resto era a minha capacidade de pensar. Eu podia ser obeso e me sentir desconfortável com interações sociais, mas pelo menos era esperto. Desenvolver o equivalente a um cérebro envelhecido era uma ameaça a minha identidade, para não falar da minha noção de segurança. Afinal de contas, eu contava com meu cérebro para ganhar a vida e colocar um teto sobre minha cabeça. Então a perspectiva de não funcionar do ponto de vista cognitivo me aterrorizava profundamente.

Isso foi um ponto de virada. Saber que eu não teria o futuro que desejava se eu não descobrisse um jeito de melhorar meu cérebro me deu determinação para fazer o que fosse preciso para consertá-lo.

Embora eu fosse jovem demais para mostrar sintomas de disfunção cognitiva quando tinha vinte e poucos anos, a verdade é que o declínio mental não deveria ser considerado "normal" em nenhuma idade. Não existe nenhum bom motivo para que qualquer um de nós tenha de sofrer problemas cognitivos à medida que envelhece, mas isso é tão comum que nos referimos aos esquecimentos como "coisas de velho" em vez de nos referirmos a eles pelo que de fato são: sintomas de disfunções que são também precursoras da doença de Alzheimer e da demência.

Mesmo que você ainda seja jovem e não tenha apresentado problemas cognitivos até agora, é uma boa ideia agir para prevenir a degeneração do cérebro antes que ela comece. Como uma forma de bônus, o cuidado com o cérebro também melhorará sua performance no presente. Apesar de não sentir efeitos imediatos do alongamento dos telômeros, você vai perceber rapidamente quando aumentar a energia do cérebro. É a sensação Bulletproof de ser capaz de resolver problemas sem muito esforço. Seu desempenho pode ser ao mesmo tempo eficaz e fácil.

Você provavelmente não vai começar a sofrer com "coisas de velho" antes dos quarenta ou cinquenta anos (a menos que esteja com uma ressaca braba), mas é possível sentir os efeitos das disfunções cognitivas muito antes. Quando entrevistei o médico Dale Bredesen, um especialista em doenças neurodegenerativas reconhecido internacionalmente e autor do livro *O fim do Alzheimer*, ele me disse que pessoas são diagnosticadas com Alzheimer vinte anos depois de iniciado o processo patofisiológico associado à doença. Como algumas pessoas são diagnosticadas aos quarenta anos, isso significa que os primeiros sinais dessa assassina podem começar cedo, por volta dos vinte anos. Também significa que, se coisas de velho ocorrem aos quarenta anos, isso pode ser um sinal de que você será diagnosticado com Alzheimer aos sessenta. As quatro assassinas levam tempo para dar conta do trabalho.

Isso não é assustador, é uma fraqueza que você pode explorar para vencer o Alzheimer. Você tem duas vantagens: o desenvolvimento do Alzheimer é lento e estamos cada vez melhores em diagnosticá-lo cedo. Existe um monte de coisas que você pode fazer para melhorar o funcionamento do cérebro agora e no longo prazo. Sabe-se lá como estaria o meu cérebro hoje se eu não tivesse agido vinte anos atrás. Fomos levados a crer que ter Alzheimer ou demência é uma questão de genética ou de sorte, mas isso simplesmente não é verdade. As mesmas intervenções que usei para reverter minha disfunção cognitiva podem reduzir os riscos de desenvolver Alzheimer e melhorar seu raciocínio e desempenho em qualquer idade.

NEUROTERAPIA PARA INICIANTES

Muito antes de ficar preocupado o suficiente para fazer uma tomografia, eu era capaz de sentir que meu cérebro não funcionava direito. Era uma sensação nebulosa e difícil de explicar, mas eu sabia que algo estava faltando. Eu me sentia mais lento do que devia ser. Por sorte, alguns amigos meus na comunidade antienvelhecimento conheciam uma nova modalidade de tratamento do cérebro chamada neuroterapia [*neurofeedback*, em inglês] e que era quase totalmente desconhecida naquela época. Eles me ajudaram a encontrar médicos e tratamentos muito eficazes que, de outra forma, eu jamais conheceria ou aos quais eu nunca teria acesso. Uma das pessoas que me apresentou esse tratamento foi um quiroprático nos arredores de São Francisco que também fazia neuroterapia.

Eu não fazia ideia do que esperar na primeira consulta. Imagens passavam pela minha cabeça, de instalações enormes com luzes piscando, homens usando jalecos brancos e talvez algo meio *Tron*. Quando cheguei, no entanto, encontrei um escritório simples com um aquário de peixes e uma cortina de miçangas separando o único espaço de tratamento da sala de espera. Ali, um jovem autista que eu não conhecia veio até mim e começou a gritar a plenos pulmões enquanto corria em círculos ao meu redor. Não era o que eu esperava de minha primeira experiência de neuroterapia.

Quando fui chamado para o espaço de tratamento, me sentei em um closet adaptado enquanto o médico colava dois pequenos eletrodos no meu couro cabeludo usando uma pasta branca grudenta que não saiu com facilidade naquela noite. Ele estava me preparando para um exame chamado eletroencefalograma. Na época, médicos usavam esse exame quase exclusivamente para diagnosticar epilepsia, desordens do sono e outras anormalidades, medindo a eletricidade oriunda do cérebro sem ter na verdade uma imagem do órgão em si. Eu não olharia para uma imagem do meu cérebro para ver o que estava errado com ele; em vez disso, a ideia era mostrar ao meu cérebro (e a mim) o que ele estava fazendo com informações em tempo real. Eu estava animado para me tornar incrível em autorregulação.

Enquanto estava com os sensores, joguei um videogame primitivo e observei os sinais elétricos do meu cérebro na tela. Toda vez que o telefone tocava no escritório, eu via o EEG enlouquecer. "Você viu esse pico?", perguntou o médico. "É sua reação de lutar ou fugir. Você entra em estado de pânico quando um telefone toca."

A reação de lutar ou fugir é um mecanismo inato de sobrevivência que ativa o sistema nervoso simpático, fazendo seu corpo liberar hormônios de estresse – como o cortisol – para que você possa correr ou lutar e bloquear o sangue no córtex pré-frontal, a parte do cérebro envolvida nas tomadas de decisão de alto nível. Faz sentido que um barulho alto como o de um telefone ative a reação de lutar ou fugir. O sistema nervoso simpático não consegue distinguir entre um som repentino e inócuo como o toque de um telefone e uma ameaça real como uma explosão próxima. No caso de uma ameaça real, você não quer que o córtex pré-frontal entre em ação, porque isso o levaria a analisar demais a situação em vez de agir. Para sobreviver a um ataque, você quer começar a correr em vez de ficar parado calculando os prós e contras de correr.

Mas você *quer* ter o equipamento necessário para pesar prós e contras quando é apenas um telefonema (ou, nesse sentido, uma avaliação ou um e-mail estressante) que ativa sua reação de lutar ou fugir porque você não aprendeu a controlá-lo! E nada vai fazer você envelhecer mais rápido do que estresse fora de controle. Minha reação de lutar ou fugir estava sendo ativada com uma frequência muito alta, o que não é incomum no mundo estressante de hoje. E é bem difícil melhorar a concentração ou as habilidades de tomada de decisão se o cérebro está fácil e constantemente em estado de pânico. A neuroterapia pode ajudar você a aprender como se autorregular de modo que sua reação de lutar ou fugir não seja acionada de maneira tão fácil.

Ao longo das várias semanas seguintes, voltei para sessões regulares de neuroterapia e trabalhei para reprogramar essa resposta ao estresse para que meu cérebro deixasse de se sentir constantemente sob ameaça. A neuroterapia parece passiva, mas é na verdade trabalho pesado. Seu cérebro reage a estímulos visuais e auditivos alterando as respostas elétricas à medida que aprende a se autorregular. Pude sentir algumas mudanças sutis e ver no resultado do EEG que o som de um telefone tocando não causava mais um pico de onda tão grande.

Quando fui para minha sexta sessão, o mesmo jovem autista estava na sala de espera. Dessa vez, ele veio até mim, me olhou nos olhos e disse: "Oi, meu nome é Bobby". Fiquei perplexo. Ele teve uma mudança tão dramática que nunca mais esqueci, mesmo vinte anos depois. Pensei comigo mesmo: "Preciso ter essa tecnologia em casa! Que superpoderes serei capaz de desenvolver quando entender tudo que há no meu cérebro?".

Como resultado, tenho uma coleção de máquinas de EEG desde 1997. A tecnologia da neuroterapia é hoje muito mais eficaz e acessível. Porém, para um trabalho avançado, não há nada melhor do que buscar a ajuda de um médico treinado para ganhar controle sobre seu cérebro – ou até mesmo aprimorá-lo. A neuroterapia também é eficaz e muito usada para ajudar pacientes a se recuperarem de traumas e sintomas de

SUPER-HUMANO

ansiedade e depressão. Hoje, está disponível em muitas cidades grandes, em clínicas que cobram o mesmo que uma sessão de massagem por uma hora de neuroterapia, e existem até aparelhos domésticos disponíveis.

Meu encontro com Bobby foi prova de como nossos cérebros são capazes de operar mudanças profundas. Eu também sou uma prova viva disso. Apesar de ter tido problemas sérios no cérebro, agora tenho um volume de hipocampo equivalente a 87% do de alguém com minha idade. Como você leu antes, essa parte do cérebro costuma encolher à medida que você envelhece, então eu pelo menos consegui interromper essa forma de envelhecimento do cérebro e melhorei muito em relação aos meus vinte anos. Eu também aumentei meu QI e até minha memória de trabalho.

Porém, eu e Bobby não somos os únicos. Todos nós somos capazes de criar novos neurônios e novas conexões neuronais em qualquer idade de modo que o cérebro possa continuar aprendendo e crescendo. O nome disso é neuroplasticidade. Um cientista chamado Eric Kandel venceu o Prêmio Nobel em 2000 quando provou que o cérebro é capaz de se reorganizar formando novas vias neurais ao longo da vida. (Antes, acreditava-se que o cérebro não era capaz de fazer isso depois dos vinte e tantos anos de idade.)

Depois de todo esse trabalho, minha resiliência está maior do que nunca, minha resposta ao estresse está sob controle e eu quase nunca tenho de pesquisar uma palavra que não me vem à cabeça. É tão raro que, quando isso acontece, consigo encontrar facilmente a razão para o desempenho ruim em alguma coisa em meu ambiente ou em uma comida que comi e causou inflamação, afetando o funcionamento do meu cérebro. Em outras palavras, não é a idade que faz essas coisas acontecerem com a gente, é o acúmulo de golpes que impedem as mitocôndrias de trabalhar a todo vapor.

Para compreender bem a conexão entre inflamação e disfunção cerebral, é preciso entender o papel da micróglia, que são as células imunes do cérebro. Os neurônios ganham toda a atenção, mas não funcionam sem a micróglia. Antes, você leu sobre as placas amiloides que se acumulam no cérebro quando proteínas deformadas se agrupam. A micróglia deve ajudar a limpar esses amiloides desenvolvidos no cérebro. Porém, quando há um excesso de placas amiloides, a micróglia se acumula ao redor delas, liberando mais e mais substâncias inflamatórias na tentativa de eliminar as placas.[1] A micróglia está tentando curar o cérebro, da mesma forma que células imunes criam inflamação para curar o corpo quando ele está ferido. Mas, quando isso se torna uma situação crônica no cérebro, prejudica os neurônios e causa doença neurodegenerativa.

A inflamação crônica no cérebro causada por alimentos ruins, estresse crônico, metais pesados, exposição a mofo tóxico, infecções ou perturbações do ritmo circadiano também faz a micróglia criar em excesso uma proteína chamada programulina (PGRN).[2] Altas taxas de PGRN estão associadas a Alzheimer, Parkinson, esclerose lateral amiotrófica (doença de Lou Gehrig), tumores e todos os tipos de coisas ruins que vão impedir você de se tonar um super-humano.

A notícia boa é que você pode, em primeiro lugar, evitar muitos dos golpes que causam inflamação. De acordo com Bredesen, os maiores fatores de risco para a doença de Alzheimer são inflamação crônica, resistência à insulina e exposição a toxinas. Todos eles são fatores ligados ao ambiente, e não aos genes! E é muito mais fácil melhorar seu ambiente para evitar o Alzheimer do que tentar reverter a doença. Com as técnicas que aprimorei nos últimos vinte anos, aprendi a sofrer menos golpes e a reverter com sucesso minha disfunção cognitiva. E, quando sofro um golpe, sei como contra-atacar de modo que meu cérebro se recupere e volte a funcionar a todo vapor o quanto antes. A resiliência derivada disso é algo com que eu conto para viver além dos 180 anos.

Além da neuroterapia, descobri que as melhores intervenções para prevenir e reverter a disfunção cognitiva se dividem em três categorias principais: luz, comida e medicamento. Como discutimos sobre a luz no capítulo anterior, vamos começar por ela.

DANDO UMA LUZ PARA O CÉREBRO

Mesmo hoje, médicos convencionais não recomendam apontar um laser para o cérebro, mas os da comunidade do antienvelhecimento têm feito isso com sucesso há vários anos. Depois de usar terapia a laser em minhas costas lesionadas nos anos 1990 e obter resultados significativos, comecei a pesquisar outras formas de usar a luz como ferramenta contra o envelhecimento.

Nas profundezas da então jovem internet, descobri um homem que também tinha sofrido de disfunção cognitiva e descoberto uma forma de contorná-la. Ele criou um grupo no Yahoo para compartilhar sua descoberta. Na época, não havia pesquisa alguma atestando a segurança ou a eficácia de usar luz infravermelha em cérebros humanos, mas havia estudos mostrando que ela aumentava o fluxo sanguíneo em animais. Isso foi o suficiente para esse sujeito criar seu próprio dispositivo LED infravermelho de alta potência, que parecia um LED soldado à mão e enfiado em um frasco de comprimidos com um buraco na tampa – porque, basicamente, era isso mesmo. Ele vendeu algumas centenas desse dispositivo por meio do grupo no Yahoo e escreveu sobre a própria experiência de usar uma luz de LED invisível apontada para o meio do cérebro durante dois minutos por dia, melhorando muito seu funcionamento, a concentração e o humor. Para ele, a relação entre os riscos e os benefícios fez valer a pena testar o laser.

Gostei da ideia, comprei um de seus dispositivos e o usei por dois minutos diários, apontado para a minha testa e para a parte de trás da cabeça. A sensação foi a de que alguém havia virado uma chave ligando o meu cérebro. Tudo ficou mais fácil. Eu estava acostumado a me esforçar demais o tempo inteiro, mas parecia que as coisas começavam a fluir melhor. Esse dispositivo se tornou uma de minhas posses mais valiosas porque fez meu cérebro funcionar melhor toda vez era usado. Ele continua em meu guarda-roupa, apesar de hoje eu contar com dispositivos de LED para o cérebro mais avançados em meus laboratórios.

Agora entendo que a luz infravermelha do LED restaurava as funções mitocondriais quando apontada para partes do meu cérebro, criando mais energia do que eu era capaz de usar para melhorar meu raciocínio pela primeira vez em muito tempo. Hoje, muitas pesquisas comprovam que LEDs infravermelhos e laser podem, sim, tratar a degeneração neurológica estimulando o funcionamento das mitocôndrias no cérebro e, por consequência, aumentando a produção de energia celular.[3] Lasers podem até mesmo beneficiar diretamente neurônios que estavam inativos por causa de toxinas.[4] É muito provável que essa tenha sido a razão de a terapia com laser ter sido tão útil para curar meu cérebro de todos aqueles anos de exposição ao mofo tóxico.

Como a luz infravermelha pode atravessar os músculos e até mesmo o tecido ósseo para chegar ao cérebro, é muito eficiente em proporcionar melhorias nas funções cerebrais. Nos últimos anos, médicos usaram lasers infravermelhos para tratar AVCs, traumatismos cranianos, doenças degenerativas do cérebro, lesões medulares e lesões de nervos periféricos.[5] E muito antes de você desenvolver os sintomas dessas doenças degenerativas, a luz infravermelha pode melhorar as funções cerebrais em pessoas normais e saudáveis.[6]

Apenas vinte anos atrás, no entanto, pensar em disparar um laser na direção de seu cérebro era considerado algo doentio. Mas isso não quer dizer que era ineficaz. Você se lembra do sujeito que criou o dispositivo que eu usava? Mais ou menos dois anos depois de ter criado o grupo no Yahoo, ele escreveu que seu cérebro estava funcionando tão bem que ia estudar Medicina. Na semana seguinte, ele deletou o grupo e todas as publicações, provavelmente porque estava preocupado com processos depois que se tornasse médico. Não existe mais qualquer informação on-line sobre isso. É irônico ter receio de falar em público sobre a ferramenta que ele usou para entrar no curso de Medicina. Não faço ideia de onde esse sujeito está hoje, mas espero que esteja ajudando as pessoas a botarem seus cérebros para funcionar. Com certeza, ele me ajudou.

Antes de você pegar um laser e começar a disparar contra seu cérebro, tenha em mente que a terapia com luz é extremamente poderosa. Se for usada de maneira incorreta, pode causar danos. Uma vez, dormi com uma luz infravermelha acesa em minha perna e acordei com uma queimadura de segundo grau que demorou seis semanas para sarar. Mas muito mais assustadora foi a vez que decidi testar meu primeiro dispositivo LED para o cérebro para turbinar a parte responsável pela expressão da linguagem.

Sempre me incomodou o fato de ter dificuldade de perceber as nuances de outras línguas, ainda mais depois de ter casado com a dra. Lana, que é fluente em cinco idiomas. Então usei o dispositivo na parte esquerda do cérebro, sobre a área de Broca, por dois minutos. Nas horas seguintes, minha fala ficou completamente truncada. Por mais que me esforçasse, não conseguia falar normalmente. Foi de borrar as calças de medo (esse é o termo técnico) até a minha fala voltar ao normal, porque parte do meu trabalho é no palco falando sobre o futuro da tecnologia. Essa é a parte dos riscos na relação entre os riscos e os benefícios. Por ir devagar, evitei problemas no longo prazo. Sabe-se lá o que teria acontecido se eu tivesse estimulado o cérebro por uma hora.

Sabemos muito mais hoje sobre como usar essas terapias com segurança. Muitos anos depois de ter me tornado um dos primeiros a adotar terapia com laser para o cérebro, participei do Near Future Summit, um evento dedicado à inovação frequentado pela galera do TED em San Diego. Eles queriam que o pessoal se enturmasse naquele ano, e promoveram uma festa do pijama para empreendedores capitalistas importantes e outros participantes do evento. Aparentemente, macacões de unicórnio estavam em voga naquela época. Enquanto isso, por não saber da festa com antecedência, pedi para a minha assistente comprar alguma coisa na Amazon para eu usar. Ela conseguiu um pijama de seda vermelho no estilo de Hugh Hefner. Ótimo.

Meio envergonhado, sentei ao lado de uma neurocientista do Instituto de Tecnologia de Massachusetts (MIT, na sigla em inglês para Massachusetts Institute of Technology) que se esqueceu de vestir pijamas e estava usando roupas normais. Ela tinha dado uma palestra naquele mesmo dia sobre o uso de uma terapia com luz muito simples para reverter a doença de Alzheimer. Em sua pesquisa, ela descobriu que luzes que piscam quarenta vezes por segundo podem desfazer os emaranhados de amiloides no cérebro. Sua meta era instalar painéis de luzes intermitentes em todos os lares para idosos, algo que espero viver o suficiente para testemunhar.

Só agora estamos vendo estudos sobre essas tecnologias receberem bons financiamentos. Em 2016, pesquisadores do MIT provaram que luzes intermitentes de LED em uma frequência específica podiam reduzir de modo substancial a quantidade de placas beta-amiloides no córtex visual de ratos.[7] Esse tratamento não só fez os ratos produzirem menos amiloides, mas também revigorou a micróglia, as células imunes no cérebro responsáveis por destruir as placas amiloides.

No ano seguinte, um estudo das Escolas de Medicina de Harvard e da Universidade de Boston mostrou que a cognição de pacientes com demência teve melhorias significativas quando eles foram submetidos ao tratamento com laser. Para esse pequeno estudo com humanos, cinco pacientes com problemas cognitivos leves a moderadamente severos receberam doze semanas de tratamento com laser transcraniano. Depois das doze semanas, os pacientes notaram uma melhora significativa nas funções cerebrais, dormiram melhor, tiveram menos surtos de raiva, sentiram menos ansiedade e não sofreram efeitos colaterais indesejados.[8]

Existe um dispositivo acessível de tratamento com laser, chamado Vielight, que pode ser usado em casa como um fone de ouvido e que emite luz de espectro próximo ao infravermelho por meio de diodos colocados no couro cabeludo e dentro das narinas. Está sendo realizado um teste clínico com 228 participantes pelos Estados Unidos para ver seu impacto no Alzheimer. Se alguém que amo estivesse sofrendo hoje de Alzheimer, eu não gostaria de esperar o fim desse teste para adquirir um dispositivo. O risco de deixar o Alzheimer evoluir é muito maior do que o risco de experimentar o tratamento. Dispositivos que usam luz no cérebro custam de duzentos dólares a muitos milhares de dólares.

ALIMENTE O CÉREBRO

Qualquer coisa que você coma e cause inflamação vai afetar as funções cerebrais e ponto-final. Mas você pode fazer mais do que apenas evitar alimentos inflamatórios para proteger o cérebro. À medida que você envelhece, é importante ter uma dieta que seja consistente em manter a taxa de açúcar no sangue baixa, evitar exageros e manter as cetonas presentes no sangue. Nos últimos dez anos, estudos sólidos demonstraram que a resistência à insulina é pelo menos parcialmente responsável pela formação de placas amiloides no cérebro.[9] Como você leu antes, as últimas pesquisas que associam a degeneração do cérebro com a resistência à insulina levaram muitos especialistas a se referirem ao Alzheimer como diabetes tipo 3.

Lembre-se, o trabalho da insulina é baixar os níveis de açúcar no sangue retirando-o da corrente sanguínea e inserindo-o nas células, onde suas mitocôndrias o usam como combustível. Se você come muito açúcar, o corpo produz mais e mais insulina para lidar com todo esse excesso presente na corrente sanguínea, mas ele não tem para onde levá-lo porque as mitocôndrias não o consomem rápido o suficiente. Esse é o começo da resistência à insulina, que, como você sabe, é precursora do diabetes tipo 2. Essa alta taxa de açúcar no sangue também leva à criação de produtos finais de glicação avançada e de placas amiloides, que são dois dos sete pilares do envelhecimento.

Para garantir que seus níveis de glicose no sangue não caiam demais quando você tem um excesso de insulina, seu corpo produz a enzima degradadora de insulina (IDE) para acabar com o excesso de insulina. O interessante é que a IDE também ajuda a destruir as placas amiloides que causam Alzheimer no cérebro e envelhecimento em todo o corpo. Mas ela não consegue acabar com o excesso de insulina e destruir as placas amiloides ao mesmo tempo. Se a IDE está ocupada o tempo inteiro lidando com a insulina, não sobra nada para combater as placas amiloides, criando a oportunidade para que se acumulem no cérebro.

Então, quando você come um monte de alimentos que aumentam o açúcar no sangue, seu corpo produz um monte de insulina e sua IDE precisa lidar com ela o tempo inteiro para dar conta de todo esse açúcar em sua corrente sanguínea. Isso deixa o caminho livre para as placas amiloides se desenvolverem e para você envelhecer rápido e talvez desenvolver Alzheimer. Isso significa que uma das formas mais fáceis e eficazes de reduzir os riscos de Alzheimer é simplesmente parar de consumir açúcar. Dessa forma, sua IDE pode se concentrar em acabar com as placas amiloides em vez de trabalhar constantemente para dar conta do excesso de insulina.

Uma intervenção poderosa é tomar de quatrocentos a mil microgramas de picolinato de cromo todos os dias com 25 a cem miligramas de sulfato de vanadil, de preferência no momento em que você ingere carboidratos. Esses minerais diminuem os picos de açúcar no sangue que ocorrem depois das refeições, mesmo que você tenha uma taxa saudável de açúcar no sangue. Em animais diabéticos, o sulfato de vanadil diminui os níveis de glicose no sangue, de colesterol e de triglicerídeos.[10] E o cromo reduz os níveis de glicose e de resistência à insulina para ajudar a prevenir o diabetes tipo 2.[11] Esses suplementos são bem acessíveis, mas evidências sugerem que é preciso tomar doses maiores do que aquelas que o governo estadunidense recomenda.

Você também pode fazer o possível para, quando consumir carboidratos – açúcar em especial –, introduzir também alimentos que contenham muita fibra ou mesmo alguma gordura saturada, pois isso ajuda a prevenir os picos de açúcar no sangue. Para ser claro, a combinação de açúcar e gordura faz mal para você, mas o açúcar sozinho é ainda pior. Por exemplo, o sorvete aumenta o açúcar no sangue menos do que tomar um refrigerante com a mesma quantidade de açúcar.

Em 1998, enquanto eu lutava contra minha obesidade e falta de energia, meu médico analisou meus exames de sangue e disse: "Talvez você tenha um nível alto de açúcar no sangue". No dia seguinte, fui à farmácia e paguei duzentos dólares por um dispositivo para monitorar essa taxa; para tanto, eu só precisava picar a ponta do dedo. Quando voltei ao consultório do médico duas semanas depois com as pontas dos dedos machucada e duas páginas de dados acumulados com dezenas de testes diários, ficou bem claro que o nível de açúcar em meu sangue estava um pouco alto, mas não alto o suficiente para causar os meus sintomas. O médico achou que eu estava louco. Ele disse: "Esses aparelhos que medem a glicose no sangue são para diabéticos. Você não é diabético [ainda] e não deveria usar esse tipo de coisa". Talvez eu tenha sido louco, mas aprendi essas técnicas para evitar picos de açúcar monitorando as taxas no sangue.

Hoje você pode comprar um medidor de glicose em uma farmácia; o medidor permite que você fure o dedo para saber como anda o nível de açúcar. Se você realmente quer viver uma vida longa, pode investir mais e comprar, como eu, um sistema que permite o monitoramento da glicose no sangue por 24 horas. É um dispositivo indolor do tamanho de uma moeda que fica grudado em seu tríceps por até duas semanas e mostra seu nível de açúcar no sangue a qualquer momento. Você pode ver o que se passa com essa taxa enquanto dorme, depois do exercício e depois das refeições.

A primeira vez que experimentei esse dispositivo, eu o grudei no meu braço e embarquei em um avião para Nova York para participar do programa do dr. Oz. Eu estava usando meu anel Oura de monitoramento do sono e o medidor de glicose no mesmo braço e, quando cheguei ao estúdio de TV, a produtora perguntou se eu poderia tirar o ponto esquisito de metal que estava em meu tríceps. Quando expliquei o que era, ela disse: "Vai parecer interessante na imagem da câmera, como se você tivesse um braço de robô". Vale a pena fazer isso pelo meu cérebro.

Reduzir o açúcar no sangue é o passo mais fácil para diminuir as chances de desenvolver Alzheimer, mas a dieta cetogênica cíclica é ainda mais poderosa. Ela permite que o corpo alterne entre gordura e glicose como combustível para o máximo de resiliência. Essa flexibilidade metabólica é importante para as células cerebrais que, de outra forma, vão se tornar resistentes à insulina e incapazes de queimar glicose de maneira eficiente, e proporciona a suas mitocôndrias o tipo de combustível de que elas mais gostam. Em minha jornada pessoal para viver 180 anos, eu me certifico de ter sempre algumas cetonas presentes em minha corrente sanguínea, até mesmo quando como carboidratos.

Basta você seguir um plano de refeições ricas em gorduras e pobres em carboidratos por cinco a seis dias na semana. No sétimo dia, você aumenta a ingestão de carboidratos para mais ou menos 150 gramas. Nesses dias, concentre-se em carboidratos como batata-doce, abóbora e arroz branco. Como referência, uma batata-doce tem cerca de 115 gramas de carboidratos. Se você está sempre em cetose, suas células ficam "preguiçosas" porque nunca queimam glicose, e você acaba desenvolvendo resistência à insulina.[12] Para ter acesso aos muitos benefícios da cetose sem desenvolver resistência à insulina, alterne entre refeições cetogênicas, com poucos carboidratos, e refeições com uma quantidade moderada de carboidratos.

Depois de anos seguindo a dieta cetogênica cíclica, hoje gasto muito menos energia contando carboidratos. Em vez disso, uso o Brain Octane Oil, porque estudos mostram que ele aumenta as cetonas no sangue mesmo na presença de carboidratos. Dessa forma, posso comer mais vegetais, desfrutar de alguns carboidratos e ainda ter os benefícios da cetose. Eu uso esse produto no meu café Bulletproof, no molho das minhas saladas e salpico na carne de modo que tomo doses pequenas e regulares de cetonas ao longo do dia. Minhas células estão sempre prontas para queimar glicose ou gordura, e evito picos de açúcar no sangue. Como resultado dessa dieta, minha pontuação na sensibilidade à insulina era perfeita: 1 em uma escala que vai até 160, baseada em uma combinação dos valores calculados por quatro laboratórios.

Entrar e sair da cetose dessa forma reeduca as mitocôndrias do cérebro para se tornarem mais resilientes e flexíveis do ponto de vista metabólico, e dá à sua IDE uma chance de parar de degradar insulina para trabalhar na limpeza das placas que prejudicam a cognição. Ter cetonas presentes na corrente sanguínea também reduz os níveis de progranulina, a proteína nociva que a micróglia libera quando você está com uma inflamação crônica.[13]

Se você quer melhorar o funcionamento do cérebro ou se está lidando com um início de Alzheimer, pode usar insulina inalável para um aprimoramento cognitivo. Em uma farmácia de manipulação, eles colocam uma ampola de insulina injetável em um frasco de spray nasal e você aplica uma borrifada em cada narina. Faço isso uma ou duas vezes por mês, quando estou trabalhando em um projeto que exige uma concentração intensa, como é o caso deste livro. É útil como uma forma de melhorar a cognição em um cérebro saudável. Há também dados evidentes que defendem seu uso em casos de Alzheimer, uma vez que ela ajuda a memória e combate o declínio cognitivo de maneira geral.[14] Ela funciona para homens e mulheres, mas os benefícios são mais evidentes para as mulheres com doses de vinte unidade interacionais, enquanto os homens precisam de uma dose maior, de quarenta unidades interacionais. Fale com seu médico sobre esse *biohack*. Insulina inalável não costuma baixar o nível de açúcar no sangue, ela só torna o cérebro mais eficaz no uso da glicose como combustível.

Vou ser claro: você não quer altos níveis de insulina no cérebro por longos períodos de tempo porque isso causa resistência à insulina, mas rajadas rápidas de insulina podem ajudar no metabolismo da glicose. A insulina adicional desvia a glicose da corrente sanguínea direto para os neurônios, dando a eles uma dose de energia. As consequências no longo prazo de ter altos níveis de insulina no cérebro provavelmente superam os benefícios,[15] mas eu gostaria de ver mais pesquisas sobre os efeitos de pequenas doses de insulina. Nesse momento, pode-se dizer que é mais eficaz evitar a demência e o Alzheimer mantendo baixos os níveis de insulina por meio de uma alimentação saudável e de exercícios do que tentar parar ou reverter a doença mais tarde usando insulina exógena no cérebro.

O CÉREBRO SOB EFEITO DE DROGAS

Em 1997, esbarrei em uma newsletter chamada *Smart Drugs News*, que surgiu nos anos 1980. Steven Fowkes, um bioquímico, escrevia e editava a publicação. Ele enaltecia os benefícios de uma certa categoria de *smart drugs* chamada racetam, que inclui piracetam, fenilpiracetam e aniracetam. Essas drogas, que existem desde os anos 1960, aumentam a oxigenação do cérebro e combatem as disfunções das mitocôndrias após o estresse oxidativo.[16] Os primeiros estudos positivos surgiram em 1971, no entanto esses fármacos eram quase totalmente inexistentes nos Estados Unidos. Meu médico não sabia o que eram, apesar de uma grande companhia farmacêutica fabricá-los. Essas drogas não eram banidas nos Estados Unidos, mas também não eram aceitas, o que as colocava em uma "zona cinzenta" em que ainda se encontram hoje.

Como eu estava desesperado para recuperar meu cérebro, decidi correr o risco e comprei o equivalente a 1 mil dólares dessas *smart drugs* vindas da Europa. Quando chegaram em um pacote sem qualquer marca ou referência, eu me perguntei se havia sido uma ideia genial fazer essa compra ou se eu tinha acabado de perder mil dólares. Por causa da pesquisa, a aposta valia a pena. Eu estava certo. Vinte anos depois, ainda uso essas drogas todos os dias.

Desde minha primeira dose, tenho experimentado vários tipos de *smart drugs* (também chamadas de nootrópicos) e de suplementos para melhorar minhas funções cognitivas. Algumas delas tiveram um impacto enorme em minhas funções cerebrais, outras fizeram pouca diferença. Mas sou grato pela oportunidade de experimentar todas elas e espero que a gente chegue logo ao ponto em que essas drogas saiam das sombras e se tornem populares. Nós usamos café para acordar, óculos para enxergar melhor e todo tipo de ferramenta, todos os dias, para melhorar nosso desempenho. Não há por que ser diferente com as *smart drugs*, especialmente com aquelas que deixam você mais esperto *agora* e que mantêm o cérebro funcionando melhor por *mais tempo*.

RELIGUE SEU CÉREBRO **153**

Existem muitos fármacos e suplementos que podem ajudar a melhorar as funções cognitivas à medida que você envelhece. Algumas das mais promissoras drogas antienvelhecimento estimulam a produção de substâncias químicas naturais (fator neurotrófico derivado do cérebro, BDNF, na sigla em inglês para *brain-derived neurotrophic factor*; fator de crescimento nervoso, NGF, na sigla em inglês para nerve growth factor; e neurotrofina-3 e neurotrofina-4) que mandam seu cérebro criar novos neurônios. Aumentar os níveis dessas substâncias químicas pode ajudar a tratar doenças degenerativas do cérebro e melhorar o desempenho cognitivo no presente.[17]

É difícil dizer quais nootrópicos vão proporcionar a você o melhor retorno sobre investimento, em parte porque o cérebro de todo mundo é diferente e em parte porque nós ainda não sabemos tudo sobre o funcionamento dele. A abordagem mais cautelosa é simplesmente experimentá-los um de cada vez. A má notícia é que, se você usar cada um deles por sessenta dias, vai morrer antes de conseguir experimentar todas as opções que existem.

Uma estratégia muito mais eficaz é escolher um resultado que você está buscando e tomar ao mesmo tempo vários suplementos que muito provavelmente proporcionarão esse resultado. Se conseguir o que quer, você venceu. Daí você pode largar alguns desses suplementos para ver se ainda experimenta os mesmos benefícios. Com fármacos, incluindo a família do piracetam, é melhor experimentar um de cada vez porque o risco de interações medicamentosas é muito maior do que com suplementos.

A seguir, listo algumas *smart drugs* que podem ajudar o cérebro a funcionar bem em qualquer idade. Você não precisa sair correndo para comprar qualquer um deles, mas vale a pena gastar seu tempo (e dinheiro) para descobrir um ou dois que proporcionem os melhores benefícios.

PIRACETAM

Primeiro, tomei o piracetam que veio naquele pacote sem nenhuma marca por duas semanas e não senti muita diferença em meu cérebro. Eu estava furioso. Aqueles medicamentos eram caros e eu esperava ter resultados.

154 SUPER-HUMANO

Então parei de tomar o piracetam e, em uma reunião que tive no dia seguinte, eu me peguei sentindo dificuldade para lembrar uma palavra. De repente, eu me dei conta de que, nas duas semanas anteriores, eu não tinha me atrapalhado daquele jeito. Era tão natural quando as drogas estavam funcionando que não percebi. Eu me senti mais à vontade e tudo era um pouquinho mais fácil. Não houve nenhum relâmpago dramático e não ganhei superpoderes. Apenas melhorei um pouco minhas habilidades.

Existe cerca de uma dúzia de derivados do piracetam, e cada um deles funciona de um jeito diferente. Experimente-os individualmente, e não de uma vez só, até você descobrir como seu cérebro responde. Um dos meus favoritos é o aniracetam, o único racetam lipossolúvel, e o único que melhora a habilidade (em animais)[18] de incluir ou excluir coisas da memória. É também um antidepressivo leve.[19]

Outro dos meus favoritos é o fenilpiracetam, que é banido nos esportes profissionais porque melhora o desempenho físico. É provavelmente o mais estimulante de todos os racetam, e eu tomo com café quando realmente quero me preparar para resolver problemas. Não existem muitas evidências de que o fenilpiracetam deixa as pessoas jovens mais espertas, mas existem evidências boas de que reduz o declínio cognitivo no envelhecimento.[20]

Tomei aniracetam e fenilpiracetam regularmente por quase vinte anos e planejo continuar por pelo menos mais cem anos. Doses normais são de quinhentos a 750 microgramas de aniracetam duas vezes por dia, e de cem a duzentos microgramas de fenilpiracetam duas ou três vezes por dia. Pergunte a seu médico sobre possíveis interações medicamentosas. Algumas pessoas precisam tomar colina, um tipo de vitamina B, com essas substâncias químicas.

MODAFINIL

A próxima droga que experimentei foi o modafinil, em 2002, e dessa vez notei os efeitos na mesma hora. Foi como se alguém tivesse acendido as luzes do meu cérebro. Para colocar de maneira simples: usar meu cérebro já não exigia mais tanto esforço quanto antes. O modafinil me ajudou a terminar a pós-graduação em Administração, apesar da disfunção cognitiva, enquanto eu, simultaneamente, trabalhava o tempo inteiro. Também melhorou minhas práticas de meditação. Sem ele, não acredito que teria conseguido começar a Bulletproof, enquanto trabalhava ao mesmo tempo e era um marido eficiente e pai de duas crianças pequenas.

Pouquíssimos empreendedores usavam *smart drugs* ou mesmo acreditavam que elas eram possíveis até pouco tempo atrás. Os poucos que conheci não admitiriam isso em público. Mas eu era sincero a respeito disso desde o início. Eu não queria que alguém viesse falar sobre isso depois e me acusasse de "trapacear", então optei por deixar bem claro o fato de usar *smart drugs*. Em Wharton, uma vez enfileirei meus nootrópicos sobre minha mesa antes de fazer uma avaliação. Cheguei até a mencioná-los em meu perfil do LinkedIn, o que levou vários amigos do Vale do Silício a desabafar em comigo sobre o fato de também terem usado *smart drugs*.

Porque eu era o único cara disposto a falar sobre o assunto na televisão, o programa *Nightline*, da ABC, veio até minha casa para fazer um especial sobre modafinil. Desde então, o modafinil se tornou mais e mais conhecido entre empreendedores, executivos e até estudantes universitários em busca de vantagens. Essa última parte me deixa triste – não acho que seja uma boa ideia para pessoas saudáveis com menos de 25 anos usar modafinil porque o córtex pré-frontal ainda não está completamente formado nessa idade e não existem estudos que mostrem os possíveis efeitos sobre ele.

Hoje, existem mais evidências para atestar os efeitos do modafinil, apesar de haver relatos de que a droga aumenta a sensibilidade ao álcool, então, por favor, não beba ao usá-la. Foi comprovado que o modafinil aumenta a resiliência e melhora o humor. Em adultos saudáveis, combate a fadiga, aumenta a motivação, melhora o tempo de reação e o estado de alerta. A droga chega a aprimorar as funções cerebrais em médicos privados de sono,[21] e certamente ajudou a reverter minhas disfunções cognitivas.

Usei modafinil por quase dez anos, até que meu cérebro estivesse funcionando bem o suficiente para que eu não precisasse mais dele. Nesse período, eu me tornei uma espécie de evangelista do modafinil, falando sobre suas maravilhas a qualquer um que estivesse disposto a ouvir. Para escrever um dos primeiros posts de meu blog, me encontrei com alguns amigos, incluindo um produtor de TV bem-sucedido, um renomado pesquisador de inteligência artificial, um escritor com livros publicados e uma hipnoterapeuta. Compartilhei algumas informações sobre o quanto o modafinil havia me ajudado e todos eles decidiram experimentar – comprando com receita médica, dentro da lei. Na semana seguinte, como eu imaginava, recebi alguns telefonemas entusiasmados.

Em uma noite, o produtor de TV terminou um projeto para a Dalai Lama Foundation que ele estava procrastinando havia meses. Ele acreditava que o projeto tinha ficado muito melhor do que o esperado. O especialista em inteligência artificial (IA) disse que havia conseguido fazer associações novas que nunca tinha feito antes e sugeriu que o modafinil deveria se tornar amplamente acessível. O escritor superou um bloqueio criativo e conseguiu produzir o equivalente a meses de trabalho em seu livro mais recente. E minha amiga hipnoterapeuta teve avanços enormes em desempenho cognitivo e fez novas associações mentais usando uma técnica que estava desenvolvendo.

Para ser honesto, essas respostas não eram incomuns. A única razão para você não ter ouvido falar disso nos meios de comunicação dominantes é que as pessoas temem serem vistas como "trapaceiras" ou esquisitas de alguma forma. Bom, eu admito. Como nosso amigo homem das cavernas que aprendeu a fazer fogo e manteve sua família aquecida, eu trapaceei. E também sou esquisito. Ambos são traços comuns em super-humanos!

MICRODOSES DE NICOTINA

Mais recentemente, tenho usado nicotina por via oral para melhorar a cognição. Preste atenção. Não estou falando de fumar cigarros, usar cigarros eletrônicos ou qualquer outro produto derivado do tabaco. A nicotina é apenas uma das muitas substâncias químicas presentes nos cigarros, e sozinha é uma *smart drug* com poucos efeitos colaterais.

Um estudo piloto de 1988 comprovou os efeitos acentuados da nicotina no cérebro de pacientes com Alzheimer.[22] Após seis pacientes receberem nicotina intravenosa, testes cognitivos revelaram uma diminuição nos problemas de memória e menos distúrbios de humor como ansiedade e depressão. Mais recentemente, um estudo clínico revelou que seis meses com uma dose diária de quinze miligramas de nicotina são benéficos para quem sofre de formas mais brandas de deficiência cognitiva.[23] E as pesquisas sobre o tema estão aumentando. A nicotina também pode ajudar quem sofre de Parkinson e Alzheimer devido à capacidade de atuar como um antioxidante no cérebro.[24]

A nicotina afeta o coativador-1 alfa do receptor ativado por proliferador do peroxissoma (mais conhecido como PGC-1 alfa), o principal regulador da biogênese mitocondrial. Isso significa que a nicotina, na verdade, ajuda a produzir novas mitocôndrias. É o mesmo mecanismo de antienvelhecimento dos exercícios! De fato, uma razão para o ganho de peso que pode ocorrer quando alguém para de fumar é a redução do PGC-1 alfa. Sim, você leu certo: nicotina cria nas células as mesmas mudanças geradas por exercícios. (Use os dois!)

Fiquei sabendo dessa pesquisa em 2014 e desde então tenho usado uma dose baixa de nicotina (um miligrama, o equivalente a algo entre 5% e 10% da nicotina existente em um cigarro) para melhorar a cognição. Ao longo do caminho, tive de me perguntar se lidaria bem com o fato de ser viciado em nicotina – afinal de contas, é uma substância viciante – e cheguei à conclusão de que lido, sim. E se eu dissesse que me sentia bem fazendo a mesma coisa todos os dias e que, se parasse de fazê-la, eu me sentia mal? Você pode pensar que sou um viciado. O problema é que estou falando de exercícios! Nao considero uma fraqueza ser viciado em uma coisa que melhora meu desempenho. Conheci muitas pessoas que só se sentem confortáveis se forem viciadas nas mesmas coisas que todo mundo é viciado, como ar, água e talvez café. É a prerrogativa delas, mas também pode significar que elas vão envelhecer tão rápido quanto todo mundo.

Assim como o modafinil, a nicotina não é indicada para ninguém com menos de 25 anos. Você precisa de um cérebro completamente formado antes de começar a mexer com essas coisas. E tenha em mente que, se usar nicotina, você vai ter que marcar o quadradinho correspondente a ela em seu seguro de vida, ou se abster dela por noventa dias. Além

SUPER-HUMANO

disso, é importante tomar uma dose mínima – enquanto doses baixas podem ser úteis para combater o envelhecimento e a disfunção cognitiva, doses altas de nicotina são prejudiciais para as mitocôndrias e podem até causar perda de cabelo ou disfunção erétil.

Embora não tenha sido estudada, a estratégia que faz mais sentido é a dose baixa (de um a dois microgramas em doses fracionadas), ministrada às vezes para melhorar a cognição, e começando aos 25 anos, para chegar a um micrograma duas ou três vezes por dia até os cinquenta anos, e adicionando mais um micrograma por dia a cada cinco ou dez anos, mais ou menos. Em outras palavras, quando você tiver setenta anos, estará usando algo entre dez e doze microgramas. É mais ou menos isso que você encontra em um cigarro.

Se você decidir experimentar nicotina, tenha cuidado com os produtos que escolher usar. Não fume nem use cigarros eletrônicos. Em vez disso, prefira produtos que possam ser ministrados via oral (spray, chicletes ou pastilhas). Sou fã da startup Lucy, que faz produtos com nicotina usando ingredientes limpos e sem adoçantes artificiais industrializados.

Para ser bem claro, mais uma vez: fumar não vai fazer de você um super-humano, ajudá-lo a viver mais ou mesmo proporcionar um ROI positivo. Cigarros eletrônicos são melhores do que cigarros normais, mas o ROI também é negativo. Não vale a pena.

DEPRENYL EM MICRODOSES

Uma das *smart drugs* mais poderosas contra o envelhecimento é a selegilina, também conhecida como deprenyl. É mais famosa por estimular a produção de dopamina, um neurotransmissor importante ligado às emoções, às sensações de prazer e aos mecanismos de motivação e de recompensa localizados no cérebro. A dopamina também ajuda a controlar o movimento, o que explica por que o dano às células nervosas que causam uma deficiência de dopamina causa sintomas de Parkinson – como tremores e perda de equilíbrio.[25]

Existe uma linha tênue entre dopamina demais e de menos. De menos é claramente problemático, mas dopamina demais está associada a alguns sintomas severos como agressividade e paranoia. Por sorte, o maravilhoso cérebro humano tem um mecanismo preparado para manter os níveis de dopamina sob controle. Você produz naturalmente uma enzima chamada monoamina oxidase B, ou MAO-B, que consome a dopamina extra do cérebro.[26] Se você não tem MAO-B o suficiente, os níveis de dopamina aumentam, mas, se você tem MAO-B demais, suas dopaminas diminuem muito. Isso pode deixá-lo apático, desmotivado e incapaz de sentir prazer. Acima disso tudo, o excesso de MAO-B coloca as células ao redor em perigo porque seu processo de destruir neurotransmissores libera radicais livres que causam envelhecimento.

A menos que você esteja lidando com problemas psicológicos ou neurológicos, o sistema de pesos e contrapesos costuma funcionar bem até por volta dos 45 anos, idade que costumamos encarar como nosso ápice. Por volta dessa época, os níveis de MAO-B começam a aumentar ano a ano, o que significa que a dopamina começa a ser consumida mais rapidamente do que o corpo consegue restituí-la. É por isso que a maioria das pessoas de idade infelizmente tem baixos níveis de dopamina.[27]

A selegilina/deprenyl bloqueia a atividade enzimática da MAO-B, o que torna mais lenta a degradação de dopamina. Para tratar os estágios iniciais de Parkinson, médicos receitam altas doses de selegilina em forma de pílulas e precursores da dopamina. Juntos, eles produzem mais dopamina e bloqueiam a enzima que a destrói.[28] Existem também adesivos de selegilina que médicos usam para tratar depressão.[29]

Além de bloquear a MAO-B, a selegilina aumenta os fatores neurotróficos, substâncias químicas que fortalecem os neurônios existentes e estimulam o crescimento de novos. A selegilina também aumenta a enzima superóxido dismutase, um antioxidante poderoso que degradada substâncias nocivas nas células. Isso ajuda a prevenir danos aos tecidos que podem causar endurecimento de artérias, ataque cardíaco e outras condições inflamatórias.[30] Esses dois efeitos são a razão pela qual sou fã da microdose de deprenyl há 22 anos.

Médicos sabem dos benefícios da selegilina para a longevidade desde os anos 1980. Naquela época, um punhado de estudos mostraram que dar selegilina para ratos levou a aumentos significativos na expectativa

160   **SUPER-HUMANO**

de vida.[31] Os que receberam selegilina também tinham mais facilidade de aprendizado,[32] e um estudo mostrou que dar a substância a eles restabeleceu comportamentos que eram típicos de ratos mais jovens.[33] É por isso que gosto da selegilina!

Tenha em mente que a selegilina interage com outros medicamentos psicoativos e com alguns de venda livre como dextrometorfano (ingrediente presente em alguns remédios para tosse) e a planta medicinal ayahuasca. Em doses prescritas normalmente, existem também possíveis efeitos colaterais físicos e mentais, como náusea, distúrbios do sono, problemas para controlar os movimentos, mudanças na frequência cardíaca, confusão e outros. Isso é causado pelo excesso de dopamina no organismo. Se você está começando com bons níveis de dopamina, é jovem e está complementando com um excesso de selegilina, pode sofrer os efeitos colaterais sem os benefícios.

Trata-se de uma droga vendida sob prescrição e um médico especialista em medicina funcional ou em antienvelhecimento, normalmente, receita um micrograma por dia (cerca de um décimo de uma dose alta), começando na faixa dos trinta anos, e depois aumenta a dosagem em um micrograma para cada década de idade. Além dos efeitos antienvelhecimento, muitos usuários percebem mudanças positivas na motivação, energia e concentração.

COENZIMA Q10/IDEBENONA

Suas mitocôndrias usam a coenzima Q10 para produzir energia. Todos temos a coenzima Q10 naturalmente em nossos corpos, mas, quando você tem um excesso de radicais livres e de estresse oxidativo (sabe como é, envelhecimento!), suas mitocôndrias usam sua coenzima Q10, gerando uma deficiência. Além disso, vários medicamentos, como as estatinas que diminuem o colesterol, podem reduzir os níveis da coenzima Q10 em até 40%.[34] Ingerir suplementos da coenzima Q10 pode ajudar suas mitocôndrias a trabalhar melhor, compensando essa redução e proporcionando mais energia.

Se você tem planos de viver mais do que deveria, a CoQ10 deve estar em sua lista de suplementos com uma quantidade de cem a duzentos microgramas por dia. Especialistas avançados em antienvelhecimento recomendam, com frequência, idebenona, um fármaco sintético similar à coenzima Q10 que melhora a pele, ajuda a manter a saúde das células do cérebro[35] e melhora o aprendizado e a memória em ratos.[36]

PIRROLOQUINOLINA QUINONA (PQQ)

Esse antioxidante é cerca de cem vezes mais poderoso que a vitamina C ao proteger as células dos radicais livres e mantê-las jovens. Ele também estimula o NGF, que ajuda a desenvolver novos neurônios e melhora a regeneração dos nervos periféricos que conectam o cérebro e a medula espinal ao resto do corpo.[37] A PQQ pode ser encontrada na forma natural, mas não em níveis úteis, em alimentos como chá-verde, soja fermentada (natto), espinafre, salsinha e pimentões-verdes (que, infelizmente, costumam ser inflamatórios).[38]

Estudos em ratos corroboram a capacidade da PQQ de estimular o funcionamento das mitocôndrias. Especificamente, ela pode aumentar a densidade mitocondrial para proporcionar mais energia,[39] reduzir inflamação,[40] aumentar o metabolismo,[41] combater o estresse oxidativo,[42] melhorar a fertilidade,[43] melhorar o aprendizado e a memória[44] e proteger o coração.[45]

A PQQ também ativa o PCG-1 alfa, da mesma forma que os exercícios e a nicotina, o que provoca a biogênese mitocondrial.[46] Isso significa que esse único suplemento pode melhorar as mitocôndrias existentes e ajudar a desenvolver novas, enquanto age como um antioxidante incrivelmente poderoso. É o santo graal da longevidade. Então por que ninguém está falando da PQQ?

Existem dois tipos de PQQ: sais dissódicos estabilizados e PQQ ativa. Vários anos atrás, comecei a consumir de trinta a quarenta microgramas de PQQ na forma de sal todos os dias. No entanto, diferentemente de quando tomei outros energéticos mitocondriais, nunca senti efeito algum. Era possível que ela estivesse fazendo alguma coisa, mas eu não conseguia detectar a diferença. A PQQ é um suplemento caro e hoje estou convencido de que estava perdendo meu tempo e meu dinheiro com ele.

A razão mais provável para eu não sentir nenhuma energia, mesmo com doses grandes ministradas por um longo período de tempo, é que a PQQ é vendida na forma de sal dissódico "estabilizado" porque é mais conveniente para o fabricante. Infelizmente, em humanos, sais dissódicos se precipitam quando são expostos mesmo a pequenas quantias de ácido estomacal. Isso significa que toda a PQQ cara que ingeri estava virando pequenas pedras em meu estômago em vez de ajudar minhas mitocôndrias. Para contornar esse problema, envolvi as moléculas de PQQ em uma película protetora de óleo chamada lipossoma para ajudar na absorção. Foi assim que nasceu o suplemento ActivePQQ, da Bulletproof.

Se você não usa a forma de lipossoma, poderia tentar ingerir os sais PQQ de estômago vazio, talvez com um pouco de bicarbonato de sódio para neutralizar os ácidos estomacais. Não existe nenhum estudo que comprove esta técnica, mas aposto que ela funciona.

L-TEANINA

Este é um aminoácido encontrado no chá-verde que aumenta o fator neurotrófico derivado do cérebro,[47] o fator de crescimento que estimula a plasticidade cerebral. Sozinha, a L-teanina promove o relaxamento[48] e melhora a atenção e a disposição.[49] A L-teanina também funciona de modo sinergético com a cafeína, então é conveniente encontrá-la no chá-verde. Juntas, as duas reforçam o tempo de reação, a memória e a resistência mental.[50] Você pode usar a L-teanina na forma de suplemento ou tomar uma ou duas xícaras de chá-verde por dia.

Se você decidir experimentar o chá-verde, procure por um que seja cultivado na sombra, que costuma ter níveis muito mais altos de clorofila, aminoácidos e L-teanina do que outras variedades. Isso também aumenta a quantidade de cafeína no chá e torna seu sabor mais doce.

COGUMELO JUBA-DE-LEÃO (*HERICIUM ERINACEUS*)

Este elemento básico da medicina chinesa tradicional ajuda o cérebro e o sistema nervoso e favorece a clareza mental, a concentração e a memória. Esses cogumelos são carregados de antioxidantes e estimulam o NGF. Na verdade, um biopolímero isolado no cogumelo juba-de-leão se mostrou mais eficaz do que o NGF ou o BDNF na proteção dos neurônios contra o estresse oxidativo.[51] Uso esse elemento combinado com outros suplementos que incrementam o NGF e o BDNF para alcançar o melhor ROI possível.

Existem formas diferentes de se fazer a extração dos cogumelos juba-de-leão, e água quente não é a melhor delas. É por isso que não recomendo ingeri-los na forma de cápsulas ou de chá, e ele têm um gosto horrível se misturados com café. A maneira mais eficaz que conheço é uma extração dupla que usa álcool e calor, feita pela Life Cykel. Dois conta-gotas cheios antes de deitar geram aumentos perceptíveis em meu sono REM com sonhos poderosos que tenho facilidade para lembrar.

CURCUMINA

Um estudo de 2018,[52] feito pela Universidade da Califórnia (UCLA), confirma que uma dose diária de curcumina – o ingrediente ativo do açafrão – melhora a memória e o humor em pessoas com perda de memória relacionada à idade. No estudo duplo-cego controlado com placebo, quarenta adultos com idades entre cinquenta e noventa anos que reclamaram de problemas de memória foram separados em dois grupos. O grupo 1 recebeu um placebo, enquanto o grupo 2 recebeu noventa miligramas de curcumina duas vezes por dia durante dezoito meses. Todos os quarenta participantes realizaram avaliações cognitivas padronizadas no início do estudo e, depois, em intervalos de seis meses. Trinta participantes também fizeram tomografias por emissão de pósitrons (PET) para monitorar os amiloides no cérebro antes de começar o estudo e uma segunda vez, depois de dezoito meses.

Os resultados revelaram que os participantes que tomaram a curcumina sentiram uma melhora significativa da memória e das habilidades de atenção. Na verdade, eles melhoraram suas pontuações de memória em uma média de 28% ao longo dos dezoito meses. Esse grupo também percebeu melhorias no humor, e as tomografias do cérebro mostraram menos acúmulo de amiloides.

Para aproveitar ao máximo os benefícios da curcumina para a longevidade, opte pelo suplemento. Combine com bromelaína (uma enzima digestiva encontrada no abacaxi), ou use uma cápsula à base de óleo para aumentar a habilidade do corpo de absorver e usar a curcumina. Não caia no erro de usar pimenta-do-reino ou piperina para aumentar a absorção. O extrato de pimenta-do-reino, com certeza, aumenta os níveis de açafrão e de vários outros polifenóis. O único problema é que ele faz isso interferindo no citocromo P450 3A4, ligado à desintoxicação do fígado e necessário para continuar jovem. Essa via do fígado limpa os poluentes e, por atrapalhar a desintoxicação, o extrato de pimenta-do-reino impede o corpo de se livrar de substâncias químicas nocivas em potencial. Assim você acaba ficando com níveis altos de açafrão e também de toxinas que envelhecem. Essa estratégia não é boa. O extrato de pimenta-do-reino também foi associado à síndrome do intestino poroso,[53] então recomendo que você o evite.

Quando criei a fórmula de curcumina da Bulletproof, combinei-a com uma erva chinesa pouco conhecida, de nome *Stephania tetrandra*, além de franquincenso para ajudar a combater inflamação, e usei cápsulas à base de óleo para a absorção, em vez de pimenta-do-reino. (Sim, eu invisto na criação de coisas em que acredito!)

HE SHOU WU (POLYGONUM MULTIFLORUM)

Essa erva chinesa ancestral apareceu originalmente em textos taoistas como uma forma de aumentar a longevidade. Hoje sabemos por quê. Ela estimula o corpo a produzir superóxido dismutase, um antioxidante incrivelmente poderoso, além de inibir a MAO-B, aumentando os níveis de dopamina no corpo[54] – meio como o deprenyl.

Comecei a tomar *he shou wu* alguns anos atrás por causa de sua capacidade de restaurar o crescimento de cabelo e reduzir os fios grisalhos. Sim, vários de meus truques antienvelhecimento se concentram em se sentir jovem, e não em parecer jovem, mas é legal ser um pouco vaidoso. Muitos de meus parentes ficaram grisalhos antes dos trinta anos e notei meu cabelo ficando grisalho nessa época, e percebi também pequenas entradas. Existe uma porção de estudos que mostram como a *he shou wu* ajuda no crescimento de pelos em ratos,[55] e é considerada uma das formas mais eficazes de restaurar a cor dos cabelos grisalhos desde a Antiguidade.

Na verdade, *he shou wu* quer dizer "ele tem cabelo preto". De acordo com uma lenda, o homem que descobriu essa erva a tomava todos os dias e foi de um cabelo completamente branco para um preto cheio de brilho. Ele supostamente viveu com uma saúde boa até os 160 anos. Desde que comecei a tomar *he shou wu*, notei uma redução dos fios grisalhos em meu cabelo, mas eu também tomo outros suplementos que me ajudam. Espero recuperar todos os meus fios de cabelo preto *e* manter um cérebro perfeitamente funcional até os 180 anos.

Conclusão

Quer rejuvenescer? Coloque estas coisas em prática agora mesmo:

• Mantenha estável o açúcar no sangue, mesmo depois de refeições, reduzindo o consumo de açúcar. O açúcar extra causa estresse oxidativo, que você precisa evitar. Se ingerir açúcar ou carboidratos, procure associá-los com fibras ou gorduras saturadas. Pontos extras para acrescentar suplementos de cromo e vanádio para controlar os picos de açúcar no sangue.

• Desenvolva flexibilidade metabólica com uma dieta cetogênica cíclica para abastecer seu cérebro e evitar que seus neurônios se tornem resistentes à insulina.

• Garanta que os níveis de cetonas sejam baixos em seu corpo durante a maior parte do tempo, mas não o tempo todo. Eu uso Brain Octane Oil, sobretudo quando como carboidratos.

• Considere fazer neuroterapia se experimentou algum trauma ou sofre com sintomas de ansiedade ou depressão. Você precisa resolver isso ou sofrer as consequências pelo resto da vida.

• Tente melhorar sua cognição com as sugestões deste capítulo para promover um bom funcionamento do cérebro e evitar degeneração cognitiva à medida que envelhecer. Aqui vai uma lista resumida:

- Piracetam: combate o declínio cognitivo associado à idade.
- Modafinil: melhora o desempenho, mas não combate o envelhecimento.
- Nicotina: em doses baixas (não com cigarros) pode ajudar a envelhecer bem e melhorar o desempenho cognitivo.
- Deprenyl: age sobre os receptores de dopamina para uma melhora cognitiva.
- CoQ10: ajuda as mitocôndrias a produzir energia.
- PQQ: um antioxidante poderoso contra o envelhecimento.
- L-teanina: um aminoácido que estimula a memória e a resistência mental.

- Curcumina: melhora a memória e a atenção, e age também como antioxidante.
- *He shou wu*: erva antioxidante que aumenta a longevidade e pode também ajudar a recuperar o crescimento do cabelo e a cor original dos fios.

7

GOLPE DE METAL

Com vinte e poucos anos, quando sofria com sintomas de envelhecimento que iam de artrite até disfunção cognitiva, tive sorte de encontrar um médico que era experiente em identificar intoxicação por metais pesados. Meu teste indicou níveis altos de mercúrio e chumbo, e eu também devia ter quantidades significativas de outros metais no corpo. Isso pode parecer chocante, mas, na verdade, a maior surpresa foi que eu sabia desses metais. Se você está vivo e está lendo este livro, existe uma probabilidade enorme de ter níveis perigosos desses metais no corpo também. E pior, "níveis seguros" de metais tóxicos não são nada seguros se seu objetivo é ficar mais jovem.

Se você é jovem e resiliente, talvez ainda não sinta os efeitos dos metais pesados. Mas não se engane: se estão presente em seu corpo, eles causam impacto de formas sutis. Mais uma vez, imagine que você seja o Super-Homem e que alguém tenha salpicado kryptonita na Terra inteira. Ela está no solo em que seus alimentos são cultivados, nas reservas de água e assim por diante. Aos poucos, você consome pequenas quantidades desse veneno. Ele não mata rápido, mas vai diminuindo seus poderes. Toda vez que você ingere, fica um pouco mais fraco.

É isso que ocorre com metais pesados. Nós consumimos esse veneno aos poucos e ele nos enfraquece, causando danos celulares invisíveis enquanto inibe nosso sistema imunológico e o funcionamento da tireoide. Como resultado, nós nos sentimos um pouquinho mais preguiçosos e sem foco a cada ano que passa. Dizemos que é apenas a idade que está pesando, mas é, na verdade, a ação lenta e constante dos metais que se acumulam em nosso corpo e sobrecarregam nossos organismos, causando envelhecimento desnecessário.

O EFEITO TÓXICO DOS METAIS

Arsênio, cádmio, chumbo e mercúrio são os metais mais tóxicos e mais presentes em nosso ambiente. Apesar de a Agência de Proteção Ambiental (EPA, sigla em inglês para Environmental Protection Agency) ter classificado todos eles como carcinógenos,[1] nós os consumimos em quantidades consideráveis. Nossa comida tem hoje mais mercúrio do que nunca e outros metais pesados como alumínio, níquel, tálio e até urânio aparecem, com frequência, em proporções altas em nosso corpo. Além disso, cobre, ferro, cromo e zinco, apesar de serem nutrientes essenciais ao corpo, em níveis altos também são tóxicos e impedem as células de funcionar de forma ideal.

Metais pesados fazem parte da crosta terrestre. Atividades humanas como fundição, manufatura e mineração – e, em alguns países, o uso contínuo de chumbo em tintas, gasolina e óleo de aviação – tiraram os metais da crosta terrestre e os espalharam no solo, no ar e na água de beber. E pior, o lodo de esgoto nas cidades está contaminado com quantidades altas de metais pesados – o suficiente para ser considerado lixo tóxico de baixo nível. Companhias privadas que controlam o descarte do lixo costumam misturar o lodo de esgoto com fertilizantes até que fique diluído o suficiente para atender os limites da EPA. Em seguida, espalham o lodo carregado de metal nos campos usados para cultivar comida, e ela absorve os metais. Depois, são as suas células que os absorvem.

Você já sabe que nossas mitocôndrias produzem energia por meio de um processo elétrico. Bom, quando esses metais, que têm alta condutividade elétrica, entram em nossos corpos, eles interferem nesse processo, causando um aumento dramático no estresse oxidativo. Isso tem um impacto direto na função celular,[2] levando ao declínio e envelhecimento precoces.

É claro, sabemos que bebês e crianças são particularmente vulneráveis aos efeitos tóxicos dos metais. Em crianças com menos de dez anos, metais podem atravessar a barreira entre o sangue e o cérebro e acabar com os neurônios, deixando-as com problemas cognitivos e de saúde mental e com QIs reduzidos. De acordo com a OMS, a exposição de mulheres grávidas a níveis altos de metais traz consequências tristes como abortos, bebês natimortos, nascimentos prematuros e recém--nascidos abaixo do peso – o que pode causar problemas para o resto da vida da criança.[3]

Ainda não sabemos de todas as formas como os metais causam envelhecimento em adultos. Em 2018, a revista científica *The Lancet* publicou um estudo que examinava a conexão entre a exposição ao chumbo e as mortes causadas por doenças cardiovasculares. Eles analisaram dados de mais de 14 mil adultos, revisando variáveis como idade, sexo, origem étnica, localização, tabagismo, diabetes, consumo de álcool e até renda familiar. Os resultados foram chocantes, revelando que adultos com os maiores níveis de exposição ao chumbo tinham 70% mais chances de morrer de cardiopatias e o dobro de chances de morrer de doença arterial coronariana.[4] Isso significa que, sem variações nos demais campos, a exposição a altos níveis de chumbo aumenta de 70% a 100% as chances de morrer dessa assassina.

Isso ocorre porque, quando o chumbo entra nos vasos sanguíneos, ele danifica as células presentes, endurecendo as artérias e formando placas. Uma vez que as placas estão presentes, a pressão sanguínea aumenta, assim como o risco de doenças cardíacas e AVCs. Enquanto as agências governamentais têm reduzido de maneira consistente as quantidades aceitáveis de chumbo no ambiente desde os anos 1970, a revista *The Lancet* concluiu que "não existe um limite seguro para a exposição ao chumbo". E, contudo, apenas vinte anos atrás, era considerado perfeitamente seguro ter níveis de chumbo no sangue que hoje são considerados tóxicos. Vale a pena ser mais conservador do que os padrões de segurança do governo, que sempre são influenciados pela economia e não priorizam saúde e longevidade.

Outro metal tóxico cada vez mais presente, mas negligenciado, é o tálio, usado em venenos para rato, em inseticidas e por indústrias de eletrônicos, de vidros e de remédios em suas linhas de produção. O tálio é chamado de "o veneno do envenenador" porque espiões russos o usavam para matar pessoas. Ele não tem cor nem sabor e substitui o potássio nas células, que param de funcionar. Infelizmente, com uma falta de visão flagrante, a indústria do petróleo decidiu substituir o chumbo na gasolina por tálio, que é muito mais tóxico. Mesmo em doses pequenas, esse metal causa mudanças degenerativas em vários órgãos. Esses efeitos adversos são mais severos no sistema nervoso,[5] uma vez que o envenenamento por tálio pode causar lesões em parte dos gânglios basais. Danos a essa parte do cérebro causam problemas na fala, no movimento e na postura.

Por causa de sua onipresença no combustível e no solo dos Estados Unidos, o tálio se esconde em um dos vegetais que mais estão na moda: couve. Como o consumo e a colheita de couve aumentaram muito na última década, o mesmo ocorreu com a exposição ao tálio. Sabemos há anos que a couve e outras hortaliças brássicas como repolho são excepcionalmente boas em absorver o tálio do solo. Um artigo científico de 2006, feito por pesquisadores tchecos, confirma esses fatos a respeito da couve,[6] e um estudo de 2013, feito por chineses, encontrou o mesmo problema na couve-lombarda.[7]

Na verdade, brássicas são tão eficientes em absorver o tálio que, em 2015, pesquisadores chineses descobriram que era possível usar couve-lombarda para limpar o tálio do solo.[8] Em outras palavras, o repolho absorvia todo o tálio do solo, deixando-o livre de toxinas. Lembre-se disso na próxima vez que alguém oferecer uma vitamina de couve ou uma salada de repolho não orgânica!

O mercúrio é outra toxina comum que se acumula nos tecidos ao longo do tempo. Cientistas comprovaram claramente que esse metal causa hipertensão arterial, cardiopatias e neurotoxicidade.[9] Em outras palavras, ele o torna mais propenso a morrer de duas das quatro assassinas: cardiopatia e Alzheimer. O mercúrio também pode fazer você experimentar problemas motores e cognitivos. Esse metal é particularmente complicado porque é encontrado em peixes no oceano, e devemos comer peixe para ter um consumo adequado de gorduras ômega-3. Mas, se você come um monte de peixe, você está ingerindo um monte de mercúrio.

Peixes são uma metáfora incrível para os nossos próprios corpos. Quanto mais velho for o peixe, mais metais pesados se acumularam em seus tecidos. É por isso que comer um grande alabote, espadarte ou tubarão é uma má ideia. Esses peixes podem viver mais de cem anos e, toda vez que comem um peixe pequeno que tenha mercúrio, o metal gruda ao redor do tecido do peixe maior. Da mesma forma, se seu plano é viver mais de cem anos e com lucidez, você não vai querer cem anos acumulando mercúrio, chumbo e outros metais circulando pelo seu cérebro.

Porém, uma das maiores fontes de exposição ao mercúrio para humanos é uma que criamos nós mesmos ao usar amálgama de mercúrio em "restaurações prateadas", na odontologia. Elas têm tanto mercúrio que, quando uma restauração prateada cai, deve ser tratada como um resíduo perigoso. Se você tem muitas restaurações de mercúrio, é certo que seu desempenho não fará jus a seu potencial e que você não vai viver o máximo possível. É garantido. O problema é que remover essas restaurações de forma imprópria vai causar um pico enorme nos níveis de mercúrio no sangue, com chances de envenenar seu cérebro. É por isso que um dentista que não use mercúrio e que saiba remover restaurações de maneira segura é essencial em sua equipe de apoio para ser um super-humano.

Lâmpadas compactas de luz fluorescente são outra fonte comum de mercúrio. Cada lâmpada tem vapor de mercúrio suficiente para criar um problema de descarte de resíduo perigoso, de acordo com os limites de segurança determinados pelo governo. Ensinei minhas crianças a prenderem a respiração e saírem correndo de uma sala caso uma lâmpada se quebre na escola ou na casa de um amigo. Elas são proibidas em nossa casa.

A conclusão é que, não importa se acha que sua comida e seu ambiente são limpos, sem dúvida você foi exposto a metais pesados o suficiente para acelerar seu envelhecimento e aumentar as chances de sucumbir às quatro assassinas.[10] E quanto mais se vive, pior fica. Então a questão é: o que você vai fazer a respeito? Vai alegar desconhecimento e não fazer nada só porque seu médico nunca pediu testes de metais, ou será proativo e agirá para evitar e reverter o envelhecimento que esses metais causam?

MÉTODOS DE DESINTOXICAÇÃO DE METAIS PESADOS

Uma boa estratégia para viver mais e se tornar super-humano é se expor menos a essas toxinas. O único problema é que muitas delas são onipresentes e é impossível evitar algum grau de exposição. Por isso é essencial se desintoxicar de metais pesados periodicamente e eliminá-los de seu sistema.

A prática de se desintoxicar tem algumas conotações negativas, devido aos centros de desintoxicação usados no tratamento de dependências químicas, chás laxantes aleatórios e outras "purificações" cheias de suco de fruta adocicados e xarope de bordo que, supostamente, ajudam a eliminar toxinas. Como resultado, muitas pessoas torcem o nariz para a ideia de desintoxicação. Eu entendo. Mas existe uma diferença enorme entre alguém tentando ganhar uns trocados explorando a ideia da desintoxicação e nossa necessidade real de ajudar nosso corpo a remover substâncias nocivas e capazes de nos envelhecer.

Outras pessoas resistem à ideia da desintoxicação porque acreditam que nosso corpo elimina naturalmente qualquer coisa que possa nos prejudicar. Talvez isso fosse possível se todos nós ainda vivêssemos no jardim do Éden e nossos alimentos (e toxinas) viessem apenas da Mãe Natureza. Mas essa história já era, e uma pesada carga tóxica em nosso ambiente moderno torna difícil para o corpo eliminar as toxinas de maneira eficiente. Você não foi projetado para viver uma vida longa enquanto mergulha na mistura feita pelo homem de substâncias químicas e metais tóxicos, muito mais presentes nos alimentos e em nosso corpo do que o pretendido pela Mãe Natureza.

Se seu sistema digestivo é saudável e você não o sobrecarrega com uma carga tóxica ainda mais alta que a média, provavelmente vai eliminar a maioria dos metais que ingere por meio das fezes. Mas uma porcentagem pequena deles fica armazenada em suas células adiposas. Se está familiarizado com os juros compostos, sabe que uma porcentagem pequena dos juros em suas economias pode se acumular por cinquenta anos e render uma fortuna. Da mesma forma, uma pequena porcenta-

174 **SUPER-HUMANO**

gem de metais pesados acumulada por cinquenta anos ou mais vai gerar envelhecimento e um caos biológico.

Na verdade, sou grato porque meus sintomas de intoxicação foram ruins a ponto de me levar a fazer um teste para metais pesados – isso me encorajou a aprender mais sobre o assunto e a começar a limpar essas substâncias envelhecedoras do corpo. Se você tem sintomas de intoxicação por metais pesados ou se sua saúde é ruim de maneira geral, procure um especialista em medicina funcional para uma avaliação e um processo seguro de desintoxicação. Desintoxicar-se de metais do jeito errado pode ser perigoso – por acidente, é possível mover metais dos tecidos para o cérebro. Para saber dos metais pesados, um especialista em medicina funcional vai pedir um exame de urina ou um teste do cabelo. Estes últimos são fáceis de fazer. Você não precisa urinar em uma garrafa nem tomar medicamentos que liberam os metais armazenados em seus tecidos, então eles são mais difíceis de interpretar e não medem a carga total de metais tóxicos no corpo. Testes de urina proporcionam um retrato mais exato dos níveis de toxina e são considerados excelentes.[11]

Se você tem ou não prova de sua exposição a metais pesados, recomendo que tome uma atitude para eliminar aos poucos os metais do corpo usando uma – ou mais de uma – das formas a seguir.

GLUTATIONA E OUTROS ANTIOXIDANTES

Em 1999, a primeira coisa que fiz para me desintoxicar de metais pesados foi receber uma dose intravenosa de glutationa. Ela era muito menos conhecida e mais cara do que é hoje. A glutationa é um dos antioxidantes mais poderosos do corpo e pode proteger você dos danos causados pelos metais pesados.[12] É também um quelante natural, suas moléculas podem formar várias ligações com um único íon de metal. Como você leu antes, agentes quelantes se ligam aos metais em seu corpo, neutralizando-os. Assim o corpo elimina os metais por meio da urina e da bile. A glutationa é particularmente útil porque, antes de mais nada, impede o mercúrio de entrar nas células.[13]

Vale notar, embora não seja relacionado a metais pesados: a glutationa protege as gorduras contra a oxidação, estimula as mitocôndrias, aumenta a imunidade e ajuda o cérebro a funcionar de forma ideal.[14] Ela também recarrega outros antioxidantes, tornando-os mais eficazes no combate à inflamação, e é um cofator para dezenas de enzimas que neutralizam os radicais livres nocivos.[15] Quanto mais baixos forem os níveis de glutationa, maiores serão os riscos relacionados às quatro assassinas.

É claro, o corpo produz sua própria glutationa, mas é difícil para qualquer um de nós produzir o suficiente para dar conta da produção crescente de radicais livres à medida que envelhecemos. Adicione exposição a metais pesados nessa mistura e você tem um ótimo argumento para tomar glutationa suplementar. Na primeira vez que tomei uma injeção de glutationa, me senti muito melhor logo em seguida. A partir de então, toda vez que me sentia meio doente, eu ia ao médico e tomava uma injeção de glutationa – e ela me ajudava de verdade. Até hoje, procuro garantir que meus níveis de glutationa continuem altos tomando suplementos e, de vez em quando, tomo uma injeção depois de um voo longo. Às vezes, evito tomar glutationa para não desregular a produção do meu corpo. Fazer uso todos os dias por períodos longos sem intervalos não é uma boa ideia.

Outro antioxidante poderoso que age como quelante de metais pesados é o ácido alfalipoico (ALA). Esse antioxidante consegue atravessar a barreira entre o sangue e o cérebro para proteger as membranas dos neurônios contra os danos causados por metais pesados.[16] O ALA também regenera a glutationa usada dentro e fora das células, aumentando os níveis de glutationa no corpo.[17] Além disso, o ALA ajuda no desempenho das mitocôndrias. Alguns pesquisadores acreditam que você precisa tomar ALA a cada quatro horas para evitar que os metais se depositem no cérebro, mas muitos médicos que conheço não seguem esse protocolo. Sabemos que doses orais de até 1.800 microgramas por dia não causam nenhum efeito colateral.[18]

É sempre uma boa ideia suplementar os esforços desintoxicantes com vitamina C, o antioxidante mais conhecido do mundo, uma vez que níveis baixos de vitamina C estão associados a níveis baixos de glutationa e de excesso de estresse oxidativo.[19] Da mesma forma que o

SUPER-HUMANO

ALA, a vitamina C recicla a glutationa usada, aumentando os níveis de antioxidantes nos glóbulos vermelhos.[20] E por si só, a vitamina C pode ajudar na desintoxicação de chumbo.[21] Assim como com a glutationa, deixo de tomar vitamina C em alguns dias e por doze horas depois de treinos intensos porque o estresse oxidativo criado pelo treino é parte de um sinal dado para os músculos crescerem. Se você tomá-la depois dos treinos, a vitamina C vai interferir nesse sinal.[22] Além disso, níveis adequados de zinco protegem o corpo da absorção de chumbo e cádmio, e é por isso que tomo uma cápsula por dia de orotato de cobre e zinco como parte do meu programa antienvelhecimento.

CARVÃO ATIVADO

Outro desintoxicante acessível a todos é o carvão ativado, uma forma de carbono que tem uma superfície maciça e uma forte carga negativa. O carvão ativado tem sido usado há mais de 10 mil anos pela medicina chinesa, por médicos ayurvédicos e por praticantes da medicina ocidental. Ele ainda é usado em prontos-socorros para tratar envenenamentos.

O carvão atua por meio de um processo chamado *adsorção*, que descreve o ato de se vincular a alguma coisa em vez de absorvê-la. No corpo, o carvão se vincula às substâncias químicas cujas moléculas têm uma carga positiva. Uma vez que ele se prende a elas, você pode eliminá-las normalmente (por meio das fezes). Muitas toxinas, mesmo aquelas produzidas naturalmente por bactérias e mofo tóxico, vinculam-se ao carvão, assim você pode expeli-las antes que prejudiquem o corpo.

Quando você come alimentos que contêm cádmio, cobre, níquel e chumbo (o mercúrio, infelizmente, não conta), o carvão ativado pode se vincular a esses metais tóxicos antes que eles tenham a chance de se grudar nas células.

Ele pode ajudar a prevenir muitas das mudanças celulares associadas ao envelhecimento. Em um estudo, o carvão ativado aumentou a expectativa de vida de animais mais velhos em uma média de 34%.[24] Mesmo que o aumento não seja tão grande em humanos, essa é uma intervenção relativamente livre de riscos com efeitos evidentes de antienvelhecimento.

Na verdade, um aumento de 34% na expectativa de vida é algo inédito em relação a fármacos. Lembre-se de que um aumento da expectativa de vida é um aumento na quantidade máxima de tempo que você pode viver. É muito mais difícil prolongar a vida útil do que aumentar a quantidade média de tempo que você espera viver.

Cientistas sabem dos efeitos do carvão ativado na saúde do coração desde os anos 1980. Em um estudo, pacientes com colesterol alto que tomaram carvão ativado três vezes por dia mostraram uma redução de 25% no colesterol total e dobraram suas taxas de HDL e LDL.[25] No entanto, quase nenhum médico convencional recomenda carvão ativado para pacientes cardíacos.

Quando vi essa pesquisa pela primeira vez, muitos anos atrás, minha única experiência com carvão tinha sido nas encostas de Annapurna, no Nepal, onde ele era vendido em toda parte por ser capaz de aliviar os sintomas de quase qualquer problema gastrointestinal. Quando voltei aos Estados Unidos, havia pouquíssimas cápsulas de carvão ativado disponíveis no mercado. Então comprei carvão em pó, misturei em um copo cheio de água e fiz careta enquanto engolia a bebida arenosa e sem gosto. Mas, na manhã seguinte, acordei menos inchado e mais concentrado. Depois fui ao banheiro e achei que estivesse morrendo, porque o carvão percorre o trato gastrointestinal e deixa suas fezes pretas, com a mesma cor de quando estão com sangue. Considere-se avisado.

Tenha em mente que o carvão ativado na forma de suplementos que você encontra no mercado pode vir de uma variedade de fontes. O carvão é resultado da queima de alguma coisa e, no caso de alguns suplementos de carvão, essa coisa são resíduos agropecuários. Existem também muitas classes de carvão, indo dos mais grosseiros encontrados em filtros de água até partículas ultrafinas. Prefiro (e fabrico) carvão ativado feito de cascas de coco lavadas com ácido para dissolver qualquer metal pesado presente, e que depois são moídas e transformadas nas partículas mais finas possíveis. Quanto mais fina a partícula, maior é a área para se vincular toxinas. Um grama de carvão ativado tem uma área de superfície que vai de 950 a até 2 mil metros quadrados.[26] Em outras palavras, o carvão mais fino é duas vezes mais eficaz do que o carvão de classe normal. Na verdade, foi provado que partículas mais finas se vinculam à substância

178 SUPER-HUMANO

mais carcinogênica conhecida pelo homem: a aflatoxina, encontrada no mofo tóxico.[27] Tomo essas cápsulas quase todos os dias de estômago vazio como parte de minha estratégia antienvelhecimento e como uma forma de me desintoxicar sempre de substâncias químicas, pesticidas e alguns metais pesados.

Se você seguir esse caminho, lembre-se de nunca tomar carvão ativado ao mesmo tempo que ingere medicamentos ou outros suplementos. O carvão se vincula a um monte de substâncias – até mesmo a coisas boas como medicamentos, vitaminas e outros minerais. Espere uma hora ou mais depois de tomar carvão para ingerir outros suplementos ou medicamentos. Fale com seu médico sobre os detalhes. Se você toma antidepressivos, isso é ainda mais importante. Você não quer se "desintoxicar" do antidepressivo antes de ele agir em seu cérebro!

CLORELA

Em estudos com animais, um tipo de alga chamada clorela se vincula muito bem ao mercúrio no intestino,[28] e muitos médicos recomendam seu consumo por esse motivo. Noto uma diferença mensurável em minha coordenação motora fina e em minhas funções neurológicas quando como clorela com peixe, uma fonte comum de mercúrio. A melhor opção é ingerir 25 tabletes de clorela ou mais com refeições contendo peixe. Dessa forma, você pode ingerir a preciosa ômega-3 DHA do peixe sem sofrer um golpe do mercúrio.

PECTINA CÍTRICA MODIFICADA E OUTRAS FIBRAS

O método original da Mãe Natureza para a desintoxicação de substâncias nocivas em seu intestino é a ingestão de fibras alimentares. Existem dois tipos de fibras: o insolúvel, que você não consegue digerir, e o solúvel, que alimenta as bactérias boas no intestino. É importante alimentá-las porque ter bactérias saudáveis no intestino ajuda a desintoxicar.[29] Você vai ler mais sobre isso daqui a pouco.

Além de alimentar as bactérias no intestino, existe uma forma de fibra cítrica chamada pectina cítrica modificada (MCP), que tem propriedades antienvelhecimento quase mágicas. Ela é boa para remover chumbo, cádmio, arsênio e tálio. Em um estudo, cerca de quinze gramas diários de pectina cítrica modificada em pó, por cinco dias, fizeram os participantes eliminarem níveis significativamente maiores de metais por meio da urina. Especificamente, a quantidade eliminada de arsênio aumentou 130%, a de cádmio, 150% e a de chumbo, 560%.[30]

Só isso já é bom para envelhecer bem, mas tem mais. A MCP reduz a habilidade do câncer de se espalhar pelo corpo.[31] Considerando que o câncer é uma das quatro assassinas, tomar uma substância que dificulta sua ação a fim de que você tenha mais tempo para combatê-lo faz muito sentido.

A MCP também reduz os níveis de uma molécula em seu corpo chamada galectina-3. Isso ajuda na proteção contra bactérias nocivas que causam inflamações locais e ativam o sistema imunológico. À medida que você envelhece, seus níveis de galectina-3 aumentam, criando inflamação crônica. Você já aprendeu que inflamação crônica aumenta as chances de sofrer de uma das quatro assassinas e está associada à formação de AGE, um dos sete pilares do envelhecimento. A galectina-3 é também associada à insuficiência cardíaca, doença renal e câncer.[33]

No entanto, a galectina-3 é essencial para jovens (abaixo dos quarenta anos) desenvolverem tecidos saudáveis, então, a menos que haja altos níveis de metais, eles não devem tomar pectina cítrica modificada todos os dias. Eu dou para os meus filhos, que têm nove e doze anos, cerca de cinco gramas, uma vez por semana. Uma dose baixa para adultos são cinco gramas por dia durante vários meses, e uma dose alta são quinze gramas diária durante um ano. Minha estratégia pragmática é tomar quinze gramas em dias alternados, durante um ano, e depois cinco gramas de dois em dois dias como uma dose de manutenção. Ele tem um gosto suave e costumo tomar junto com meu café Bulletproof, ou misturo em um copo com água pela manhã. Considerando os benefícios para a desintoxicação contínua de metais e para a redução das cardiopatias, dos cânceres e dos riscos de doença renal, esse truque vale a pena.

SUPER-HUMANO

TERAPIA DE QUELAÇÃO COM EDTA

A maior arma da terapia de quelação é a com o ácido etilenodiamino tetra-acético (EDTA), que foi usado pela primeira vez em 1950 para tratar envenenamento por chumbo. O EDTA é um aminoácido sintético que se associa a metais e diminui sua reatividade. Isso ajuda a remover os metais e reduz os danos que causam. O EDTA também é usado para reduzir a calcificação das artérias à medida que você envelhece, além de ser um anticoagulante para o sangue. Quando tira sangue, você consegue ver no fundo do tubo de ensaio uma pequena quantidade de uma substância amarelada que impede o sangue de coagular? Isso quase sempre é EDTA.

Depois de minha primeira injeção de glutationa em 1999, dei o passo seguinte para me desintoxicar de metais pesados: terapia de quelação com EDTA, também intravenosa. Não demorei para usar as armas mais potentes porque meus exames de laboratório mostraram que meu sangue estava tão pegajoso que eu corria o risco de sofrer um ataque cardíaco ou um AVC. Eu não tinha nem trinta anos de idade. Quando cheguei em casa depois de fazer a quelação com EDTA, minha companheira na época olhou para mim e disse: "Nossa, sua pele está muito rosa!". Eu nunca tinha percebido que, por anos, minha pele teve uma coloração acinzentada pouco saudável. A terapia com EDTA ajudou meu sangue a circular melhor, deixando minhas bochechas coradas. Desde então, também experimentei supositórios de quelação com EDTA e descobri que eles funcionam tão bem quanto a intravenosa, senão melhor, para uma desintoxicação continuada. Você pode não curtir supositórios, mas, quando compara a ida a um consultório médico (são sessenta minutos sentado para receber o EDTA por injeção intravenosa) com os quinze segundos que leva para inserir um supositório, é bem óbvio qual dos métodos exige menos investimento de tempo e dinheiro.

O EDTA é um agente quelante poderoso para o cálcio também, assim como para outros metais pesados. À medida que envelhecemos, é normal acumularmos cálcio em nossos tecidos, e essa calcificação causa todo tipo de sintoma de envelhecimento, de doença cardíaca até calvície (mais sobre isso daqui a pouco). Esse acúmulo de cálcio costuma ser resultado de um desequilíbrio entre o cálcio e outras vitaminas, como as D e K_2. Seu corpo precisa de vitamina D para absorver o cálcio de maneira adequada e quase todo mundo hoje tem deficiência de vitamina D pela forma como evitamos a luz ultravioleta.

Por outro lado, precisamos de vitamina K_2 para manter o cálcio em seu lugar – isto é, nos ossos e nos dentes. Com frequência, o cálcio pode se desprender dos ossos e dos dentes à medida que envelhecemos, deixando para trás pequenos buracos, e em seguida se acumular onde não deveria: em tecidos macios. Quando isso acontece, a quelação com EDTA é extremamente eficaz para remover o cálcio dos tecidos. Se seu corpo ainda não estiver calcificado, suplementos com vitamina D e K_2 ajudam a evitar a calcificação de tecidos e proteger seus dentes e ossos contra o envelhecimento. O chumbo é também associado à calcificação, então o EDTA pode ser duplamente poderoso removendo cálcio e chumbo![34]

Quando meu pai teve problemas de calcificação alguns anos atrás, recomendei que fizesse quelação com EDTA, e funcionou extremamente bem. Cardiologistas convencionais têm afirmado há anos que quelação com EDTA não funciona, mas isso não muda o fato de que muitos especialistas em medicina funcional têm sucesso ao usá-la para melhorar o sistema arterial. Se você tem mais de quarenta anos, sugiro que faça um exame para saber seus níveis de calcificação. Se forem altos, a quelação com EDTA por meio de injeção intravenosa ou supositório pode ajudar a diminuir esses números ao mesmo tempo que auxilia na desintoxicação de metais pesados – que você, sem dúvida, também carrega. Se tem menos de quarenta anos ou não tem como fazer um exame para saber os níveis de cálcio, pode tentar uma terapia de quelação mais leve de forma preventiva.

Assim como com outros agentes quelantes, recomendo que você faça testes para saber do acúmulo de metais pesados antes de usar quelação com EDTA. Mesmo que não escolha fazer um exame laboratorial completo de urina, consulte um especialista em medicina funcional antes de experimentar a quelação com EDTA. Você deve mesmo procurar um médico antes de fazer essa terapia, pois corre o risco de ficar muito doente se o fígado e os rins não conseguirem processar os metais quando

SUPER-HUMANO

eles forem liberados das células adiposas. Se feita do modo correto, no entanto, a terapia com quelação pode desacelerar rapidamente e até mesmo reverter o envelhecimento. Trabalhar com um profissional vale o investimento de tempo e de dinheiro.

TRANSPIRE

O corpo tem um jeito próprio de desintoxicar que não requer nenhuma injeção intravenosa ou suplementos: transpirar. A transpiração não serve apenas para refrescar, também ajuda a se livrar de metais pesados e xenobióticos, de substâncias estranhas como plásticos e petroquímicos, em quantias pequenas, mas significativas. Em 2012, uma revisão sistemática de cinquenta estudos descobriu que transpirar ajuda a remover chumbo, cádmio, arsênio e mercúrio, especialmente em pessoas com índices altos de metais pesados.[35]

Recomendo que você amplie os benefícios transpirando em uma sauna infravermelha. Sempre que desconfio de ter sido exposto a alguma coisa tóxica, como quando como em um restaurante e percebo que a comida estava carregada de poluentes, faço uma sessão de uma hora na sauna infravermelha para desintoxicar. Tenha em mente que transpirar extrai eletrólitos e sais minerais do corpo, então é importante beber muitos líquidos e ingerir bastante sal (dê preferência para o sal rosa do Himalaia ou para outro sal rico em minerais) se for usar uma sauna para se desintoxicar.

É claro, você também pode transpirar à moda antiga: fazendo exercícios, que aumentam a lipólise (a degradação de lipídios no tecido adiposo). Isso libera os metais pesados armazenados no tecido adiposo. Recomendo fazer um treino intervalado de alta intensidade (HIIT) uma ou duas vezes por semana para estimular a lipólise. Exercícios proporcionam ainda vários outros benefícios antienvelhecimento. Pesquisas mostram que adultos que fazem exercícios intensos com regularidade têm telômeros significativamente mais longos, aquelas ponteiras de proteção nas extremidades dos cromossomos sobre as quais você leu antes. Como resultado, em um nível celular, as pessoas que se exercitam com frequência são uma década mais jovens do que seus pares que não praticam atividades físicas.[36]

Lembre que mobilizar toxinas só é uma coisa boa se seu corpo conseguir de fato se livrar delas. Você precisa garantir que as toxinas sejam expelidas e não apenas movidas para uma parte diferente do corpo! Fazer exercícios melhora a circulação do sangue, proporcionando mais oxigênio para o fígado e para os rins de modo que eles possam filtrar melhor as toxinas que foram liberadas pelas células adiposas. Mas a lipólise é ainda mais eficiente quando combinada com suplementos que estimulam o fígado e os rins. Isso inclui cálcio-D glucarato, que se transforma em ácido sacárico no corpo e estimula a via de desintoxicação mais importante do fígado. Assim como o carvão ativado, o ácido sacárico vasculha o corpo em busca de toxinas para se vincular a elas e depois eliminá-las, evitando o envelhecimento precoce. É também uma boa ideia tomar carvão ativado antes de se exercitar ou de fazer uma sauna para absorver as toxinas liberadas pelas células adiposas.

Outra forma de tirar proveito da lipólise, mas sem transpirar, é entrando em estado cetogênico. A cetose é uma forma muito eficaz de induzir a lipólise, sobretudo durante o jejum. Quando você está jejuando em estado cetogênico, o corpo degrada a gordura armazenada para poder produzir cetonas como combustível. Como os metais pesados estão armazenados nas células adiposas, isso significa que você pode turbinar sua desintoxicação (e perda de gordura) entrando em cetose. Como visto antes, isso é possível quando você jejua por dois dias ou quando faz uma dieta composta de gorduras, poucas proteínas e quase nenhum carboidrato. Se você tentar essa dieta, estimule seus esforços de desintoxicação ingerindo carvão ativado, cálcio-D glucarato, ou ambos.

Às vezes, faço jejuns mais longos para tirar proveito da desintoxicação e dos benefícios antienvelhecimento. Pode parecer difícil no começo, mas assim que você se adaptar às gorduras (quer dizer que seu corpo está acostumado a usar gordura para produzir energia), é completamente indolor. Além disso, adoro economizar tempo sem ter que lavar as louças por alguns dias. A capacidade de jejuar sem achar que vai morrer de fome é um poder super-humano que você pode cultivar.

Conclusão

Quer rejuvenescer? Coloque estas coisas em prática agora mesmo:

• Aumente seus níveis de antioxidantes com suplementos que vão ajudar você a desintoxicar e combater os efeitos negativos dos metais no corpo. Concentre-se na glutationa, no ácido lipoico, no orotato de zinco e na boa e velha vitamina C.

• Com frequência, tome carvão ativado para vincular os metais aos quais foi exposto, de quinhentos microgramas a cinco gramas por dia e/ou pectina cítrica modificada, de cinco a quinze microgramas por dia, evitando tomar qualquer um dos dois com alimentos ou com outros medicamentos. Tome tabletes de clorela quando comer peixe.

• Se você sente que está envelhecendo mais rápido do que queria ou tem motivos para pensar que foi exposto a níveis altos de metais pesados, consulte um especialista em medicina funcional para fazer um teste de urina. Se os níveis estiverem mesmo altos, considere fazer uma terapia de quelação com EDTA por via intravenosa ou na forma de supositórios, sob supervisão médica.

8

POLUINDO O CORPO COM OZÔNIO

Em 2004, fui para um lugar inusitado a fim de reverter todas as coisas que estavam erradas com meu organismo: o consultório de um dentista. Por meio do meu trabalho sem fins lucrativos em prol do antienvelhecimento, conheci um dentista de 88 anos chamado dr. Gallagher, que vivia em Sunnyvale, na Califórnia. O dr. Gallagher descobriu que muitas pessoas não sabem, mas sofrem com infecções de baixo grau nos dentes, gerando uma terrível inflamação envelhecedora generalizada. E quando dentistas fazem restaurações em cima dessas inflamações, elas se deterioram, gerando aos poucos a inflamação envelhecedora.

Em sua clínica, o dr. Gallagher usava terapia com ozônio para esterilizar os dentes antes de fazer as restaurações. No entanto, a terapia com ozônio não serve apenas para os dentes. O dr. Gallagher tinha descoberto a terapia com ozônio com Frank Shallenberger, que desbravou esse campo mais de quarenta anos atrás. Porém, a terapia existe há mais tempo ainda. Ela evoluiu como um tratamento para infecção antes de termos antibióticos. Médicos alemães começaram a usá-la com sucesso para o tratamento de feridas infeccionadas durante a Primeira Guerra Mundial.

Por que você, provavelmente, não sabe quase nada a respeito dessa terapia? Quando a maioria das pessoas ouve a palavra *ozônio*, elas pensam na camada de ozônio, uma região da estratosfera terrestre que absorve a maior parte dos raios ultravioletas do Sol e que tem altas concentrações de ozônio. Nos anos 1970, cientistas ficaram preocupados com o fato de que a poluição causada por substâncias químicas na atmosfera estava acabando com a camada de ozônio, gerando um aumento perigoso na radiação ultravioleta. Eles reagiram banindo certas substâncias químicas e a camada de ozônio está se recuperando. Ozônio é também o nome de um poluente que causa problemas de saúde em dias carregados de *smog*. Entre esses dois significados, a ideia de uma "terapia com ozônio" parece... loucura.

Isso não me impediu de visitar o dr. Gallagher – não por causa dos meus dentes ou de uma infecção, mas para ver como ele podia me ajudar a reverter os muitos sintomas de envelhecimento que eu estava sentindo, sobretudo aqueles relacionados à obesidade e à exposição ao mofo tóxico. Foi assim que me tornei discípulo do dr. Gallagher. Esse senhor gentil e sábio era cheio de energia e mais do que disposto a compartilhar seu entusiasmo por uma tecnologia esquecida que funciona contra quase qualquer agente infeccioso e até mesmo restaura a energia de mitocôndrias avariadas. Ele era um exemplo de como a sabedoria dos mais velhos pode ajudar o mundo. E depois de um tratamento com ozônio em meus canais auditivos, que leva oxigênio para o cérebro, eu me senti tão bem que fiquei convencido dos benefícios da terapia com ozônio como uma tecnologia antienvelhecimento. Desde então, eu a uso com regularidade e me senti honrado ao convidar o homem por trás da moderna terapia com ozônio, o dr. Frank Shallenberger, para participar do *Bulletproof Radio* e da minha conferência anual de *biohacking*.

OXIGÊNIO E OZÔNIO: DOIS PODEROSOS

Você está respirando. Bom, pelo menos espero que esteja. Ao inalar, seu corpo absorve oxigênio, que, em sua forma molecular, contém dois átomos de oxigênio (daí a representação O_2). O ozônio, por sua vez, tem três átomos de oxigênio, ou seja O_3. Porque o ozônio tem uma molécula extra, o átomo em si é muito instável, ou reativo.

Com base em tudo que você leu até aqui, isso parece ruim, certo? Estresse oxidativo causado pelo excesso de espécies reativas de oxigênio (radicais livres) é uma das grandes causas de envelhecimento. E, de fato, ozônio pode ser nocivo quando usado de maneira incorreta. Trata-se de um gás incolor com um cheiro muito forte. Se você respirá-lo em

POLUINDO O CORPO COM OZÔNIO   187

pequenas quantidades, vai tossir e engasgar. Em grandes quantidades, vai vomitar descontroladamente e, além disso, pode morrer de danos pulmonares.

Então por que diabos alguém em sã consciência faria terapia com ozônio? Bom, o ozônio pode ser administrado com segurança por via intravenosa, retal, vaginal ou transdérmica (através da pele). Você também pode beber água ozonizada. Essa é uma espécie de estresse hormético. Ele envia um sinal para o corpo de que células disfuncionais e fracas devem morrer e que as outras devem ficar mais fortes. Células fracas que são vulneráveis à invasão de bactérias ou vírus são mais suscetíveis à oxidação. A terapia com ozônio acaba com essas células fracas e danificadas.

Ao mesmo tempo, o ozônio destrói bactérias nocivas, fungos, vírus e protozoários ao oxidar os lipídios no corpo, criando lipoperóxidos. Esses peróxidos desativam, de maneiras diferentes, bactérias, vírus, fungos e protozoários patogênicos. Nos fungos, os peróxidos inibem seu crescimento. Nos vírus, interrompem o contato deles com as células, impedindo-os de se reproduzirem. E para matar bactérias, esses peróxidos oxidam a parede celular bacteriana, destruindo as bactérias quase de imediato. A terapia com ozônio mata 99% das bactérias em segundos e é cem vezes mais eficaz ao combatê-las do que lixívia! A terapia com ozônio é também mais eficaz do que antibióticos e muito mais aconselhável porque mata bactérias sem acabar com as que são benéficas no intestino ou sobrecarregar o sistema imunológico.

Na verdade, a terapia com ozônio *fortalece* o sistema imunológico. O sinal de que peróxidos estão em ação faz o corpo aumentar a produção de seus dois antioxidantes mais poderosos, cujos nomes devem ser familiares a esta altura: glutationa e superóxido dismutase. A terapia com ozônio também gera um aumento significativo na produção de interferona, uma proteína que inibe a reprodução dos vírus e de duas moléculas sinalizadoras do sistema imunológico: o fator de necrose tumoral e a interleucina 2.[1] Um aumento dessas moléculas sinalizadoras gera uma cadeia de reações imunológicas, estimulando de maneira poderosa todo o sistema imunológico.

Pesquisas mostram que a terapia com ozônio pode salvar vidas. Quando pesquisadores precondicionaram ratos com ozônio e depois injetaram neles substâncias fecais mortíferas, o índice de sobrevivência dos roedores foi de *zero* a 62,5%.[2] O ozônio também é eficaz no tratamento de bactérias resistentes a antibióticos,[3] algo que espero ver muito mais no futuro graças ao uso excessivo e generalizado de antibióticos.

Quando conheci o dr. Gallagher, ele me levou até os fundos de sua clínica e, em meia hora, me ensinou como usar o ozônio de maneira segura em casa. Depois ele disse: "Aqui estão os equipamentos médicos que eu tenho. Eles custam 1.500 dólares". Fiquei cabisbaixo. Era mais dinheiro do que eu podia gastar naquela época. "Mas este", ele continuou, "é o equipamento chinês que custa menos de duzentos. O único problema é que ele não tem medidas, então você não consegue saber quanto ozônio está usando". Ele sugeriu um amigo que poderia fazer as marcações de medida para mim, e estava tudo resolvido.

Eu só precisava encontrar oxigênio medicinal, o que era mais difícil do que parecia. Acontece que existe uma incrível máfia médica em torno desse negócio. Então fiz o que qualquer *biohacker* que se preze faria: fui ao Craigslist e adquiri um tanque de oxigênio de segunda mão próprio para soldagem, que serve perfeitamente como oxigênio medicinal. Comprei um regulador que me permitia controlar o fluxo de oxigênio e comecei meu tratamento com ozônio em casa por menos de quinhentos dólares.

Em casa, eu tinha duas opções de tratamento: retal e vaginal. Tecnicamente, só sou equipado para uma dessas opções, então não foi exatamente uma escolha. Coloquei uma quantidade pequena de ozônio em um saquinho especial com um tubo, inseri no meu reto e fui viver a vida. Ser um *biohacker* profissional nem sempre é glamouroso.

Na primeira vez que fiz isso, podia sentir meu cérebro ligando quase de imediato. Foi incrível. A descarga de energia foi valiosa para mim porque eu não me sentia assim havia anos, apesar de todos os meus esforços. Mas durou apenas cinco minutos. Eu sabia que estava perto de uma descoberta importante, por isso, nos dezoito meses seguintes, sempre que não estava viajando, eu fazia uma pequena sessão com ozônio por via retal todas as noites. Isso ajudou a reverter os danos causados por anos de exposição ao mofo tóxico e me devolveu ao estado mais saudável em que estive em muitos anos. Foi tão transformador que, assim que minhas condições financeiras melhoraram, investi em equipamentos médicos para terapia com ozônio.

Você pode se perguntar o que a terapia com ozônio está fazendo em um livro sobre longevidade. Explico: é uma das formas mais eficazes de restaurar suas funções mitocondriais aos níveis de uma pessoa jovem e combater qualquer infecção que pode matá-lo no caminho para a imortalidade. É também muito econômico e extremamente seguro, comparado a quase qualquer fármaco.

Desde que aprendi como usá-la, apelo para a terapia com ozônio sempre que tenho uma infecção local que quero combater logo no início, antes que ela se espalhe e me obrigue a tomar antibióticos. Uso até mesmo em meus filhos. Alguns anos atrás, minha filha, Anna, que tinha então oito anos, arranhou a orelha em um arbusto de rosa, o que acabou virando uma infecção grave. A orelha inchou bastante e ficou avermelhada. A dra. Lana (que trabalhou em um pronto-socorro) decidiu que, se Anna não melhorasse até a manhã seguinte, nós iríamos até uma clínica para ela tomar antibióticos. Sabendo como os antibióticos fazem mal para o intestino (mais sobre isso daqui a pouco), fizemos o que qualquer pai e mãe *biohackers* fariam. Nós a colocamos ao lado do gerador de ozônio, deixamos a TV em um programa sobre dragões (um presentinho, já que ela quase não assiste à televisão), ligamos um ventilador para que ela não respirasse o ozônio e direcionamos o gás diretamente para a pele de sua orelha. Depois da primeira sessão, a orelha voltou ao tamanho normal. Depois da segunda, voltou à cor normal e estava completamente curada.

Por que poucos médicos conhecem esse tratamento? Porque leva tempo para se administrar a terapia com ozônio e requer treinamento, além de ela não vender remédios. E porque não é o abominável "atendimento-padrão" imposto aos médicos pelas seguradoras, qualquer médico que decida usá-la está assumindo alguns riscos.

Felizmente, existem alguns médicos dispostos a assumir esses riscos. Por exemplo, o dr. Robert Rowen. Eu o conheci quando ele fez uma conferência no Instituto de Saúde do Vale do Silício e depois o entrevistei no *Bulletproof Radio* sobre seu trabalho treinando médicos em Serra Leoa para tratar pacientes com ebola usando a terapia com ozônio. Na

190 **SUPER-HUMANO**

maioria dos casos, pacientes com ebola têm apenas 10% de chances de sobreviver, mas o dr. Rowen sabia que ele podia melhorar esses números se treinasse os médicos locais para o uso da terapia com ozônio. O ozônio não só é mais seguro do que outras opções de tratamento para o ebola, mas é também mais acessível e muito mais eficaz.

Em outubro de 2014, o dr. Rowen viajou até Serra Leoa com seu colega Howard Robins depois de ter sido convidado pelo presidente para treinar os profissionais de saúde do país no tratamento dos casos de ebola usando terapia com ozônio. Correu tudo bem com o treinamento, mas teve apenas um senão. Enquanto eles estavam no centro de tratamento de ebola em Serra Leoa, um telefonema do ministro da Saúde suspendeu o projeto de ozônio sem nenhuma explicação. Pacientes e funcionários estavam proibidos de receber terapia com ozônio, mesmo se soubessem que tinham sido expostos ao ebola. Os funcionários continuaram com o treinamento porque tinham medo de morrer. Mas os pacientes não podiam receber tratamento e foram abandonados à própria sorte.

Quatro funcionários da área de saúde e três médicos que estavam nas linhas de frente acabaram sendo contaminados pela doença. Dos três médicos, dois se recusaram a receber o tratamento com ozônio e morreram. Virou notícia internacional. O terceiro médico tinha sido treinado pelo dr. Rowen e pediu terapia com ozônio, mas seu pedido não foi atendido. Infelizmente, ele também morreu. Os quatro profissionais da saúde, no entanto, conseguiram a terapia com ozônio e reagiram quase instantaneamente. Eles se recuperaram por completo em poucos dias, sem nenhuma complicação. Dr. Rowen publicou os resultados desses quatro casos no *African Journal of Infectious Diseases*.

A esposa de um dos médicos veteranos tinha encorajado o marido a receber tratamento com ozônio e, depois de ele morrer, ela ficou em quarentena com a casa cercada de homens armados. Ela sabia que tinha sido exposta à doença e estava com medo de morrer, mas os guardas não a deixariam sair de casa para receber o tratamento com ozônio. Ela ficou tão desesperada que escalou uma cerca de arame farpado no meio da noite, rasgando sua pele, para poder escapar. Por sorte, conseguiu a terapia com ozônio e não desenvolveu nenhum sintoma.

TERAPIA COM OZÔNIO

Sou extremamente grato a médicos corajosos e revolucionários como o dr. Rowen, que assumem riscos para levar tratamentos eficazes a pessoas que precisam deles. É vergonhoso que a ganância tenha impedido outras pessoas de conseguir ajuda.

TERAPIA COM OZÔNIO

Como você leu antes, existem várias formas de inserir ozônio no corpo. A opção mais rápida e eficaz é expor seu sangue ao ozônio. Dessa forma, o ozônio vai direto para a corrente sanguínea e reage instantaneamente com os átomos do sangue. Para fazer isso, o médico tira sangue do corpo, coloca em um recipiente, depois injeta o ozônio em forma gasosa direto nesse recipiente. O gás de ozônio desaparece rápido quando entra em contato com outros átomos, criando peróxidos. O recipiente que continha sangue agora contém peróxidos e glóbulos brancos. Quando injeta essas células de volta no corpo, você expõe seu organismo inteiro aos benefícios do ozônio.

Hoje, você pode gastar ainda mais para ir a um consultório médico e ter acesso ao melhor tratamento com ozônio sistêmico disponível, que tem dez etapas. Para esse tratamento, um médico tira o sangue do paciente, aplica o ozônio e injeta o sangue de volta na corrente sanguínea. Depois, tira-se o sangue do paciente mais uma vez, aplica-se o ozônio e injeta-se de volta, repetindo o processo até completar dez vezes seguidas. Esse tratamento poderoso é um procedimento considerável que faz maravilhas para rejuvenescer o corpo e remover agentes patogênicos. Planejo fazer um tratamento com ozônio de dez etapas uma vez por ano pelos próximos cem anos, no mínimo. Pode ser bom para você se estiver sofrendo de uma doença persistente ou se quiser reconfigurar suas mitocôndrias para se tornar mais jovem.

Você também pode usar ozônio – transdérmico ou via injeção – em uma área determinada, o que faz os peróxidos reagirem rápido com as células em uma área infectada. Por exemplo, se você sofre de cistite crônica (inflamação) na bexiga, pode aplicar ozônio direto na bexiga. Quando você usa o ozônio por via retal, os peróxidos escoam direto para o fígado. Isso pode ser usado como um tratamento direto do fíga-

SUPER-HUMANO

do. Também é possível "ozonizar" água e aplicá-la em áreas específicas para tratar infecções locais. Alguns dentistas recomendam bochecho com essa água para combater doenças da gengiva, e você pode usar a água como colírio para tratar infecções nos olhos. Por favor, não tente nenhuma dessas terapias antes de consultar um médico! Vale a pena repetir: inalar gás de ozônio por acidente pode causar danos pulmonares permanentes ou até mesmo a morte. Não use ozônio sozinho sem um treinamento básico.

Mais recentemente, o ozônio se tornou uma opção popular para o tratamento de dores crônicas nas articulações, um sintoma muito comum de envelhecimento. Uma terapia promissora chamada prolozone consiste em injetar ozônio diretamente nas articulações, estimulando a cura e a regeneração. Fiquei sabendo dessa terapia por meio de uma integrante do SVHI de cinquenta anos que pesava cerca de 180 quilos e era diabética. Por um mês, ela teve que usar um andador para poder caminhar. No mês seguinte, depois de fazer a terapia prolozone, ela trocou o andador por uma bengala. Imagens de seus joelhos, que não mostravam cartilagens visíveis antes do tratamento, revelaram uma camada nítida de cartilagem apenas seis semanas depois de receber a terapia prolozone. Na época, cientistas acreditavam que não era possível desenvolver cartilagem! Se você sofre com problemas crônicos nas articulações, sobretudo nos joelhos e nas costas, isso pode mudar sua vida. Desde então, tenho trabalhado com médicos para injetar ozônio em duas de minhas articulações, com melhorias consideráveis.

Hoje, prefiro revezar minhas terapias oxidantes porque acho que cada uma tem benefícios específicos. Às vezes, tomo injeções intravenosas de UVB, como mencionei antes, e às vezes uso uma dose alta de vitamina C em gotas como um tratamento de choque. Ozônio é uma escolha recorrente quando quero manter altos níveis de energia e imunidade depois de um voo longo, e por via intravenosa como um tratamento ocasional antienvelhecimento.

Pense assim: a oxidação excessiva, basicamente, faz seu corpo enferrujar de dentro para fora. É por isso que o excesso de radicais livres é ruim para você. É contraintuitivo imaginar que adicionar ao corpo um oxidante extra como o ozônio vai ajudar, mas ele força seu organismo a se tornar melhor em criar defesas próprias. É como levantar pesos para os sistemas antioxidantes celulares!

OZÔNIO, ENERGIA E NAD

Agora sei que meu primeiro tratamento com ozônio em casa ativou meu cérebro, ainda que temporariamente, porque o ozônio é também um dos estimulantes mitocondriais mais poderosos do mundo. Ele aumenta a taxa com que os glóbulos vermelhos quebram as moléculas de glicose para criar energia enquanto estimula o aumento de oxigênio enviado para os tecidos. Porém, talvez o mais importante seja que ele abastece uma poderosa molécula de antienvelhecimento chamada dinucleótido de nicotinamida e adenina (NAD) com seu elétron extra, transformando-a em NAD+.

A NAD é uma coenzima (um composto necessário para certas enzimas funcionarem) de que cada uma de suas células precisa para desempenhar funções básicas e manter o corpo vivo. Infelizmente, seus níveis de NAD diminuem em 50% entre o nascimento e os cinquenta anos,[5] e continuam a diminuir ainda mais depois disso, a menos que você faça alguma coisa a respeito. Para entender o que a NAD faz, ajuda pensar nela como um garçom que pega um elétron de uma mesa e o larga em outra. Ela existe em duas formas: NAD+ e NADH. A forma oxidada, NAD+, pega um elétron de uma molécula. Enquanto segura esse elétron, ela se torna NADH. Em seguida, a NADH doa esse elétron para outra molécula e se torna NAD+ de novo. Essa simples ação de mover os elétrons de um lugar para outro dá às enzimas o poder de ativar, nas células, reações químicas microscópicas que as mantêm saudáveis e o corpo, em movimento. E a terapia com ozônio adiciona mais elétrons à festa.

Sem NAD+, tudo para de funcionar. As mitocôndrias precisam de NAD+ para produzir energia. O corpo também precisa de NAD+ para a manutenção dos níveis de glicose no sangue à noite, para a produção de cetonas, para o funcionamento correto dos músculos e para os nervos mandarem mensagens uns para os outros. Em resumo, você não consegue funcionar sem ela. De acordo com um estudo, quando cientistas criaram condições no laboratório que inibiram a NAD+, as células morreram porque as mitocôndrias não conseguiam produzir energia suficiente para sustentar a vida.[6]

A NAD+ também ajuda a garantir que as proteínas mantenham suas formas de modo que você possa evitar o acúmulo de proteínas amiloides, um dos sete pilares do envelhecimento. E suas células usam NAD+ para ajudar no funcionamento de uma família específica de proteínas chamadas sirtuínas. As sirtuínas regulam as vias biológicas e protegem suas células do estresse oxidativo e do consequente declínio relacionado à idade.[7] Essas proteínas também desempenham um papel crucial na manutenção do comprimento de seus telômeros.[8] Se você quer telômeros longos e a longevidade associada a eles, você precisa de uma quantidade grande de NAD+.

Existem muitas pesquisas que mostram que a NAD+, por si só, também protege as células de estresse oxidativo. Em um estudo, quando pesquisadores mediram os níveis de NAD+ em uma célula, conseguiram prever se ela iria ou não sobreviver diante de um fator de estresse. Quanto mais NAD+ uma célula tem, melhores são as chances de sobreviver.[9] Em outro estudo, em Singapura, pesquisadores estressaram células cerebrais de ratos, privando-as de oxigênio, e depois inseriram NAD+ direto na cultura de células. Eles descobriram que as células tratadas com NAD+ eram muito mais resilientes ao estresse. Uma porcentagem muito maior de células que recebem NAD+ sobreviveram em comparação àquelas que não receberam.[10] Traduzindo: níveis saudáveis de NAD+ mantêm você e suas células fortes e resilientes, sobretudo ao enfrentar fatores de estresse.

A NAD+ também ajuda o corpo a restaurar o DNA que foi danificado pelas funções e exposições associadas ao dia a dia.[11] Ela faz isso trazendo uma carga negativa para os lugares em que o DNA está danificado, o que facilita a restauração.[12] Foi provado que isso estende a vida de animais. Em um estudo com ratos, todos os integrantes de um grupo de controle que não receberam suplementos de NAD+ morreram dentro de cinco meses. Metade deles morreu até antes, dentro de três meses e meio. Enquanto isso, o grupo que recebeu suplementos de NAD+ viveu mais de dez meses, indicando que a suplementação de NAD+ gera uma melhora dramática na expectativa de vida.[13] Se essa molécula pode ajudar um rato a viver 50% mais do que o esperado, o que ela pode fazer por você? A proporção entre NAD+ e NADH desempenha um papel importante em como você envelhece. O ideal é ter uma proporção de NAD+ para NADH de 700:1. A maioria das pessoas saudáveis tem essa proporção adequada nas células até por volta dos quarenta anos, quando os níveis de NAD+ começam a diminuir. Não é nenhuma surpresa que isso coincida com o aumento do estresse oxidativo e com o rápido envelhecimento celular.[15] Atletas costumam ser os primeiros a perceber um declínio de NAD+ quando seu rendimento cai de repente durante o regime de treinos. As pessoas "normais" nem sempre percebem que algo mudou até ter passado uma década ou mais. Então elas acham que isso ocorre porque estão envelhecendo e infelizmente não fazem ideia de que podem melhorar a proporção entre NAD+ e NADH e começar a rejuvenescer em vez de descer ladeira abaixo.

Na verdade, existem muitas coisas que você pode fazer para impedir que seus níveis de NAD diminuam – e até para elevá-los aos níveis de um jovem. Isso é uma boa ideia para qualquer idade. Aumentar os níveis de NAD+ melhora a sensibilidade à insulina,[16] reverte a disfunção mitocondrial,[17] reduz o envelhecimento das células-tronco e chega a estender a expectativa de vida em animais.[18] Que tal, em uma tacada só, combater as quatro assassinas e rebater dois pilares do envelhecimento?

Se você quiser fazer tudo o que for possível, pode optar por tratamentos de NAD+ por injeção intravenosa. Originalmente, isso foi usado como uma opção de tratamento para o vício em drogas e álcool, mas agora é uma parte normal da minha jornada para viver até os 180 anos. É também parte do programa de *upgrade* humano nos Upgrade Labs, em Beverly Hills. Até o momento, completei vinte sessões com injeção intravenosa, embora o regime-padrão de antienvelhecimento seja cinco e, para os casos de vício em drogas ou álcool, dez. Cada sessão dura noventa minutos e as primeiras são intensas. Pode parecer estranho, mas elas fizeram eu me lembrar da primeira vez que experimentei ayahuasca, no Peru, embora sem as alucinações. Eu sentia uma pressão estranha no peito, quase uma dormência, era uma sensação quase desconfortável, e depois senti um calor percorrer meu corpo inteiro. Dormi incrivelmente bem após a primeira sessão de NAD+ e me senti bem durante vários dias depois dela. Desde já e até quando eu chegar aos 180 anos, quero continuar fazendo sessões de NAD+ por via intravenosa três vezes por ano para estimular minhas mitocôndrias e impedir meu declínio.

Aqui estão algumas formas de estimular os níveis de NAD+:

- Tome suplementos que vão estimular os níveis de NAD+. Eu gosto de Tru Niagen, que contém a única forma aprovada pelo FDA de ribosídeo de nicotinamida, um precursor da NAD+.

- Pratique uma dieta cetogênica cíclica. Seja por meio do jejum, da restrição de carboidratos ou do uso do Brain Octane Oil para aumentar as cetonas diretamente. As cetonas aumentam a proporção entre NAD+ e NADH.

- Pratique o jejum intermitente e/ou a dieta com restrição calórica – ambas aumentam os níveis de NAD+.[19]

- Tome oxaloacetato (uma parte do suplemento KetoPrime, da Bulletproof). O corpo converte esse composto orgânico para malato, uma forma de sal do ácido málico, que aumenta a proporção entre NAD+ e NADH.[20]

Conclusão

Quer rejuvenescer? Coloque estas coisas em prática agora mesmo:

• Se você tem mais de cinquenta anos ou lidou com problemas graves de saúde no passado, consulte um médico que trabalhe com ozônio e faça uma terapia intravenosa se ela for acessível para você. Na pior das hipóteses, suas mitocôndrias vão melhorar muito. Na melhor das hipóteses, o ozônio vai eliminar outras coisas desagradáveis que estão em seu corpo e das quais você não tem conhecimento.

• Se você sofre de artrite ou de dores persistentes nas articulações, considere tomar injeções de prolozone na articulação com problema para acelerar bastante a cura.

• Se você quer fazer um tratamento dentário, procure por um dentista que use gás de ozônio para esterilizar os dentes antes do tratamento. Isso pode ajudar a combater a inflamação crônica e o envelhecimento que a acompanha.

• Aumente sua NAD+ com suplementos ou tratamentos com injeção intravenosa para melhorar as funções mitocondriais em qualquer idade. Se você não quer tentar nenhum desses dois, pode aumentar seus níveis de NAD+ por meio da cetose cíclica, da dieta com jejum intermitente e/ou de restrição calórica.

FERTILIDADE = LONGEVIDADE

Como você leu antes, eu tinha 26 anos quando fiz meu primeiro teste de hormônio no consultório de um médico especialista em antienvelhecimento. Quando os resultados saíram, descobri que minha testosterona era baixa, que tinha muito mais estrogênio que o normal (o suficiente para ter seios protuberantes) e que os níveis de hormônios da tireoide eram extremamente baixos. Como resultado, comecei um tratamento com testosterona bioidêntica e com hormônios da tireoide, e isso mudou minha vida. Posso afirmar em primeira mão como esses hormônios são importantes para a sua aparência, para como você se sente, para o seu desempenho na cama (ou mesmo para o quanto você se interessa pelo que acontece na cama) e para o quanto você gosta de seu emprego e de sua vida em geral.

Não importa sua idade, monitorar os níveis de hormônios e garantir que eles sejam ideais só traz benefícios. Se você quer níveis "normais" de hormônios para alguém com 75 anos quando você estiver com 75, vá em frente. Quando eu chegar aos 75, vou curtir meus hormônios de alguém com 25 anos porque, até lá, vou aprimorar meu organismo o suficiente para produzir hormônios como um jovem ou estarei fazendo reposição hormonal para me sentir super-humano.

SEXO, MENTIRAS E HORMÔNIOS

Em 2001, à medida que me informava sobre o complexo mundo da reposição hormonal, conheci T. S. Wiley na Academia Americana de

Medicina Antienvelhecimento. Eu já conhecia seu trabalho. O primeiro livro que ela escreveu, *Lights Out* [De luz apagada], me ajudou muito a conhecer a importância dos ritmos circadianos, e o segundo, *Sex, Lies, and Menopause* [Sexo, mentiras e menopausa], mudou completamente minha forma de pensar sobre hormônios e fertilidade.

Essa convenção estava cheia de estrelas do mundo do antienvelhecimento, mas a maioria das pessoas de fora jamais tinha ouvido falar desses médicos, escritores e pesquisadores brilhantes e respeitados. Na época, para quem trabalhava com medicina tradicional, os envolvidos com o antienvelhecimento eram todos loucos. Em alguma medida, isso ainda é verdade hoje. Porém, dentro do meio, Wiley é considerada uma rebelde, porque ajuda seus clientes mais velhos a usarem hormônios para simular os ciclos hormonais de pessoas muito mais jovens. Se a reposição hormonal é uma pintura sem criatividade, os protocolos de Wiley são como os quadros de Van Gogh.

Quando vi o estande de Wiley na convenção, na mesma hora entrei na fila para conhecê-la. Bem na minha frente, havia uma ginecologista. Quando chegou sua vez, ela disse como se sentia bem usando o protocolo de Wiley, que é a dosagem de hormônios bioidênticos recomendada por ela para manter as mulheres jovens mesmo depois da menopausa.

Wiley sorriu, parecendo mais jovem do que era. "Ai, que bom", disse ela. "Você usa com as suas pacientes?"

A médica fez uma pequena pausa. "Ai, não", disse ela. "Não posso fazer uma coisa dessas. É muito complicado e os reguladores não entenderiam."

Essa foi a primeira vez que ouvi, em primeira mão, uma médica que conhecia um tratamento – e se beneficiava com ele – dizer que não o usaria em suas pacientes, e isso por causa de legislações federais. A frustração de Wiley ficou evidente, e a minha também. Até hoje, fico surpreso de ver que é considerado ético omitir dos pacientes informações úteis e até transformadoras pelo simples fato de elas não fazerem parte do atendimento-padrão.

É exatamente por isso que acho irônico que as pessoas critiquem Wiley por ser uma pesquisadora em vez de uma médica clínica. Suas recomendações envolvendo o tratamento de reposição com hormônios bioidênticos vêm, em grande parte, de uma compreensão detalhada de como os hormônios funcionam, combinada com testes em si mesma. É óbvio que ela entende do riscado. É incrível como seus livros são muito bem-pesquisados e fundamentados por citações tiradas da literatura médica, e o fato de que ela não é ligada a nenhuma associação médica reguladora significa que pode tentar coisas e ver o que funciona sem medo de perder sua licença. E vá por mim, é possível aprender muito sobre o corpo humano fazendo testes em si mesmo.

Por alguma razão, no entanto, a ideia de reposição hormonal é ainda um pouco controversa. As pessoas consideram antiético ou perigoso tomar hormônios depois que seu corpo parou de produzi-los em quantias ideais. Acreditamos no mito de que, se o corpo naturalmente passa a produzir níveis mais baixos de alguns hormônios à medida que nos encaminhamos para a meia-idade, a única opção é aceitar essa condição e encarar estoicamente um declínio rápido. Quando os níveis de hormônios diminuem, nós não só ficamos inférteis como nossos corpos começam a envelhecer de inúmeras – e devastadoras – formas.

Hormônios são substâncias químicas que funcionam como mensageiros no corpo, retransmitindo informações importantes para várias glândulas e órgãos. De maneira específica, os hormônios controlam a tireoide e as glândulas suprarrenais e pituitária, assim como os ovários, os testículos e o pâncreas. Na verdade, os hormônios controlam muito mais funções do que a maioria das pessoas imagina. Quando nossos hormônios estão em desequilíbrio, nós sentimos isso – e a lista de sintomas é quase sem fim.

Porém, a menos que você tenha um problema grave de saúde, se testar seus níveis de hormônios com um médico convencional, provavelmente, ele dirá que você está numa faixa normal para a sua idade. Mas o "normal para a sua idade" deveria ser uma enorme bandeira vermelha para quem não está a fim de seguir o caminho típico do envelhecimento em nossa cultura. Quero que meus hormônios estejam numa faixa normal para alguém com a idade que almejo *sentir*, e não com a idade determinada pelo calendário. Estar dentro da faixa normal de alguém que passou de seus anos férteis significa que você está morrendo, ainda que de modo lento. Talvez não seja particularmente confortável ouvir isso, mas é verdade. Você pode aceitar seu destino e, por volta dos quarenta anos, começar a descer ladeira abaixo, ou pode trabalhar para manter seus hormônios nos níveis de alguém que está no ápice, de modo que possa continuar mandando ver no longo prazo.

De várias formas, a redução natural nos níveis hormonais à medida que os anos passam é o que controla o processo de envelhecimento. Em ambos os sexos, à medida que você envelhece, o corpo produz cada vez menos pregnenolona e desidroepiandrosterona (DHEA), dois hormônios que seu corpo converte em outros hormônios sexuais importantes: testosterona, estrogênio e progesterona. Menos DHEA implica em uma quantidade menor desses outros hormônios e, como resultado, você tem mais rugas,[1] mais gordura corporal, menos músculos, menos densidade óssea, sono ruim e, com frequência, disfunção sexual.

Hoje, depois da menopausa, mulheres vivem cerca de um terço de suas vidas com deficiência de hormônios sexuais. Mesmo antes disso, dois terços das mulheres sofrem uma diminuição do prazer sexual durante o período de tempo logo antes da menopausa, que é chamado de perimenopausa.[2] A maioria das mulheres entra na perimenopausa por volta dos quarenta anos. No entanto, não é só uma questão de prazer sexual. O estrogênio, que começa a diminuir durante a perimenopausa, ajuda a prevenir o câncer, a perda óssea e as doenças do coração. Quando os níveis de estrogênio diminuem, aumentam as chances de morrer de uma dessas assassinas. Os homens precisam de estrogênio também e eles enfrentam os mesmos riscos quando seus níveis diminuem na meia-idade.

A testosterona também faz muito mais do que você pensa tanto em homens quanto em mulheres. Esse hormônio ajuda homens e mulheres a queimar gordura, desenvolver músculos[3] e manter um apetite sexual saudável. Baixa testosterona está relacionada à osteoporose em homens, problemas cognitivos leves e até Alzheimer. Ui! Você pode encarar a reposição hormonal com testosterona bioidêntica como um nootrópico potente, ou *smart drug*, porque melhora a memória de trabalho, a espacial e a verbal, além das funções executivas.[4]

A testosterona é também mais baixa em homens que sofrem ataques cardíacos, sugerindo que níveis apropriados podem ajudar você a evitar essa grande assassina.[5] Um estudo com 83 mil homens mais velhos que se submeteram à reposição hormonal com testosterona descobriu que o tratamento diminuiu o risco de morrer de qualquer causa.[6] No entanto, é comum médicos não diagnosticarem nem tratarem a diminuição da testosterona experimentada pelos homens por volta da mesma idade em que as mulheres entram na menopausa – é o que chamam de andropausa.[7] Você se lembra do filme *Dois velhos rabugentos*? Eles estavam na andropausa. E você pode evitá-la.

Para homens, Wiley recomenda adotar um ciclo de testosterona, DHEA e hormônio do crescimento em um ritmo natural para permanecer jovem e evitar a andropausa, e começar o tratamento cedo, aos 29 anos, pois seus níveis vão despencar por volta dos quarenta. Isso vai manter seu sistema imunológico forte e seus níveis de inflamação baixos, resultando em mais anos de qualidade para sua vida. Para mulheres, ela recomenda o uso de hormônios bioidênticos para simular o ciclo hormonal exato de uma mulher no ápice de seus anos férteis. Ela tem pacientes mulheres que ainda menstruam aos sessenta anos, e Wiley diz que essas mulheres optaram por continuar menstruando e por interromper o envelhecimento. Isso é poderoso.

ACABE COM O ESTIGMA DA TERAPIA DE REPOSIÇÃO HORMONAL

Contudo, a reposição hormonal tem uma má reputação, e sem nenhuma explicação razoável. Em 2002, a Women's Health Initiative descobriu que mulheres que eram tratadas com estrogênio não humano derivado da urina de cavalo e com uma versão farmacêutica modificada da progesterona tinham mais chances de desenvolver câncer de mama, sofrer um AVC ou ter uma cardiopatia.[8] Isso bastou para as pessoas associarem "reposição hormonal" com câncer. Mas o mesmo estudo descobriu também uma diminuição nas fraturas das costas e do quadril e nenhum aumento no número total de casos de câncer. Em outras palavras, o aumento relacionado ao câncer de mama foi compensado por uma diminuição em outros tipos de câncer.

Entretanto, depois que o estudo foi publicado, a reposição hormonal perdeu seu brilho. Três meses depois da divulgação da pesquisa, as prescrições caíram pela metade. Mas talvez tenha sido para o bem. Não é uma boa ideia usar hormônios sintéticos, ainda mais quando existem hormônios bioidênticos, ou seja, que são exatamente iguais aos que o corpo produz. No entanto, hormônios bioidênticos não podem ser patenteados, por isso não recebem muitos subsídios para pesquisa.

A reposição de testosterona também tem uma reputação ruim por causa dos fisiculturistas dos anos 1970, que usavam fármacos de testosterona sintética para desenvolver músculos. Até hoje, quando muitas pessoas ouvem falar de reposição de testosterona para homens, elas pensam em fisiculturismo em vez de pensar em permanecer jovem, magro e vibrante em qualquer idade. Usar testosterona bioidêntica em vez da versão sintética faz muita diferença, assim como dosá-la para combater o envelhecimento, e não para o fisiculturismo.

Existe também um mito de que a reposição de testosterona causa problemas de próstata, mas essa conexão é baseada em pesquisas antigas com animais. Três estudos recentes não conseguiram descobrir nenhuma ligação entre problemas de próstata e a terapia com testosterona, mas duas pesquisas descobriram que níveis baixos de testosterona estão associados a um *aumento* nas chances de desenvolver câncer de próstata.[9]

Então vamos deixar de lado os preconceitos sobre reposição hormonal e pensar sobre o que aconteceria se você, com o passar do tempo, mantivesse os níveis de hormônios dos seus 25 ou trinta anos de idade. No entanto, antes de experimentar qualquer uma dessas terapias, é melhor fazer um teste de laboratório para saber como estão seus hormônios. Você pode comprar esses testes na internet para economizar dinheiro, mas, se precisar de ajuda para interpretar os resultados ou de uma receita médica para reposição hormonal, é melhor consultar um especialista em medicina funcional. Antes de receitar qualquer reposição hormonal, um médico vai medir:

- Estradiol: o estrogênio mais potente.

- Estrona ou estriol: estrogênios mais fracos (no corpo, estrona se transforma em estriol).

- Progesterona: equilibra o estrogênio.

- Testosterona: necessária para os músculos e para as funções sexuais.

- Antígeno prostático específico (PSA): homens que repõem testosterona devem interromper o tratamento se o PSA aumentar.

- Hematócrito: homens que repõem testosterona devem interromper o tratamento se a porcentagem de hematócrito aumentar.

- Globulina ligadora de hormônios sexuais (SHBG): ela se adere aos hormônios para torná-los indisponíveis.

- DHEA: um precursor hormonal.

- Pregnenolona: um precursor hormonal.

Tomei vários tipos de suplemento, incluindo:

TESTOSTERONA

Como você leu antes, comecei a fazer terapia de reposição hormonal quando estava com vinte e poucos anos e meus hormônios, sobretudo a testosterona, estavam ruins. A princípio, meu médico prescreveu um creme para a pele que meu corpo absorvia de modo transdérmico. É essa forma de tratamento que Wiley recomenda. Pessoalmente, considero o creme inconveniente. Fico preocupado de que alguém encoste em mim e absorva a testosterona. Isso pode ser perigoso com crianças ou mulheres grávidas. Se você divide a cama com alguém, o creme pode ficar na roupa de cama e ser absorvido dessa forma também.

No entanto, existe um segredinho a respeito do creme de testosterona que quase ninguém sabe e que vou contar aqui. Por favor, não

FERTILIDADE = LONGEVIDADE **205**

abuse dele. Se você for mulher e passar uma dose minúscula de creme de testosterona nos lábios e na vulva (ou pedir a ajuda de seu cônjuge), você vai sentir uma forma extraordinária de vasodilatação (aumento no fluxo de sangue), rara até mesmo para alguém com uma boa vida sexual. Tem um efeito local profundo e vai render uma noite difícil de esquecer. Você não deve fazer isso todas as noites, mas de vez em quando não faz mal algum e, com certeza, vai fazer sua cabeça. Isso explica por que, em farmácias de manipulação, chamam esse produto de *scream cream* [creme do grito].

E, de fato, melhorar a vida sexual é também uma ótima estratégia antienvelhecimento. Existem dados reais para comprovar essa afirmação. Um estudo de dez anos com novecentos homens descobriu que o número de mortes entre aqueles que fizeram sexo apenas uma vez por mês foi duas vezes maior do que o número de mortes daqueles que transaram duas vezes por semana.[10] Como esse teste começou em 1979, os pesquisadores não se incomodaram de perguntar sobre as mulheres – algo comum para a época.

Nos últimos anos, muitos homens e mulheres trocaram o creme hormonal por um implante que é colocado debaixo da pele. Hoje, essa talvez seja a melhor forma de tomar testosterona. O implante muda a vida de homens e mulheres. A dose regular para mulheres é muito mais baixa do que a dose para homens. Mulheres, vocês não vão ficar corpulentas e barbudas por tomar testosterona a fim de melhorar seus níveis do hormônio, mas talvez emagreçam um pouco sem perder as curvas e sintam sua energia e o apetite sexual ficarem incríveis. Mulheres fisiculturistas que experimentam efeitos colaterais estranhos e assustadores tomam esteroides anabolizantes, e não testosterona bioidêntica. No caso dos implantes, você vai a um consultório médico uma vez a cada três ou quatro meses para fazer um novo.

Comecei a tomar testosterona bioidêntica aos 26 anos e continuei tomando durante boa parte das últimas duas décadas, com exceção de 2013, quando estava testando a dieta Bulletproof para ver o que ela fazia com minha testosterona. (Ela aumentou minha testosterona, mas não tanto quanto eu queria.) Naquela época, meu apetite sexual voltou, minha energia aumentou, o funcionamento do cérebro melhorou, perdi peso e ganhei músculos. Sim, como acontece com alguém jovem – e meu corpo achava que eu era jovem. Por favor, não diga a verdade para ele.

DHEA

O precursor hormonal desidroepiandrosterona (DHEA), sobre o qual você leu antes, tem recebido muita atenção nos últimos tempos por ser capaz de aumentar a longevidade. Uma revisão importante das pesquisas disponíveis sobre o DHEA concluiu: "Ao longo das últimas cinco décadas, uma variedade de experimentos com animais apontou que o DHEA é um hormônio multifuncional que melhora a imunidade; combate o diabetes, a obesidade e o câncer; é um neurotrópico, ajuda a memória e tem efeitos de antienvelhecimento".[11] *É isso aí.*

Infelizmente, os níveis de DHEA despencam à medida que você envelhece e chegam a algo entre 10% e 20% dos níveis da juventude quando se está com setenta anos.[12] Esses níveis são ainda mais baixos em mulheres após a menopausa. Quando os ovários param de produzir hormônios durante a menopausa, a única fonte de hormônios do sexo no corpo de uma mulher são as glândulas suprarrenais, que produzem hormônios em níveis muito mais baixos que os ovários. O nível baixo de DHEA está associado à depressão e a um risco maior de sofrer ataques cardíacos e morrer por causas diversas. Também está relacionado à disfunção sexual.[13]

Você pode ler essas palavras e decidir comprar um suplemento de DHEA, mas não é uma boa ideia. Sem fazer os testes apropriados, não sabe o que seu corpo vai fazer com essa dose extra de hormônios. Primeiro, tomei DHEA quando tinha apenas dezenove anos. Meus seios ficaram ainda maiores e minha libido desapareceu. Acontece que os homens da minha família têm um gene que transforma hormônios androgênicos, incluindo o DHEA, em estrogênio!

Mais uma observação: essa loteria genética faz com que outras terapias hormonais, que funcionam para algumas pessoas, sejam um fracasso completo para mim. Por exemplo, homens podem tomar gonadotrofina coriônica humana (hCG), um hormônio que as mulheres produzem durante a gravidez e que tem a função de estimular o corpo a produzir mais testosterona. Alguns caras juram que ele também faz o pênis aumentar de tamanho,[14] mas essa não foi minha experiência. Quando experimentei injetar hCG, fiquei com um bumbum legal e bem redondo, minhas coxas ficaram macias e voltei a ter os seios que tinha lutado tanto para perder. Meu corpo achou que eu estava grávido. Cada corpo é diferente, então é incrivelmente importante encontrar um médico em quem você confie, fazer os testes apropriados de laboratório e tomar qualquer suplemento hormonal sob supervisão.

OCITOCINA

Até mesmo a ocitocina, um hormônio mais conhecido por fazer você se sentir bem e se conectar com os outros, é fácil de suplementar e tem efeitos poderosos antienvelhecimento, sobretudo no que diz respeito à manutenção e regeneração de músculos e tecidos. Um estudo de 2015 mostrou que inibir a ocitocina reduziu a regeneração muscular, enquanto suplementar a ocitocina causou rápida regeneração muscular por meio de um melhor estímulo de células-tronco no tecido muscular.[15] Em outras palavras, a ocitocina adicional disse para o corpo que ele era jovem e precisava produzir mais músculos, então o corpo recrutou rápido algumas células-tronco latentes para dar conta do trabalho. Em momentos de estresse, a ocitocina também atua ao lado dos hormônios do estresse que causam inflamação, como o cortisol, para que você mantenha a homeostase e não fique inflamado demais.[16] Como reduzir a inflamação é a estratégia antienvelhecimento mais eficaz que existe, você precisa garantir que seu corpo tenha bastante ocitocina.

Enquanto isso, sabemos que nossos níveis que ocitocina costumam diminuir com a idade. Esse é, com certeza, um dos motivos para nossas células-tronco se tornarem menos ativas à medida que envelhecemos e assim nos tornamos mais inflamados. Também me faz pensar se isso explica por que ter relacionamentos fortes e ser parte de uma comunidade ajuda as pessoas a viverem mais. Além de oferecer benefícios psicológicos, talvez essas relações façam os níveis de ocitocina aumentarem, e a ocitocina ajuda as pessoas a permanecerem jovens. Outro grande benefício da ocitocina é que ela diminui a resposta ao estresse e estimula muito as sensações de felicidade. E você já sabe que menos estresse é igual a menos envelhecimento.

Como você leu antes, durante boa parte da minha vida fui um pouco mais do que apenas desajeitado em situações sociais. Por isso fiquei curioso e animado quando soube dos benefícios da ocitocina por meio do dr. Paul Zak, um neuroeconomista cuja pesquisa sobre ocitocina lhe rendeu o apelido de Dr. Love. Em seu laboratório, dr. Zak conduziu centenas de experimentos medindo os níveis de ocitocina nos tecidos e no sangue dos participantes e manipulando-os com injeções e spray nasal de ocitocina. Ele diz que um aumento na ocitocina torna as pessoas mais generosas e confiantes, menos desconfiadas e mais hábeis para entender os códigos sociais.

Ao saber disso, vi que talvez fosse possível melhorar tanto minha empatia quanto meu envelhecimento. Fiz o teste para ver meus níveis de ocitocina e eles eram mesmo muito baixos. A faixa saudável para homens vai de sete a dezoito picogramas por mililitro, e a minha deu miseráveis quatro picograma por mililitro. Então trabalhei para melhorar meus níveis de ocitocina usando tanto meios naturais quanto farmacêuticos.

Qualquer tipo de interação humana aumenta a ocitocina, mas alguns tipos são mais eficientes do que outros. Comunicação cara a cara estimula a maior liberação de ocitocina. Por isso faço questão de agendar periodicamente um tempo para interagir pessoalmente com minha equipe na Bulletproof, apesar de muitos dos funcionários trabalharem remotamente. Em um nível pessoal, receber uma massagem, dividir a cama com alguém, brincar com um cachorro e até dar um abraço de oito segundos (ou mais) aumentam os níveis de ocitocina. Procuro fazer todas essas coisas regularmente.

Também experimentei drágeas de ocitocina e spray nasal, disponíveis em uma farmácia de manipulação sob prescrição médica. Existem alguns varejistas vendendo produtos de ocitocina na internet, mas tenha cuidado se você escolher esse caminho. Alguns têm o rótulo de "ocitocina", mas são cheios de porcarias. Recomendo que fale com seu médico se quiser experimentar a suplementação de ocitocina.

Quando usei o spray nasal, eu me senti um pouco mais feliz e mais tranquilo, mas a mudança foi bem sutil – nada muito diferente de como me sinto depois de brincar com meus filhos ou com meu cachorro. Na maior parte do tempo, escolho a segunda opção porque ela melhora meu desempenho ao mesmo tempo que me mantém jovem, e vem com o benefício de aumentar também a ocitocina dos meus filhos (e do meu cachorro). É claro, brincar com eles tem vários outros benefícios mentais, emocionais e até espirituais para todos nós. Fazemos essas coisas sem esforço porque são gostosas. Mas é legal saber que também nos ajudam a rejuvenescer!

GH

Por fim, o hormônio do crescimento (GH), o famoso composto que combate o envelhecimento, diminui com o passar do tempo. Ele é assustadoramente caro e não há experimentos científicos que atestem seu uso como suplemento. Se testes laboratoriais indicam uma deficiência de hormônio do crescimento, você certamente vai se beneficiar de uma reposição hormonal. Se quer apenas *parecer* jovem, ainda pode tirar proveito, mas, se quiser viver mais, os resultados são contraditórios.

Fui diagnosticado com uma deficiência de hormônio do crescimento cerca de dois anos antes de escrever este livro. Meus níveis eram excepcionalmente baixos, o que aumentava as chances de sofrer com as quatro assassinas. Certa vez, tomei uma dose baixa de GH, mas como ele é caro e complicado de carregar em viagem, não uso todos os dias. A menos que seus testes de laboratório indiquem que você realmente precisa desse hormônio, talvez não seja o caso de gastar dinheiro com isso. Porém, se estiver se recuperando de uma cirurgia complexa, usar GH pode ajudar na reabilitação.

QUAL É O PROBLEMA COM NOSSOS HORMÔNIOS?

Por si só, o processo de envelhecimento causa uma mudança em nossos hormônios, mas não é o único fator nas flutuações hormonais que ocorrem com a idade. Dois culpados frequentes para os desequilíbrios hormonais são uma dieta pobre e a exposição a poluentes ambientais. Em outras palavras, a vida moderna faz mal para nossos hormônios. Na verdade, nos últimos tempos, os homens estadunidenses viram seus níveis médios de testosterona caírem 1% por ano.[17]

É assim que seu corpo produz testosterona: colesterol → pregnenolona → androstenediona → testosterona.

A produção de testosterona começa com colesterol. Na verdade, todos os hormônios do sexo são sintetizados a partir do colesterol. Esse é um dos motivos para uma dieta de baixo colesterol, poucas gorduras e "saudável para o coração" ser terrivelmente envelhecedora. Pesquisas confirmam que homens que ingerem gorduras saturadas, gorduras monoinsaturadas e colesterol têm níveis mais altos de testosterona do que aqueles que seguem uma dieta de poucas gorduras.[18] (Talvez exista de verdade essa história de atrofia testicular induzida por dieta vegana!)

Carboidratos, por outro lado, acabam com seus hormônios, especificamente a testosterona. Você pode achar difícil de acreditar, mas alguns alimentos com alto teor de carboidratos – como flocos de cereais e bolachas doces – foram inventados um século atrás para diminuir a libido do homem. Kellogg e Graham acreditavam que o desejo sexual masculino era a raiz para todos os problemas da sociedade, então decidiram criar alimentos insípidos que reduziriam a libido. (Isso é verdade; pode procurar.) Aquela coisa feita de grãos e com baixo teor de gordura faz maravilhas para baixar a testosterona, se esse for seu objetivo. Com certeza, não é o meu.

Existem duas chaves para aumentar a testosterona de modo natural, por meio de sua dieta: consumir gordura o suficiente e consumir os tipos certos de gordura. Um estudo de 1984 analisou trinta homens saudáveis que deixaram de comer 40% de gordura (maior parte saturada) para comer 25% de gordura (maior parte insaturada), com mais proteínas e carboidratos para compensar as calorias. Depois de seis semanas, todos viram as médias de testosterona soro, testosterona livre, androstenediona (um hormônio importante para a síntese de testosterona) caírem de maneira significativa.[19] Aliás, a ideia de que uma dieta com poucas gorduras era saudável começou a ganhar popularidade em meados dos anos 1970, pouco antes de começar uma diminuição dos níveis de testosterona no país inteiro. Pode ser coincidência, mas duvido que seja.

O outro problema com a dieta ocidental é que ela carece de micronutrientes-chave para criar hormônios, especificamente a vitamina D, que é essencial para a produção de testosterona. Como você leu antes, quase todo mundo sofre hoje de deficiência de vitamina D por causa de nosso exagero ao evitar as luzes UV. É provável que essa seja a razão principal por trás da redução nos níveis de testosterona. Um estudo publicado em 2010 analisou os níveis de testosterona e de vitamina D de mais de 2 mil homens ao longo de um ano. Os resultados mostraram que aqueles com níveis saudáveis de vitamina D tinham mais testosterona e níveis mais baixos da globulina ligadora de hormônios sexuais (SHBG) do que os homens que tinham deficiência de vitamina D.[20] a SHBG se liga aos hormônios de modo que as células não possam usá-los. Se você tiver SHBG demais, seus níveis de testosterona vão diminuir.

Outra coisa interessante sobre esse estudo é que os níveis de testosterona dos homens eram mais baixos em março (no fim do inverno do hemisfério norte) e mais altos em agosto (no fim do verão). A exposição à luz solar afeta a produção de vitamina D e você deve ter picos e quedas de acordo com as estações do ano. Muitos de nossos hormônios aumentam e diminuem em ciclos naturais. É por isso que a terapia de reposição hormonal é um negócio complicado. Se você toma uma pílula todos os dias, não vai experimentar os ritmos naturais de aumentos e diminuições dos hormônios que nossos corpos foram concebidos para experimentar à medida que o tempo passa. É precisamente por isso que o protocolo de Wiley para homens e mulheres inclui ciclos com dosagens cuidadosamente calculadas para replicar a natureza.

Recomendo que você faça um exame de sangue para ver seus níveis de vitamina D e, se tiver deficiência, tome um suplemento de vitamina D_3 de alta qualidade. Se você for usar D_3, tome junto vitamina K_2 e vitamina A, pois elas trabalham de maneira sinergética. Como você vai fazer o exame, dê uma olhada também nos níveis de zinco, pois uma deficiência de zinco resulta em níveis baixos de testosterona. Se estiver com o zinco baixo, tente comer mais carne de gado criado em pasto e/ ou tome um suplemento de orotato de zinco.

Além do impacto da dieta comum do Ocidente sobre nossos hormônios, substâncias químicas que interferem na produção deles são mais predominantes do que nunca em nosso ambiente. Muitos desodorantes populares, loções, xampus, condicionadores, cremes de barbear e outros produtos de higiene contêm hoje desreguladores de hormônios, substâncias químicas que imitam os efeitos deles no corpo ou interferem em seu funcionamento. Os piores ofensores são os ftalatos, que, além de terem um nome difícil de pronunciar, simulam o estrogênio e se acumulam nas células adiposas,[21] e os parabenos. Os quatro tipos comuns de parabenos – metilparabeno, etilparabeno, propilparabeno e butilparabeno – são estrogênicos, o que significa que se ligam a receptores do estrogênio e mudam o seu funcionamento dentro do corpo.

Sobretudo para mulheres, existe mais uma causa importante de distúrbios hormonais sobre a qual ninguém fala porque se tornou tabu, mas que não pode ser ignorada: métodos contraceptivos hormonais. É um direito humano básico poder usar qualquer tecnologia ou composto que você queira usar para controlar seu organismo, e isso inclui métodos contraceptivos em todas as suas formas. No entanto, algumas delas são melhores do que outras para a saúde no longo prazo. A triste realidade é que as pílulas anticoncepcionais são envelhecedoras. Elas contêm estrogênio sintético e progesterona. Isso diminui os níveis de hormônios pituitários que regulam muitos processos no corpo inteiro. O resultado não é só a supressão das funções dos ovários, que impede as mulheres de ficarem grávidas, mas também uma diminuição na produção de testosterona.

A mulher também precisa de testosterona para o desejo sexual, para ser sensível ao toque sexual e para alcançar o orgasmo. Em 2010, pesquisadores alemães publicaram um estudo no *The Journal of Sexual Medicine* que descobriu que as pílulas anticoncepcionais diminuem de

FERTILIDADE = LONGEVIDADE

maneira significativa os níveis de testosterona no corpo, reduzindo o interesse por sexo e o prazer gerado por ele.[23] Não fazer sexo pode ser um método contraceptivo eficiente, mas não é o tipo de controle que a maioria das mulheres espera quando toma a pílula.

Pílulas anticoncepcionais e outros contraceptivos hormonais também contêm uma dose significativa de estrogênio sintético. Quando seu corpo percebe que esse negócio parecido com estrogênio está invadindo o organismo, seu fígado responde enviando uma onda de SHBG, a proteína sobre a qual você leu antes que controla o excesso de hormônios sexuais de modo que não causem estragos no corpo.

O problema é que a SHBG não tem como saber que está respondendo especificamente a um excesso de estrogênio. Uma vez liberada, ela quebra, sem discriminação, todo o estrogênio, a testosterona e a di-hidrotestosterona (DHT, outro hormônio sexual importante) que conseguir alcançar. Os níveis de todos esses hormônios sexuais vão diminuir consideravelmente, mas seu contraceptivo hormonal vai entregar uma nova onda de estrogênio todos os dias. Se você parar de usar contraceptivos hormonais, seus níveis de SHBG vão baixar, mas estudos mostram que apenas seis meses usando contraceptivos hormonais pode deixar seus níveis de SHBG elevados por até seis meses depois de interromper o uso.[24]

Veja, métodos contraceptivos são, obviamente, uma escolha pessoal, mas o contraceptivo oral pode roubar anos de sua vida. Informação é poder. Não entre em pânico se você toma pílula há anos. É completamente possível corrigir seus hormônios, retornar ao equilíbrio e ficar mais jovem. Minha incrível esposa é prova disso.

Em 2004, logo depois de voltar da viagem que fiz para caminhar no Tibete, eu estava cruzando o Arizona de carro com meu pai quando recebi a ligação de uma amiga da comunidade de pesquisadores dedicados ao autismo e ao antienvelhecimento. "Dave, você precisa ir comigo a essa conferência", disse ela. Ela participaria do evento principal da Academia Americana de Medicina Antienvelhecimento, que para mim é igual à Olimpíada. Sempre quis ir a essa conferência e, como dessa vez seria em Las Vegas, foi uma coincidência eu estar por perto.

SUPER-HUMANO

Algumas horas depois, entrei no quarto de hotel da minha amiga e conheci o dr. Dietrich Klinghardt, um respeitado especialista em doença de Lyme, e uma médica sueca linda chamada Lana, que trabalhava em um pronto-socorro. Eu ainda estava usando roupas de caminhada, porque tinha ido direto do Novo México, e ela estava com roupas de caminhada, porque tinha ido de uma visita ao Grand Canyon. Decidimos sair para uma caminhada e estamos juntos desde então.

Quando conheci Lana, ela era magra como um palito, sentia frio o tempo todo e tinha sido diagnosticada como estéril porque sofria de síndrome do ovário policístico (SOP), um distúrbio hormonal que causa aumento no tamanho dos ovários. Ela também tinha 37 anos, e quando a relação ficou mais séria e cogitamos formar uma família, sabíamos que tomar hormônios até o ponto em que ela pudesse ter filhos podia ser um desafio. Mas decidimos enfrentar esse desafio juntos.

Primeiro, trabalhamos para melhorar sua dieta. Paramos com o leite de soja, que estava agindo como uma imitação de estrogênio, e a farinha de linhaça, que tinha taxas altas de gorduras ômega-6 inflamatórias, e substituímos os dois por gordura saturada saudável de gemas de ovos, óleos de coco e de triglicerídeos de cadeia média (TCM) e carne de gado criado em pasto. Depois limpamos seu ambiente, incluindo os produtos de higiene pessoal, e procuramos administrar seus níveis de estresse.

Dentro de um ano, Lana ganhou quase sete quilos que fizeram muito bem a ela, sentiu os níveis de energia melhorarem muito, a temperatura de seu corpo aumentou e os sintomas de SOP começaram a diminuir. Conseguimos ter nossos dois filhos sem qualquer intervenção médica. Publicamos a pesquisa que usamos para corrigir sua fertilidade em nosso primeiro livro, *The Better Baby Book* [O livro do melhor bebê], e Lana usa hoje as mesmas orientações em sua prática profissional para ajudar muitas mulheres que lutam contra a infertilidade.

Não importa se você pretende ou não ter filhos, para se tornar super--humano, seu corpo precisa ser o mais fértil possível porque eles foram concebidos de modo que, no momento em que não servem mais para a reprodução, não servem mais para nada. Não importa sua idade, você não quer que os hormônios digam que seu corpo já não serve mais para a reprodução. Melhor que seus hormônios sinalizem que você é jovem o bastante para ter filhos e, portanto, merece o lugar que ocupa neste planeta.

ALTERNATIVAS COM HORMÔNIOS

A boa notícia é que existem muitas formas simples de melhorar seus hormônios além da terapia de reposição hormonal. Por favor, tenha em mente que tudo aquilo que você já leu sobre não morrer também ajudará a equilibrar os hormônios. Isso inclui ter um sono de qualidade, comer os alimentos certos e evitar *junk light* e outras toxinas encontradas no ambiente. Antes de contemplar qualquer alternativa, recomendo que consulte um especialista em medicina funcional para examinar seus hormônios e ver quais são suas necessidades.

EXERCÍCIOS

Fazer exercícios é uma maneira simples de elevar a testosterona e é um dos tratamentos antienvelhecimento mais poderosos (e acessíveis) que existem. Tanto homens quanto mulheres experimentam um aumento acentuado da testosterona e do hormônio do crescimento (GH) depois de treinos de força.[25] Mas o treino intervalado de alta intensidade (HIIT), que implica testar seus limites com exercícios superintensos seguidos de um breve descanso, é ainda mais eficaz em aumentar os níveis de testosterona e GH em homens e mulheres.[26] É também uma ótima opção se você tem pouco tempo ou não quer passar uma hora na academia para cada sessão de exercícios.

Além de aumentar os níveis hormonais, tanto os exercícios de resistência (como correr ou pedalar por longos períodos de tempo) quanto o HIIT ajudam a alongar os telômeros.[27] Prefiro o HIIT porque é mais eficiente, mas ambas as opções ajudam a permanecer jovem por mais tempo.

Não importa o tipo de exercício que você escolha, procure sempre guardar um tempo para se recuperar entre uma sessão e outra de malhação, e durma bem. A hora de dormir, a duração e a qualidade do sono afetam a liberação de GH, do cortisol e da leptina, o hormônio da fome.[28]

SUPER-HUMANO

Não economize no sono quando se dedicar a exercícios intensos! E, se você monitorar seu sono e perceber que não está tendo uma quantidade suficiente de sono de qualidade, reserve um intervalo maior entre as sessões de malhação para conseguir se recuperar.

L-TIROSINA

A tireoide é o principal termostato de energia do corpo e os hormônios que ela libera controlam o metabolismo e como o corpo usa energia. A capacidade da tireoide diminui com o passar do tempo e essa diminuição implica uma produção menor de hormônios da tireoide. Isso está se tornando cada vez mais normal também em pessoas mais jovens. Na verdade, vi pessoas com vinte anos que estavam com sintomas de envelhecimento precoce porque a tireoide não estava funcionando. Se a glândula tireoide não está funcionando de forma ideal, deixando de produzir a quantia adequada de hormônios, você vai se sentir indisposto, cansado e *velho*. Pessoas com hipotireoidismo também têm mais chances de desenvolver doenças cardíacas e, em mulheres com hipotireoidismo, os problemas de fertilidade são mais comuns.

Se você sente frio o tempo todo e sua pele é muito seca, recomendo fazer um exame detalhado da tireoide com um especialista em medicina funcional. Se esse exame mostrar que sua tireoide é preguiçosa ou que tem problemas para converter um tipo de hormônio da tireoide em outro, um aminoácido chamado L-tirosina pode ajudar a regular um pouco as funções hormonais de modo que você produza mais hormônios da tireoide naturalmente.

A L-tirosina é também um precursor da dopamina, da adrenalina e da noradrenalina, três neurotransmissores fundamentais para a concentração e a disposição. Suplementar esse aminoácido pode melhorar as funções cognitivas quando estiver sob pressão.[29] Na verdade, os militares fazem experimentos com a L-tirosina para ajudar soldados em combate. Na dieta, esse aminoácido é encontrado em carnes de porco, cordeiro, gado e no peixe, mas usar suplementos de sua forma purificada estimula o corpo a produzir mais neurotransmissores benéficos. Quando você consome

L-tirosina de fontes alimentares, ela vem com outros aminoácidos que o corpo usa para a síntese de proteínas.

Recomendo a suplementação com algo entre quinhentos e mil microgramas de L-tirosina por dia, de estômago vazio, pela manhã. Se você tem hipotireoidismo ou se sua tireoide é fraca e "normal" e sofre com algum sintoma, pergunte a um especialista em medicina funcional sobre experimentar uma quantidade pequena de hormônios bioidênticos da tireoide. Mesmo casos limítrofes de hipotireoidismo estão associados à aterosclerose e ao aumento do colesterol LDL,[30] enquanto o nível adequado de hormônios da tireoide contribui para você manter a disposição e uma boa forma física à medida que envelhece.

Se nenhuma das opções anteriores funcionar, ou se você quer ser extremamente proativo com seu protocolo antienvelhecimento, talvez valha a pena considerar a terapia de reposição hormonal. Se escolher esse caminho, é fundamental trabalhar com um médico da área de antienvelhecimento ou com um especialista em medicina funcional. Você pode até dar um Google para encontrar profissionais com treinamento no protocolo de Wiley.

Conclusão

Quer rejuvenescer? Coloque estas coisas em prática agora mesmo:

• Pare de comer açúcar, soja, gorduras ômega-6 em excesso e carboidratos refinados, e substitua esses alimentos por mais gorduras saturadas saudáveis de carne de gado criado em pasto, ovos de galinhas felizes e gorduras de energia.

• Faça exercícios intensos de uma a três vezes por semana para melhorar seus níveis de testosterona. Reserve um tempo para se recuperar completamente entre uma sessão e outra de exercícios. Monitore seu sono para garantir que esteja se recuperando completamente!

• Considere tomar suplementos de L-tirosina, vitamina D_3, vitamina K_2, vitamina A e zinco para ter níveis saudáveis de hormônios. Se possível, faça um teste para saber se seus níveis de vitamina D e zinco são baixos.

• Dê uma olhada em seus artigos de higiene e de cuidado pessoal e se livre de tudo que tenha ftalato e parabenos, que imitam hormônios e interferem nas funções hormonais do corpo.

• Se puder, consulte um especialista em medicina funcional ou um médico da área de antienvelhecimento para uma análise completa de seus hormônios. Se você tiver deficiência de algum deles e as orientações anteriores não ajudarem, experimente a terapia de reposição com hormônios bioidênticos sob os cuidados de um médico de confiança.

• Se você tem mais de quarenta anos e exibe sinais claros de deficiência de hormônios sexuais, talvez seja seguro e benéfico experimentar de 25 a cinquenta microgramas de DHEA sem um teste de laboratório.

10

OS DENTES SÃO UMA JANELA PARA O SISTEMA NERVOSO

Em 2005, depois de ter sido bem-sucedido em usar terapia com laser para todo tipo de coisa, de curar dores musculares até melhorar disfunções cognitivas,[1] decidi fazer um curso de capacitação para aprender a usar o laser de forma ainda mais ampla. Quando me vi em uma sala pequena e desconfortável cercado por uns vinte dentistas, fiquei admirado com a boca de nosso instrutor. Ele tinha os dentes brancos e alinhados mais perfeitos que já havia visto. "Por que você dirigiria um Lexus", perguntou ele, "se você não gastou, no mínimo, um valor equivalente nos seus dentes, que controlam todo o sistema nervoso?"

Hoje, temos pesquisas que comprovam os efeitos dos lasers no sistema nervoso central, mas, naquela época, clínicos podiam apenas observá-los em seus pacientes e especular sobre a ciência por trás disso. O instrutor explicou que os quatro dentes da frente despontam da crista neural, um grupo de células temporário, quando ainda somos embriões, e que os molares estão diretamente ligados ao cérebro. Então os dentes podem influenciar a inflamação no corpo inteiro, sobretudo no sistema nervoso.

O instrutor usou terapia com laser nas gengivas para reduzir a inflamação no nervo trigêmeo, o maior nervo craniano, localizado ao longo da mandíbula. O nervo trigêmeo controla as funções motoras na face e na mandíbula e envia informações sensoriais para o sistema nervoso autônomo, que controla todas as funções corporais que ocorrem sem nossa intervenção consciente, como o batimento cardíaco e a digestão de alimentos.

O campo pouco conhecido da odontologia neurológica reconhece que até mesmo desalinhamentos microscópicos da mandíbula podem fazer o nervo trigêmeo enviar uma mensagem de perigo para o sistema nervoso autônomo, gerando uma reação de lutar ou fugir. Quando você morde, se os dentes de um lado da boca se tocam antes dos dentes do outro lado, ou se os dentes anteriores se tocam antes dos posteriores, você pode estar gerando uma constante reação de lutar ou fugir sem nem se dar conta disso.

O que isso tem a ver com envelhecimento? Tudo. Lembre-se de que o estado de lutar ou fugir é um estresse psicológico. Nós já sabemos que o estresse crônico encurta os telômeros, um dos sete pilares do envelhecimento. Ele também faz o corpo liberar cortisol, o hormônio do estresse, de maneira constante, o que é altamente inflamatório e tem profundos efeitos envelhecedores.

Em primeiro lugar, o excesso de cortisol estimula o corpo a armazenar gordura visceral,[2] a gordura interna que envolve os órgãos do abdome. O excesso de gordura visceral tem a ver com a resistência à insulina – não importa o seu peso -[3] e inibe a adiponectina, um hormônio que regula os níveis de gordura corporal. Pouca adiponectina faz o corpo acondicionar um excesso de gordura, e estudos mostram que os níveis de adiponectina diminuem com o aumento da gordura visceral.[4] Os níveis altos de gordura visceral e baixos de adiponectina são fatores-chave que aumentam as chances de desenvolver cardiopatias,[5] e pessoas com excesso de gordura visceral estão mais propensas a ter artérias rígidas.[6]

Por fim, e não menos importante, bolsões de gordura visceral liberam citocinas inflamatórias. E essa gordura visceral não foi gerada pelo cortisol, o hormônio do estresse que também é inflamatório? Sim. O cortisol em excesso causa inflamação, gerando excesso de gordura visceral, que provoca um aumento em citocinas pró-inflamatórias. Esse é apenas um dos muitos motivos para você prestar atenção em como lida com o estresse a fim de se tornar super-humano. Você pode

OS DENTES SÃO UMA JANELA PARA O SISTEMA NERVOSO

meditar e fazer ioga o dia inteiro, mas se sua mordida ainda gera uma resposta ao estresse, você está ferrado (e esse é o termo médico). Como eu estava.

A primeira geração de dentistas neurológicos descobriu como usar a terapia com laser para reverter o sinal de lutar ou fugir enviado pelo nervo trigêmeo para o sistema nervoso autônomo e trabalhou com pacientes para corrigir um problema estrutural: a mordida cruzada. Naquela sala de hotel, o instrutor moldou placas macias de plástico e fez todos encaixarem as plaquinhas nos molares de modo que as mordidas ficassem alinhadas.

Quando chegou a minha vez, pude sentir meu maxilar inferior relaxar pela primeira vez na vida. Até então, eu tinha passado a vida inteira cerrando as mandíbulas quando mastigava, sem me dar conta disso. É claro que, de vez em quando, eu sentia tensão e dor nas mandíbulas quando rangia os dentes à noite. Mas não conseguia acreditar que algo tão simples como uma plaquinha de plástico que relaxava minha mandíbula inferior pudesse fazer uma diferença tão grande. E, além das diferenças que podia sentir, a mordida corrigida tirou a pressão do nervo trigêmeo e me liberou do estado constante de lutar ou fugir.

Durante o ano e meio seguinte, eu só tirava as plaquinhas para comer. Além de ter mandíbulas mais relaxadas e funcionando melhor, percebi uma diminuição acentuada dos níveis gerais de dor musculoesquelética. Se você tivesse me contado alguns anos antes que relaxar as mandíbulas bastaria para diminuir os níveis de dor em meu corpo inteiro, eu não teria acreditado em você – e não teria dito isso de um jeito simpático. Mas hoje sou prova viva de que o alinhamento do maxilar pode ajudar o corpo inteiro a se sentir melhor e a se tornar mais jovem. Como a altura dos molares costuma diminuir com o tempo, se você cerra ou range os dentes, é uma fantástica ideia antienvelhecimento dormir com uma plaquinha para a mordida.

Minha esperança é de que a odontologia neurológica seja cada vez mais reconhecida até que a demanda por esses serviços atinja um nível que estimule os cursos de Odontologia a oferecerem o treinamento necessário dentro da sala de aula.

SUBSTÂNCIA P

O nervo trigêmeo serve como uma rota direta para o sistema nervoso e, como tal, é altamente sensível, com fibras 100% mais densas do que qualquer outro nervo do corpo. Mesmo a menor disfunção a colocar pressão sobre o nervo trigêmeo gera níveis elevados de um neurotransmissor chamado substância P, que envia sinais de dor para o cérebro. Toda vez que se experimenta um estresse físico ou psicológico, nervos sensoriais liberam a substância P, que viaja direto para o cérebro, dizendo que você está com dor. A substância P é uma molécula primordial na indicação de dor, e um aumento nessa substância sempre causa inflamação.

Esse é um mecanismo importante de sobrevivência. Para continuar vivendo, você precisa saber quando sente dor! Caso contrário, o que te impediria de enfiar a mão no fogo ou ficar de bobeira para ver o que acontece enquanto é atacado por um urso? Mas, como todos os mecanismos de sobrevivência, esse também é uma faca de dois gumes. Você sofre estresse todas as vezes que não está em perigo imediato. Por exemplo, quando morde e um lado dos dentes superiores toca os inferiores antes do outro, isso estimula a liberação de substância P, que diz para o seu cérebro que você está sob ameaça e desencadeia a liberação de citocinas inflamatórias.[7]

Acontece que a substância P desempenha um papel importante em várias questões de saúde que associamos ao envelhecimento normal, mas que na verdade são estados inflamatórios. Pacientes com asma, com frequência, são hipersensíveis à substância P, e seus corpos produzem um excesso de citocinas inflamatórias quando a substância P é liberada. Pessoas com eczema e psoríase também têm um nível alto de substância P.[8] Níveis elevados de substância P são encontrados no cólon de pacientes com doença inflamatória intestinal.[9] E estudos mostraram que tumores cancerígenos causam a superexpressão da substância P.[10]

Além de causar inflamação e desempenhar um papel nessas doenças, a substância P abre as membranas celulares, tornando-as menos eficientes e mais vulneráveis às toxinas que podem entrar na célula e causar danos diretos. Você não consegue se desintoxicar de modo eficaz quando seus níveis de substância P estão muito altos. E, talvez mais assustador, a substância P desempenha um papel em ativar as células-tronco no corpo.[11] Isso significa que, se os níveis de substância P estiverem desorganizados, você não consegue repor de maneira eficiente as células que morrem, e os tecidos por todo o corpo vão começar a se consumir. Sim, como alguém idoso.

É obvio que você precisa controlar os níveis de substância P se quiser viver bastante tempo sem sofrer com dores e doenças. E a melhor forma de fazer isso é tirando a pressão do nervo trigêmeo, o que significa consertar sua mordida.

ALINHAR A MORDIDA E SUA VIDA

Muitos anos depois de participar do treinamento de laser em que aprendi a usar plaquinhas de plástico para alinhar minha mordida, convidei um dentista chamado dr. Dwight Jennings para falar no SVHI sobre envelhecimento e alinhamento do maxilar. Depois de ver sua apresentação, marquei uma consulta o mais rápido possível.

Depois que me examinou, dr. Jennings explicou que meu palato duro era pequeno e que minha mandíbula era estropiada (de novo, esse é o termo técnico). Ele montou um dispositivo sob medida para alinhar minha mordida que me deu um queixo e uma mandíbula quadrada (eu não tinha nenhum dos dois), sem cirurgia. O dr. Jennings levou cerca de dois anos para terminar seu trabalho. Primeiro, ele fez um aparelho de metal que cruzava a parte de trás dos meus dentes e, basicamente, empurrou a maxila superior para a frente. Eu só tirava esse aparelho para comer. Afetou um pouco a minha fala no começo, mas eu me acostumei rápido e ele não era visível. O aparelho alargou minha mandíbula, abrindo espaço para que ela ficasse em sua posição normal. Depois disso, para alinhar minha mordida, nós tínhamos que alargar a maxila superior para que ela acomodasse a parte mais larga de minha mandíbula, que agora estava mais para a frente. Por fim, o dr. Jennings fez um aparelho móvel semelhante a uma dentadura que eu usava o dia inteiro, até quando comia. À noite, eu usava uma plaquinha, que uso até hoje para garantir que o maxilar permaneça alinhado enquanto durmo. Só isso ajudou a melhorar a qualidade do meu sono e o alinhamento geral do meu corpo.

Trazer o maxilar para a frente também traz a língua para a frente, abrindo as vias respiratórias. Quando as vias respiratórias estão obstruídas, você pode roncar ou sofrer de apneia, um distúrbio do sono em que a respiração começa e para, repetidas vezes. Como leu antes, esse distúrbio comum pode roubar vários anos de sua vida. Consigo sentir que a respiração melhorou agora que o maxilar está alinhado, e sei que durmo melhor porque monitoro meu sono!

Além de apneia do sono, o nervo trigêmeo está envolvido no sistema de ativação reticular do cérebro, a parte do tronco encefálico que o mantém alerta. Quando há muito distúrbio no nervo trigêmeo, o cérebro não desliga. Nesse estado, você é fisicamente incapaz de cair no sono. É por isso que muitas pessoas com problemas de mordida cruzada sofrem de distúrbios do sono. Mas isso pode – e deve – ser consertado.

Você já sabe o quanto o sono é importante para a longevidade e como a pressão sobre o nervo trigêmeo pode afetá-lo. Em geral, os dentes se tocam por menos de cinco minutos quando comemos, ao longo de um dia. Porém, quando sua mordida não está alinhada, o maxilar está sempre em guarda, tentando evitar que os dentes se choquem uns contra os outros. Isso coloca pressão sobre o nervo trigêmeo e mantém a substância P circulando e a inflamação se acumulando. E porque o nervo trigêmeo desempenha um papel enorme nas funções motoras, ele pode até levar a problemas motores como o torcicolo, um distúrbio em que os músculos do pescoço se contraem, torcendo a cabeça para um lado, e escoliose, uma curvatura anormal da coluna.

Espero que, no futuro, mais dentistas estudem neurologia e os problemas do alinhamento do maxilar em relação à saúde da coluna. Imagine se uma simples plaquinha para a mordida puder ajudar a endireitar a coluna de uma criança com escoliose! Antes de a minha mordida ter sido corrigida, era possível ver a disfunção na maneira como eu andava e em minha postura, porque o nervo trigêmeo controla movimentos do corpo inteiro.

Muitos dentistas convencionais não têm esse conhecimento. Eles se concentram em fazer os dentes ficarem bonitos em vez de se preocuparem com o alinhamento da mordida. Descobri que a maioria dos dentistas não tem nenhum pudor em desviar a mordida por até um décimo de milímetro quando fazem restaurações porque eles simplesmente não estão cientes de como isso pode impactar o nervo trigêmeo e, por consequência, os níveis de substância P. Mesmo um desvio minúsculo como esse pode dar origem a uma vida (tristemente encurtada) de inflamação.

Muitos dentistas também não sabem como deveria ser o alinhamento correto de uma mordida. O padrão de atendimento diz que os dentes superiores devem ficar um pouco à frente dos inferiores em vez de ficarem ponta com ponta. Mas isso é tecnicamente incorreto. O dr. Jennings explica que, quando você morde, todos os dentes devem se encostar ao mesmo tempo – até mesmo os da frente. *Esse* é o alinhamento correto de uma mordida, e é bastante raro.

De acordo com o dr. Jennings, hoje em dia, a grande maioria dos humanos tem problemas moderados no que diz respeito ao alinhamento da mordida, e é por isso que temos tantas dores de cabeça frequentes e outros distúrbios neurológicos e musculoesqueléticos. Ele afirma que mesmo a alta incidência de infecções de ouvido em crianças pode ser explicada, em parte, por defeitos ortopédicos no maxilar. Se você teve sorte de não sofrer com dores de cabeça crônicas, problemas na coluna ou outras dores, disfunções maxilares ainda podem levar à inflamação no corpo.

Um dos distúrbios mais comuns e conhecidos causados pelo desalinhamento do maxilar é a disfunção da articulação temporomandibular (ATM), que causa dores na articulação do maxilar. Muitos dentistas não consideram um problema quando a ATM se move para a frente e para trás. Porém, de acordo com o dr. Jennings, só porque essa é a única articulação que *consegue* se mover para a frente e para trás, não significa que ela deva se mover dessa forma.

Por exemplo, quando você tem um trespasse horizontal, você desliza – de modo inconsciente – sua mandíbula inferior para a frente a fim de morder as coisas, de controlar a respiração e de falar. Como resultado, cria uma sensação de hipermobilidade na articulação que, por sua vez, afeta o sistema trigêmeo e gera níveis elevados de substância P. E pior, com frequência, a disfunção da ATM está relacionada a dores em outras articulações, provavelmente causadas pelo excesso de substância P. O dr. Jennings estima que 30% dos pacientes com disfunção da ATM também sofrem de dores significativas nos joelhos, como eu sofria. Não é coincidência.

E tem mais. O nervo trigêmeo também desempenha um papel na modulação do fluxo sanguíneo no cérebro. Em particular, ele controla a quantidade de sangue que vai até o córtex pré-frontal, a parte do cérebro que controla os pensamentos e as decisões mais complexas. De novo, isso tem a ver com sobrevivência. Quando você encara uma ameaça a sua existência, o córtex pré-frontal desliga de modo que possa agir sem ter que pensar demais. Mas isso é problemático, para dizer pouco, se você não consegue ativar o córtex pré-frontal porque está constantemente entrando em um estado de lutar ou fugir por causa de um desalinhamento do maxilar.

Quando fiquei sabendo do papel do alinhamento da mordida na saúde do cérebro, achei ter encontrado mais um motivo para minha disfunção cognitiva. Como você leu antes, quando fiz minha tomografia, o resultado mostrou quase nenhuma atividade no córtex pré-frontal, mesmo quando eu me esforçava para pensar. Seria possível que a falta de fluxo sanguíneo, controlada pelo nervo trigêmeo, fosse responsável pelos meus problemas cognitivos? Não tenho como dizer isso com certeza, mas ficou claro para mim que o problema de mordida foi uma das causas do meu envelhecimento precoce, e que alinhar a mordida de forma correta seja talvez a intervenção mais subestimada que existe no que diz respeito à longevidade.

TRUQUES PARA A SAÚDE DOS DENTES

A boa notícia é que existem várias formas simples de corrigir problemas de mordida, e muitas não são caras. Até mesmo uma plaquinha de mordida comprada em loja, e não feita sob medida, ajuda a tirar um pouco da pressão sobre o nervo trigêmeo. É claro que, se couber no seu orçamento, uma plaquinha feita sob medida, com certeza, funcionará melhor e trará resultados mais rápido. Existem também vários truques caseiros que você pode tentar para reduzir a quantidade de substância P em seu organismo. Para muitos deles, você nem precisa ir ao dentista. A seguir, listo alguns de meus favoritos.

PIMENTA-CAIENA

A substância química capsaicina, que dá às pimentas sua picância, também reduz os níveis de substância P no corpo.[12] Esse é um dos motivos para as pessoas usarem capsaicina no tratamento de dores. Emplastros com uma concentração de 8% de capsaicina servem de remédio contra a dor por até doze semanas,[13] e isso ocorre por meio da redução dos níveis de substância P. O creme de capsaicina para artrite funciona eliminando a substância P ao redor da articulação.

Ao saber disso, algumas pessoas decidem comer um monte de pimenta ou cobrir seus pratos de pimenta-caiena para reduzir seus níveis de dor. Você pode, simplesmente, cozinhar com mais pimenta-caiena ou tomar comprimidos dela. A desvantagem é que ela faz parte da família Solanaceae. Muitas pessoas (cerca de 20%) são sensíveis a esse tipo de vegetal. Para elas, comer essas plantas causa inflamação, o que não ajuda a reduzir os níveis de substância P. Se esse for seu caso, opte por favas de baunilha! O funcionamento tanto da capsaicina quanto da baunilha se dá pela interação com os receptores vaniloides. Preste atenção em seu corpo e, se começar a sentir dores nas articulações depois de comer vegetais da família Solanaceae, opte por favas de baunilha.

BOCHECHO COM ÓLEO

Na prática ayurvédica de 3 mil anos atrás conhecida como bochecho com óleo [oil pulling], você usa uma colher de sopa de óleo de coco, gergelim ou girassol para fazer bochecho por até vinte minutos por dia. Essa prática milenar é conhecida por desintoxicar e limpar a boca e as gengivas, reduzir a inflamação e a halitose e tornar os dentes mais brancos. Embora eu não conheça nenhum estudo que relacione o bochecho com óleo à substância P, faz sentido que qualquer coisa que você faça

SUPER-HUMANO

para melhorar sua saúde bucal também reduza os níveis de inflamação no corpo inteiro. Você leu antes que alguns dentistas usam gás de ozônio para matar bactérias nocivas na boca capazes de causar inflamação generalizada. O bochecho com óleo pode também ajudar a evitar essa inflamação ao eliminar bactérias desagradáveis escondidas nas gengivas.

A ideia por trás do bochecho é que o óleo remove da boca os vírus, bactérias, parasitas e fungos nocivos, e todo o lixo tóxico que produzem, evitando que cheguem à corrente sanguínea, onde podem causar inflamação e afetar a imunidade e a saúde de maneira geral.[14] Existem estudos clínicos promissores de pequena escala sobre o assunto. Participantes que fizeram o bochecho com óleo relataram menos doenças nas gengivas e menos acúmulo de placa do que aqueles que simplesmente escovaram os dentes e usaram fio dental.[15]

Isso ocorre porque, durante o bochecho, o óleo se mistura com a saliva, criando um líquido fino que passa por entre os dentes e gengivas, alcançando os lugares em que as bactérias se escondem. Nesses pontos, o óleo se liga ao biofilme, ou placa, nos dentes e reduz o número de bactérias na boca. Muitos desses micro-organismos nocivos são cobertos de gordura – uma bicamada lipídica que é atraída por outras gorduras, incluindo a dos óleos usados para bochecho. As bactérias são absorvidas pelo óleo durante o bochecho e eliminadas quando você o cospe. Cuspir o óleo em vez de engolir é um importante passo final no processo do bochecho, pois você não quer reabsorver essas toxinas.

No que diz respeito à escolha do óleo para bochecho, o de coco é melhor do que outros como de gergelim e girassol porque tem um efeito antibacteriano natural, matando as bactérias que causam doenças, os fungos, vírus e protozoários. As gorduras de cadeia média encontradas no óleo de coco são eficazes no combate à bactéria *Streptococcus mutans*, que causa cáries.[16] O óleo de coco também é um anti-inflamatório natural.[17]

O bochecho com óleo tem dado certo há milhares de anos, mas, como um *biohacker* profissional, procurei tornar essa técnica ainda mais eficaz. O primeiro passo foi trocar o óleo de coco pelo XCT Oil, criado por mim. Óleos são absorvidos por meio da mucosa e, se você for se dar o trabalho de ficar com a boca cheia de óleo por vinte minutos, melhor usar um que seja puro, destilado três vezes e que converta energia mais

OS DENTES SÃO UMA JANELA PARA O SISTEMA NERVOSO

rápido depois de ser absorvido pela mucosa. (Assim como o óleo de coco, ele também é um poderoso antimicrobiano.) A produção do XCT Oil não usa solventes e a destilação tripla é feita em um ambiente sem oxigênio, de modo que é completamente livre de um tipo de triglicerídeo de cadeia média (TCM), o C6, que irrita a membrana mucosa. Considerando o quanto a boca é permeável, faz sentido adotar uma rotina diária de bochecho com óleo usando os ingredientes mais puros e eficazes.[18]

Em seguida, adicionei uma gota de óleo essencial de orégano a meu XCT Oil antes de fazer o bochecho. Óleo de orégano é um antifúngico e antimicrobiano poderoso e reconhecido, e existe até um estudo dos efeitos combinados do óleo de orégano e da forma mais rara de óleo de TCM (ácido caprílico, que compõe 70% do XCT). Foi comprovado que a combinação dos dois é mais eficaz do que o óleo de orégano ou o ácido caprílico isolados para reduzir as bactérias que surgem ao longo do tempo em carnes armazenadas.[19] Aposto que isso significa que eles ajudam a reduzir as bactérias nocivas em nosso organismo também.

Se você decidir experimentar o bochecho com óleo usando XCT ou um óleo de coco comum, dentistas ocidentais e profissionais ligados à odontologia funcional concordam que uma dieta anti-inflamatória com baixo teor de açúcar melhora sua saúde bucal. Se você está seguindo o conselho do capítulo 3, já está evitando boa parte dos alimentos que podem causar cáries, infecções e problemas de gengiva – e, por consequência, um aumento de substância P e de inflamação.

Ter dentes saudáveis é mais do que parecer jovem ou manter os dentes até os 180 anos em vez de usar dentaduras, embora isso também seja importante! Sua saúde bucal e o alinhamento de sua mordida são determinantes para a velocidade com que você vai envelhecer e para o quanto você vai viver. Aquele instrutor estava certo: os anos que ganhei ao corrigir meus problemas dentários valem muito mais do que um Lexus – ou do que qualquer carro no mundo.

Conclusão

Quer rejuvenescer? Coloque estas coisas em prática agora mesmo:

• Examine o alinhamento de sua mordida abrindo a boca, relaxando os músculos e mordendo devagar. O que encosta primeiro? Os molares de ambos os lados devem encostar ao mesmo tempo e os dentes da frente devem encostar de leve logo depois dos molares. Se qualquer coisa diferente disso ocorrer, considere comprar uma plaquinha. Você pode comprar uma básica na farmácia ou uma sob medida com um dentista, se puder fazer um investimento maior.

• Cuide de sua dieta e de sua boca. Elimine o açúcar, experimente o bochecho com óleo e, de vez em quando, use o carvão ativado para absorver as toxinas.

• Encontre um dentista que ajude você a experimentar neuroestimulação elétrica transcutânea (TENS) ou um laser frio caso você sofra de disfunção da ATM ou sinta qualquer tipo de dor no maxilar. Isso reduzirá os níveis de substância P e diminuirá a pressão sobre o nervo trigêmeo, aumentando sua longevidade.

11

HUMANOS SÃO PLACAS DE PETRI AMBULANTES

Não há dúvida de que o uso de antibióticos foi um fator determinante em meu acelerado processo de envelhecimento. Quando criança e até a adolescência, eu usava antibióticos quase todos os meses por causa de uma faringite estreptocócica crônica e sinusite. Essas drogas alteravam de maneira dramática meu microbioma, a comunidade de trilhões de micro-organismos que vivem no intestino – bactérias, fungos, vírus e outros micróbios. A cada dia, ficamos sabendo mais sobre o impacto do microbioma em nossa saúde – e no processo de envelhecimento – e, hoje, muitos médicos e pesquisadores vanguardistas acreditam que os micróbios no trato digestivo na verdade determinam a velocidade com que você envelhece.

Um estudo recente mostra que, à medida que animais envelhecem (e, provavelmente, humanos), as bactérias no intestino mudam, e essa alteração na composição das bactérias causa danos ao sistema vascular, tornando-o mais rígido. O estudo revelou que os biomas no intestino de ratos velhos têm mais espécies inflamatórias patogênicas. Quando essas bactérias patogênicas fermentam proteínas, elas produzem um composto nocivo chamado TMAO, três vezes mais do que outras bactérias mais benéficas. O excesso de TMAO causa o enrijecimento do sistema vascular e aumenta o risco de doenças do coração. Quando pesquisadores usaram antibióticos para eliminar as bactérias no intestino de ratos velhos, de forma mágica, o sistema vascular dos ratos se tornou menos rígido. Os pesquisadores concluíram que "a fonte da juventude talvez esteja no intestino".[1]

Mas as bactérias não apenas controlam você – elas *são* você. Em 2016, cientistas do Instituto Weizmann de Ciência, em Israel, descobriram que existem cerca de 39 trilhões de células bacterianas no corpo humano.[2] Até o momento, sabemos da existência de mais de mil espécies específicas de bactéria no intestino humano, e elas não estão inertes. Essas bactérias digerem os alimentos, mantêm o sistema imunológico funcionando, protegem os intestinos de infecções, removem as toxinas encontradas no ambiente e produzem vitaminas e substâncias químicas fundamentais para se comunicar com o resto do corpo. Como você leu antes, as mitocôndrias que produzem energia para as células também evoluíram de bactérias.

DIVERSIDADE NO INTESTINO

Embora todos os microbiomas humanos contenham mais ou menos as mesmas mil espécies de bactérias, a composição exata do microbioma de cada pessoa é única. Seu microbioma é muito diferente do meu. Você pode ter um percentual mais alto de algumas espécies e um mais baixo de outras. No entanto, existem características próprias de um intestino funcional, jovem e saudável. Por exemplo, ele contém combinações específicas de micróbios e, mais importante, uma mistura diversa.[3] À medida que você envelhece, essa composição muda de forma previsível e desfavorável a menos que faça alguma coisa para impedi-la. Na verdade, hoje, pesquisadores na Insilico Medicine, uma empresa de biotecnologia de Hong Kong, conseguem dizer a idade de uma pessoa – com uma margem de erro de quatro anos – usando apenas a composição das bactérias em seu intestino.

Pense no intestino como um ecossistema parecido com o solo, que é uma mistura complexa de muitas bactérias e fungos diferentes que trabalham juntos para torná-lo fértil. Os seres humanos não têm raízes como as plantas, e nós carregamos nosso solo dentro de nós mesmos. Sem a mistura certa de germes que tornam o solo fértil, uma planta morre. E nós não somos diferentes. Se temos um desequilíbrio de micro-organismos, envelhecemos rápido, desenvolvemos doenças e morremos.

A mistura de germes deve conter várias bactérias boas e também algumas ruins. Nem todas as espécies de bactérias em um intestino saudável são benéficas. Até mesmo o maior super-humano que existe tem bactérias ruins e até parasitas em seu intestino. Porém, se você for jovem e saudável, as diversas espécies de bactérias boas se sobrepõem às ruins. A ideia não é se livrar totalmente de bactérias nocivas, mas buscar um equilíbrio entre as boas que ajudam você a se tornar um super-humano e as inevitáveis ruins que, quando se espalham, podem causar doenças e envelhecimento.

Existem evidências de que um certo número – não muito grande – dessas bactérias e de parasitas "ruins", na verdade, ajuda a manter o intestino em equilíbrio. Nós evoluímos juntos com esses parasitas, de modo que nosso sistema imunológico funciona melhor quando estão presentes. Em 2005, li o primeiro estudo mostrando que ingerir certos parasitas que não conseguem se reproduzir no corpo humano pode alterar sua resposta imunológica e de fato *reduzir* a inflamação. Ingerir suplementos com esses parasitas (a chamada terapia helmíntica) melhora o funcionamento de células T reguladoras, as células que regulam o sistema imunológico e previnem as doenças autoimunes.[4]

Assim que li esse estudo de 2005, comprei ovos do verme-do-chicote importados da Tailândia. Eles foram absurdamente caros, e meus amigos me acharam louco, mas eu estava desesperado para curar meu intestino. Para ser honesto, não senti muita diferença depois de engolir os ovos. É possível que apenas uma dose não tenha sido suficiente para os bichinhos terem algum impacto, mas eu não tinha condições de tomar doses frequentes pagando seiscentos dólares em cada uma.

Dez anos mais tarde, depois que me tornei mais jovem do ponto de vista metabólico, tentei fazer a terapia helmíntica de novo, desta vez com larvas da tênia do rato. Senti que meu nível de inflamação diminuiu e que o funcionamento do meu trato gastrointestinal melhorou rápido. Tenho tratado minha inflamação há tanto tempo que sou capaz de dizer o quanto estou inflamado quando acordo pela manhã. Consigo ver em

234 SUPER-HUMANO

meus pneuzinhos (ou na ausência deles) e sentir no meu cérebro. E aquelas larvinhas de tênia com certeza diminuíram minha inflamação sistêmica. Eu as tomava em intervalos de duas a quatro semanas até que se tornou difícil demais coordenar a terapia com minhas viagens, mas planejo tomar uma dose a cada seis meses só para garantir. Com certeza, eu tomaria com mais frequência se estivesse sofrendo de um dos distúrbios passíveis de tratamento com a terapia helmíntica, como a esclerose múltipla ou a doença inflamatória intestinal.[5]

Felizmente, muitos de nós não precisam de terapia helmíntica, uma vez que ter a mistura certa de bactérias no intestino ajuda a prevenir inflamação. Porém, ao longo das últimas décadas, os micróbios benéficos do intestino sofreram um golpe pesado – nós, de maneira coletiva, prejudicamos nosso microbioma com um excesso de antibióticos, sabonetes antibacterianos e antissépticos para as mãos, além de inseticidas que espirramos em nossos alimentos.[6] Como as bactérias do intestino têm um impacto direto nos níveis de inflamação e no sistema imunológico, danos ao bioma intestinal nos tornam mais suscetíveis a doenças autoimunes, que, como você leu antes, é quando o sistema imunológico ataca os tecidos saudáveis do corpo.

Então não é coincidência que a autoimunidade e a inflamação tenham aumentado em pessoas de idade nos últimos anos. Muitas das doenças que associamos ao envelhecimento normal são, na verdade, baseadas em distúrbios autoimunes. Cerca de 50 milhões de estadunidenses – ou 20% da população – sofrem de alguma doença autoimune. O tratamento-padrão de pacientes autoimunes envolve medicamentos que inibem o sistema imunológico e os tornam vulneráveis a vírus e infecções cotidianas. Mas, em vez disso, é possível reverter um quadro de autoimunidade reduzindo a inflamação e curando o intestino, Essa é uma questão pessoal para mim. Quando jovem, eu sofria de artrite e de tireoidite de Hashimoto, ambas doenças autoimunes. Hoje não apresento sintomas de nenhuma das duas doenças e consegui isso sem tomar medicamentos que inibem o sistema imunológico.

O que você diria se soubesse que uma espécie de probiótico dobrou a expectativa de vida em ratos? Existem muitas pesquisas que defendem a ideia de tomar suplementos com uma bactéria específica para melhorar a longevidade. A espécie de bactéria específica que tem esses poderes mágicos funciona porque produz espermidina. (Sim, pesquisadores conseguiram isolar a espermidina do sêmen – daí o nome. Tenha paciência que explico.) Em um estudo, quando ratos receberam suplementos de bactéria que produz espermidina, suas expectativas de vida *dobraram*.[7]

Você pode suplementar com espermidina de maneira direta, mas o cheiro e o sabor são exatamente como você esperaria que fossem, dada sua origem. Como parte da pesquisa para este livro, comprei um pouco, tampei o nariz e engoli. Mas é mais fácil conseguir espermidina na mesma fonte usada para os ratos do estudo: a espécie de bactéria que a produz. Quanto mais dessas bactérias você tiver em seu intestino, mais espermidina vai produzir. Importei um probiótico do Japão, chamado LKM512, e agora tenho bactérias amigáveis em meu intestino produzindo bastante espermidina para mim. Chega de engolir espermidina com gosto ruim e, como resultado disso, são boas as chances de eu viver mais!

Se existe uma coisa que eu gostaria que você aprendesse com este livro, é sobre a importância de cultivar um bioma intestinal saudável e diversificado. Mas a melhor maneira de fazer isso talvez não seja a que você pensa...

GERMES SÃO AS PRIMEIRAS DÁDIVAS DA MÃE

As bactérias do intestino estão com você há bastante tempo. Ao nascer, você recebeu a primeira dose de micróbios ao passar pelo canal de parto de sua mãe. E a forma como nasceu afeta a composição de seu microbioma. Estudos mostraram que crianças de parto normal têm um bioma intestinal similar ao da mãe. Crianças de cesariana têm um bioma intestinal que é mais similar ao bioma da *pele* da mãe.[8] Ao passo que a pele tem seu próprio ecossistema diverso, as espécies de bactérias que dominam a pele são tipicamente distintas daquelas que prevalecem no intestino.

Estamos apenas começando a entender como o tipo de parto pode afetar a saúde no longo prazo. É óbvio que nem toda mulher consegue ter um parto normal, mas uma forma de compensar as possíveis mudanças no microbioma causadas pela cesariana é esfregar o recém-nascido com micróbios da vagina da mãe. Existem discussões sobre o quanto essa prática é eficaz, mas é uma forma relativamente sem riscos de expor o bebê às bactérias que ele teria encontrado no canal de parto. Se você estiver lendo isto, saiba que não dá para mudar as bactérias que você tem, mas, se estiver planejando uma família, pode usar esse conhecimento para dar a seus filhos um começo super-humano.

A primeira fonte de nutrição do bebê também desempenha um papel importante na formação do bioma no intestino. O leite materno contém até seiscentas espécies diferentes de bactérias que ajudam a promover a diversidade no intestino de uma criança.[9] Infelizmente, os leites em fórmula não contêm essas bactérias, e estudos mostram que bebês alimentados com fórmula tendem a ter biomas intestinais menos diversificados do que aqueles amamentados pela mãe, além de um número maior de *Clostridium difficile*, uma bactéria potencialmente nociva.[10]

O microbioma do bebê continua a evoluir durante os primeiros anos de sua vida para ajudar na transição do leite materno ou de fórmula para alimentos sólidos. Estudos que examinaram amostras de fezes de bebês revelaram que seus microbiomas, a princípio, continham as exatas espécies de bactérias que melhor utilizam o lactato do leite materno. Alguns meses depois, o intestino muda para ter uma porcentagem maior de bactérias que conseguem metabolizar energia a partir de alimentos sólidos. Em outras palavras, o intestino do bebê atinge seu auge enquanto se prepara para digerir sólidos. Depois, à medida que o bebê ingere cada vez mais alimentos, as bactérias associadas à digestão de carboidratos e vitaminas de alimentos sólidos se proliferam ainda mais.[11] Quando crianças têm cerca de três anos, o microbioma se estabiliza e se torna similar ao de um adulto.

A composição exata desse microbioma inicial tem um impacto enorme em como o sistema imunológico da criança se desenvolve e, portanto, pode afetar sua saúde e sua longevidade muito mais tarde. Especificamente, certos tipos de bactéria intestinal produzem ácidos graxos de cadeia média que desempenham um papel importante na proliferação e na diferenciação das células imunes, incluindo células T e B, que produzem anticorpos essenciais.[12] Sendo assim, o período entre o nascimento e os três anos é uma janela crítica para se estabelecer um microbioma saudável e construir um sistema imunológico forte. Um excedente de bactérias ruins e/ou a falta de diversidade podem causar problemas como autoimunidade, alergias e asma.[13]

Por fim, a exposição a antibióticos na infância também impacta a saúde do microbioma. Os antibióticos atacam as bactérias perigosas e também as benéficas, diminuindo a diversidade do microbioma. Estudos mostraram que o uso de antibióticos nos primeiros anos de vida pode aumentar as chances de uma criança desenvolver asma, eczema e diabetes tipo 1, doenças do sistema imunológico.[14] Se você tem mais de 35 anos, viveu na época em que médicos distribuíam antibióticos como se fossem doces, e isso deve impactar a forma como você está envelhecendo.

Sem dúvida, a composição de seu microbioma durante a infância afeta as chances de desenvolver doenças específicas ao longo da vida. Na verdade, pesquisadores conseguiram identificar os tipos de bactérias que são cruciais para uma saúde ideal. Por exemplo, crianças que sofrem de asma, com frequência, têm um número pequeno das bactérias benéficas *Bifidobacterium*, *Akkermansia* e *Faecalibacterium*, e um número relativamente grande de fungos como *Candida* e de bactérias nocivas que liberam metabólitos inflamatórios. Como você sabe, esses compostos inflamatórios estão na raiz dos sete pilares do envelhecimento. Então, o que aconteceria se tivesse bactérias nocivas em seu intestino liberando metabólitos desde a infância? Você envelheceria prematuramente, é isso que aconteceria.

É claro que existem muitas coisas que você pode fazer para destruir (ou curar – mais sobre isso daqui a pouco) seu bioma intestinal muito tempo depois dos três anos de idade. Nem tudo está perdido, mesmo que você tenha vivido um começo longe do ideal, como eu vivi! Nunca é tarde demais para assumir o controle de suas bactérias intestinais. Mas é fascinante saber que o que acontece durante os primeiros minutos e anos de vida, na verdade, planta as sementes de como você envelhecerá décadas mais tarde.

PROBIÓTICOS PODEM PIORAR SEU INTESTINO

Por causa de todas as coisas ruins que aconteceram com meu intestino anos atrás, eu estava desesperado para consertar meu microbioma. Na verdade, estava tão desesperado que, em 1998, comprei uma pílula especial de estimulação elétrica, importada da Rússia. Ela operava com uma bateria conectada a eletrodos que eram pequenos o suficiente para serem engolidos. À medida que percorria meu intestino, usava eletricidade para estimular os músculos. Como era de se esperar, gerava uma sensação estranha, mas ficou ainda pior quando a pílula se alojou perto de um nervo em minha perna direita. Durante uma tarde inteira, eu sentia espasmos incontroláveis de cinco em cinco segundos quando o aparelho disparava.

Não preciso dizer que foi uma experiência que não quis repetir. Então desisti de engolir estranhos dispositivos médicos russos e voltei para a intervenção de intestino que muitas pessoas tentam primeiro: probióticos. Afinal de contas, somos bombardeados por propagandas sobre os benefícios dos probióticos para a saúde, logo eles devem ser perfeitos para resolver seus problemas intestinais, certo? Não é bem assim.

Infelizmente, muitos dos probióticos no mercado contêm uma profusão de histaminas. Quando você ouve a palavra *histamina*, é provável que pense em alergias – nós tomamos um comprimido anti-histamínico para bloquear as substâncias químicas que nosso corpo cria durante uma resposta alérgica. Mas certas bactérias também criam histaminas por meio de um processo de fermentação. Além de desempenharem um papel na resposta do sistema imunológico (que explica as coceiras e os espirros de uma crise alérgica), as histaminas agem como neurotransmissores carregando mensagens para o cérebro. O corpo precisa de um tanto de histaminas, mas um excesso delas pode gerar um distúrbio chamado intolerância à histamina, que causa enxaquecas, problemas nos seios nasais e o tipo de inflamação generalizada que é incrivelmente envelhecedora.

Existem duas causas principais para a intolerância à histamina: uma superpopulação da bactéria que produz histaminas e uma quantidade pequena demais da enzima que degrada as histaminas, chamada diamina oxidase (DAO). Se você é intolerante à histamina, a pior coisa

HUMANOS SÃO PLACAS DE PETRI AMBULANTES

que pode fazer é comer alimentos que contenham essa substância. No entanto, quando estão preocupadas com seus intestinos, muitas pessoas recorrem justamente aos alimentos que contêm grandes quantidades de histaminas – alimentos fermentados como iogurtes, chucrute ou kombucha. Como as bactérias criam histaminas como parte do processo de fermentação, alimentos fermentados com frequência (mas não sempre) contêm muitas histaminas.

Quando você quer curar seu intestino, é importante estar ciente de quais bactérias produzem histaminas, quais as degradam e quais não têm efeito algum sobre elas. Muitas pessoas ouvem falar da importância das bactérias intestinais e começam a consumir probióticos cegamente, mas essa não é uma boa ideia. Lembre-se de que cada microbioma é único e de que é a composição de bactérias em seu intestino que determina, em grande parte, como você envelhece. Então é preciso garantir a suplementação com as espécies certas de bactérias *para você*.

O outro problema de tomar probióticos genéricos para curar o intestino é que, se você tem um crescimento excessivo de fungos como *Candida*, os probióticos sozinhos não são suficientes para resolver o problema. Probióticos são espécies de bactérias, não de fungos. Se você tem um problema de fungos e toma probióticos, os fungos vão apenas combater os probióticos. Acabei me livrando de um problema de *Candida* tomando medicamentos antifúngicos por sessenta dias. A propósito, você não consegue "matar de fome" o fungo *Candida* entrando em cetose, porque ele vive tranquilamente de açúcar ou de cetonas. Se você sabe que sofre de *Candida*, é vital que procure um especialista em medicina funcional para corrigir o problema de modo que seu programa de antienvelhecimento seja bem-sucedido. Se não se livrar do fungo, seus micróbios benéficos jamais terão chance de entrar em ação.

Sei disso tudo agora por causa de tentativas e erros, e de bastante pesquisa. Mas, antes, quando eu estava tentando curar meu intestino, cometi o erro banal de ingerir probióticos achando que ajudariam. Pela manhã, decidi acrescentar um prebiótico, ou comida para probiótico, chamado fruto-oligossacarídeo, ao meu café Bulletproof e tomar um probiótico ao mesmo tempo. Eu não fazia ideia de que o probiótico que tinha tomado continha *Lactobacillus casei*, uma espécie de bactéria

240 SUPER-HUMANO

produtora de histaminas. Ganhei cinco quilos em sete dias, com uma inflamação perceptível no meu intestino. Depois que interrompi o uso dos probióticos, demorou apenas sete dias para perder aqueles quilos. Não era gordura; era inflamação do probiótico errado.

Se decidir tomar probióticos, como você faz para saber qual escolher? Se acha que não tem um problema com histaminas, recomendo probióticos que são neutros, como o *Streptococcus thermophilus* e o *Lactobacillus rhamnosus*. Para reparar um intestino problemático e diminuir a intolerância à histamina, procure diminuir as bactérias produtoras de histaminas e aumentar as degradadoras de histamina (mais sobre isso logo a seguir). Bactérias produtoras de histamina incluem *Lactobacillus casei*, *Lactobacillus reuteri* e *Lactobacillus delbrueckii* da subespécie *bulgaricus*. São encontradas na maioria dos iogurtes e alimentos fermentados como chucrute, alguns kombuchas, picles, produtos fermentados de soja, molho de soja, molho de peixe, leitelho, kefir, queijo maturado, vinho tinto, pães feitos com fermento e carnes fermentadas, defumadas e processadas. Se você não tem nada contra esses alimentos, ótimo; mas preste atenção em como você se sente depois de comê-los. Se acha que pode ter um problema com histaminas, evite esses produtos, assim como alguns dos probióticos que eles contêm.

É possível tomar suplementos que contêm bactérias degradadoras de histamina como *Bifidobacterium infantis*, *Bifidobacterium longum* e *Lactobacillus plantarum*. Mas se você não tem o alimento certo para essas bactérias presentes em seu intestino, está perdendo dinheiro em probióticos, porque elas vão morrer antes de serem úteis. Mesmo que você nunca tome probióticos, com frequência, bactérias benéficas se desenvolvem no intestino quando o combustível certo está presente. Invista nele antes de tomar probióticos que talvez nem consigam ir além do estômago. O truque é se concentrar em comer os alimentos que ajudam as bactérias boas a crescer e se reproduzir: fibra prebiótica e amido resistente.

FIBRA PREBIÓTICA

Fibra prebiótica é exatamente o que diz seu nome: aquilo que vem *antes* dos probióticos. Para simplificar, é o que a bactéria boa em seu intestino gosta de comer. Quando se alimentam de prebióticos, essas bactérias produzem ácidos graxos de cadeia curta como butirato, que fortalece o cérebro[15] e o intestino.[16] Você encontra prebióticos em vegetais ricos em fibras solúveis como batata-doce, couve-de-bruxelas e aspargos. Também existe um pouco de fibra prebiótica no café e no chocolate, mas a melhor forma de viver uma vida longa é começar a comer muito mais vegetais... e talvez acrescentar também alguns prebióticos.

Um artigo de revisão na *The Lancet* comprovou que comer fibra prebiótica reduz muito as chances de desenvolver uma das quatro assassinas.[17] No estudo, pessoas que comeram mais fibra prebiótica tiveram de 15% a 30% menos chances de morrer do coração e de mortes causadas por qualquer motivo, de 16% a 24% menos chances de AVC e uma redução de 19% no risco de desenvolver diabetes tipo 2,[18] câncer de mama e câncer colorretal.[19] É uma redução enorme em três das quatro assassinas![20] Para a quarta assassina, Alzheimer, sabemos que fibra prebiótica reduz a inflamação intestinal e cerebral, com uma redução correspondente na inflamação das células imunes do cérebro, a micróglia.

Em outro estudo,[21] pesquisadores deram para diabéticos do tipo 2 doses diárias de dez ou vinte gramas de fibra prebiótica por um mês. Eles observaram reduções na resistência à insulina, nas medidas dos quadris e da cintura, e no colesterol LDL; mas a mudança mais importante diz respeito a algo chamado albumina glicada. Essa é uma medida direta dos danos que o açúcar está causando ao fazer ligações cruzadas com a proteína presente nas células. Outro estudo mostrou que a fibra prebiótica funciona da mesma forma em quem não sofre de diabetes.[22]

A importância de comer o suficiente de fibra prebiótica é um dos motivos para você ouvir o conselho ruim de comer bastante cereais, legumes e grãos. Esses alimentos são fontes de fibra prebiótica, que faz maravilhas para o metabolismo. Infelizmente, como destaquei em *Bulletproof Diet: a dieta à prova de balas*, eles também contêm substâncias de defesa das plantas, chamadas lectinas, que prejudicam o revestimento do intestino e causam inflamação e doenças autoimunes.[23] Esses legumes e cereais integrais são benéficos para equilibrar a taxa de açúcar no sangue, mas destroem sua saúde no longo prazo ao afetar seu intestino e, como resultado, seu sistema imunológico.[24] Mesmo que você pense não ter problema com cereais integrais, existem evidências de que um composto encontrado em cereais, chamado aglutinina, ou WGA, enfraquece seu revestimento intestinal permitindo que pequenas moléculas o atravessem e alcancem a corrente sanguínea. Você não viverá pelo tempo que quer viver se comer cereais e legumes. No entanto, também não viverá pelo tempo que quer viver se não comer o suficiente de fibras digestivas. Isso é um dilema há milhares de anos.

A tecnologia permite que a gente tenha o melhor dos dois mundos. Hoje, a melhor forma de alimentar as bactérias intestinais é adicionar à sua dieta algo entre dez e trinta gramas de fibra prebiótica em pó e comer muitos vegetais. Ao longo dos últimos dezoito meses, usei cinquenta gramas por dia do prebiótico Inner Fuel que formulei com meu time na Bulletproof, misturado com o café pela manhã. Nesse período, fui de 14% a 10,1% de gordura corporal. Obrigado, prebióticos. Fibra de acácia, um dos ingredientes, também funciona muito bem por si só, e é fácil de encontrar.

A ciência ainda não tem um consenso sobre o quanto de fibra prebiótica você precisa para viver pelo máximo de tempo possível. O governo recomenda cerca de catorze gramas a cada mil calorias, o que, para a maioria das pessoas equivale a trinta gramas por dia de todas as fontes. Mas um estudo na Holanda que acompanhou mais de mil homens ao longo de quarenta anos descobriu uma redução de 9% no número de mortes a cada dez gramas diários de fibra prebiótica.[25] Outro estudo, em Israel, descobriu uma redução de 43% no total de mortes em pessoa que comeram mais de 25 gramas de fibra por dia, em uma comparação com aqueles que comeram menos.[26] Nesse estudo, um adicional de dez gramas por dia reduziu em 12% os riscos de morrer para homens e em 15%, para as mulheres. No entanto, outro estudo descobriu que um aumento de apenas sete gramas no consumo diário de fibras gera uma queda de 9% nos riscos de desenvolver doenças cardiovasculares.[27]

O ponto fundamental é que a quantidade certa de fibra prebiótica é, para ser específico, *mais*. Se você come de cinco a dez porções de vegetais por dia, talvez chegue aos níveis recomendados pelo governo. No entanto, com todas essas evidências dando base para os benefícios, eu como a maior quantidade possível de vegetais e acrescento mais cinquenta gramas de fibra por dia à minha dieta. Essa é uma atualização enorme de minhas recomendações, e os resultados são tangíveis. No entanto, se você sofre de supercrescimento bacteriano do intestino delgado, um distúrbio em que a bactéria que normalmente está em outras partes do intestino cresce de forma demasiada no intestino delgado, talvez precise fazer uma curta dieta livre de fibras para matar aquelas bactérias que estão fora do lugar, então pule essa recomendação por enquanto.

AMIDO RESISTENTE

Você leu antes que um benefício da fibra prebiótica é que ela auxilia as bactérias na produção de butirato. Você também pode fazer suas bactérias produzirem mais butirato comendo amido resistente, um tipo de amido que age mais como um prebiótico do que um amido comum, que o corpo converte rápido em açúcar.[28] O amido resistente tem esse nome por ser "resistente" à digestão – significa que seu corpo não consegue degradá-lo. Sem ser digerido, o amido resistente passa pelo estômago e pelo intestino delgado e chega intacto ao cólon, onde age como um prebiótico.

Existem quatro tipos de amido resistente:

- RS1 está integrado ao revestimento externo de sementes, nozes, cereais e legumes; o que significa que é acondicionado com lectinas que agridem seu intestino, embora as bactérias gostem de comê-las.

- RS2 são os grânulos resistentes em bananas verdes e batatas cruas.

SUPER-HUMANO

- RS3 é um tipo de amido resistente formado quando certos alimentos ricos em amido, como batatas-inglesas (que são da família *Solanaceae* e agridem o intestino) e arroz branco, são cozidos e resfriados.

- RS4 é o amido resistente criado pelo homem. As informações nutricionais no rótulo de alimentos processados e industrializados, como pão ou bolo, podem incluir poly dextrina ou amido modificado. Isso é RS4. Coisas criadas pelo homem nem sempre são ruins. Um estudo descobriu que a dextrina resistente melhorou a resistência à insulina e reduziu a inflamação em mulheres com diabetes tipo 2.[29] Garanta que ele não seja de uma fonte de organismos geneticamente modificados (OGM), ou você vai ingerir glifosato com seu RS4.

O amido resistente faz mais do que apenas ajudar na produção de butirato. Ao alimentar as bactérias boas, também ajuda na proteção contra as quatro assassinas. Um estudo de 2013 descobriu que ratos que se alimentavam de amido resistente experimentavam uma diminuição no número e no tamanho de lesões associadas ao câncer de cólon. O amido resistente ajudou a matar as células pré-cancerosas e a reduzir a inflamação sistemática causada pelo câncer.[30] Além disso, ele ajuda a diminuir a resistência à insulina. Como o amido resistente não é digerido, os níveis de açúcar no sangue e de insulina não aumentam depois que você come. Um estudo de 2012 descobriu que homens obesos que consumiram de quinze a trinta gramas de amido resistente todos os dias, por quatro semanas, mostraram um aumento na sensibilidade à insulina, comparados com um grupo de controle que não comeu amido resistente.[31] Sensibilidade à insulina, o oposto de resistência à insulina, é muito importante para a longevidade.

Comer amido resistente é benéfico também para o controle do peso. Um estudo descobriu que mulheres que comeram panquecas feitas com amido resistente queimaram gordura corporal extra depois da refeição, comparadas com aquelas que comeram panquecas sem a adição do amido resistente.[32] Isso não é uma surpresa, pois a bactéria boa influencia o metabolismo e desempenha um papel crucial no controle de peso. Sabemos há anos que pessoas obesas e magras têm tipos diferentes de micróbios no intestino.[33] Comparadas a pessoas magras, as obesas tendem a ter mais de um tipo de bactéria chamado Firmicutes e menos de um tipo chamado Bacteroidetes.[34] Isso ocorre até mesmo com gêmeos, quando um é obeso e o outro, não.[35]

Não é possível comprar Bacteroidetes na forma de suplemento, mas você pode ingerir mais delas comendo especiarias e vegetais que contêm polifenóis, que são o alimento favorito das Bacteroidetes. Quando você tem uma dieta rica em polifenóis, as Bacteroidetes crescem e se reproduzem. Como regra geral, quanto mais vibrante for a cor de um vegetal, mais polifenóis ele contém. Todos os vegetais verde-escuros, vermelhos-fortes, roxos, alaranjados e amarelos-vivos são ricos em polifenóis. Café, chá, chocolate amargo, ervas frescas e especiarias também são fontes ótimas de polifenóis.

As bactérias do intestino também impactam seu peso ao produzir um hormônio chamado fator adipocitário induzido pelo jejum (FIAF), que diz para o corpo parar de armazenar gordura e, em vez disso, começar a queimá-la. A melhor forma de aumentar a produção de FIAF é fazer suas bactérias passarem fome sem amido ou açúcar. Quando as bactérias estão "famintas", produzem mais FIAF e você queima gorduras extras. Essa é outra razão para jejuar de vez em quando, se você quiser ficar melhor com o passar do tempo.

COMBUSTÍVEL BACTERIANO E AS PAREDES DO INTESTINO

Como você deve saber, a grande maioria das bactérias intestinais vivem nas paredes do intestino, que são revestidas de muco e funcionam como uma barreira que protege seu corpo dos conteúdos do aparelho digestivo de modo que micróbios perigosos não invadam a corrente sanguínea. Quando as coisas funcionam direitinho, as paredes do intestino permitem a passagem de nutrientes e barram os agentes patogênicos causadores de doenças.

Os próprios micróbios ajudam a manter a integridade das paredes intestinais. O ácido butírico que produzem quando comem fibra prebiótica ou amido resistente serve de combustível para as células que compõem as paredes do intestino. Isso as mantêm fortes e saudáveis e previne a síndrome do intestino poroso, um distúrbio em que buracos microscópicos se formam nas paredes intestinais, permitindo que seu conteúdo "vaze" para a corrente sanguínea.

Quando você sofre de intestino poroso, proteínas podem cair na corrente sanguínea e provocar alergias ou até mesmo um ataque autoimune. O mesmo ocorre com bactérias e neurotoxinas bacterianas chamadas lipopolissacarídeos, que definitivamente não deveriam chegar à corrente sanguínea. Caso vazem, podem afetar outros órgãos como o fígado, os rins e o coração, causando doenças e inflamação generalizada.[36] O intestino poroso foi associado a doenças autoimunes, diabetes tipo 1, doença inflamatória intestinal, doença celíaca, esclerose múltipla e asma, entre outras assassinas.[37] Problemas mais comuns e menos graves causados pelo intestino poroso incluem acne, rosácea, dores de estômago, dores de cabeça e fadiga. Na verdade, acredito que os LPSs são uma das principais causas de inflamação e envelhecimento causado por ela. Você simplesmente tem que reduzir a quantidade de lipopolissacarídeos que o intestino produz e a quantidade que pode chegar à corrente sanguínea.

Para proteger as paredes do intestino, você precisa dar às bactérias boas o alimento de que elas precisam para se desenvolver. Um estudo de 2018 publicado pela *Cell Host & Microbe*[38] revela que bactérias intestinais boas – sobretudo as bifidobactérias – dependem de fibras como fonte nutricional para manter saudáveis as paredes intestinais. No experimento, ratos que receberam uma dieta pobre em fibras desenvolveram porosidade na camada de muco das paredes intestinais depois de apenas três dias. Em seguida, os ratos privados de fibra receberam um transplante de bactérias intestinais de ratos alimentados normalmente, e eles recuperaram parte do revestimento de proteção necessário para uma mucosa saudável.

Mais tarde, quando esses ratos receberam um suplemento probiótico de bifidobactérias, sua mucosa cresceu, mas não reparou a permeabilidade das paredes intestinais. Mas adicionar um tipo de fibra prebiótica chamada inulina à dieta deles resolveu esse problema. Os pesquisadores concluíram que bifidobactérias são fundamentais para o funcionamento adequado das paredes intestinais e que – nenhuma surpresa – bifidobactérias dependem de fibra prebiótica para crescer e se multiplicar.

Isso é importante. O movimento das bactérias e toxinas do intestino para o resto do corpo é uma das causas mais sérias e evitáveis de envelhecimento na sociedade moderna. Ela pode motivar ou piorar uma resposta inflamatória crônica que causa envelhecimento rápido, e pode até levar a problemas de saúde mental. Isso ocorre porque a saúde do intestino e a do cérebro estão conectadas – o intestino e o cérebro se comunicam o tempo todo enviando sinais químicos no que é chamado de eixo intestino-cérebro. Uma onda de pesquisas em anos recentes aponta para uma conexão forte entre o que ocorre no intestino e vários distúrbios de comportamento e de humor,[39] incluindo depressão,[40] autismo[41] e até doenças neurodegenerativas.

Um estudo de 2018, feito no Japão, descobriu que a transferência de bactérias fecais de pessoas deprimidas para os intestinos de ratos gerou um comportamento depressivo nos animais.[42] E outro estudo recente mostrou que as bactérias intestinais são responsáveis por ativar certas partes do cérebro durante períodos de estresse. Pesquisadores analisaram as fezes de quarenta mulheres saudáveis e depois separaram as mulheres em dois grupos, com base na composição de suas bactérias intestinais. Em seguida, mostraram às mulheres imagens negativas enquanto monitoravam o cérebro. O resultado mostrou que a bactéria dominante nos microbiomas das mulheres determinou quais partes do cérebro estiveram mais ativas diante das imagens negativas.[43]

Ainda existe muito a ser descoberto sobre o eixo intestino-cérebro, e fico feliz de continuar aprendendo. Sabemos que o estresse afeta diretamente o intestino. Um estudo mostrou que a exposição dos participantes a um fator de estresse foi capaz de mudar a composição do microbioma, diminuindo a abundância relativa de uma espécie benéfica de bactéria e aumentando a abundância relativa de uma bactéria patogênica.[44] Essas mudanças tornam as pessoas que experimentam estresse significativo mais propensas a desenvolver distúrbios gastrointestinais graves, incluindo doença inflamatória intestinal, síndrome do intestino irritável e refluxo gastroesofágico.[45] Você chegou a pensar que o estresse estava afetando seu intestino? Pois ele está.

Assim, o intestino tem o poder de alterar o cérebro, e o cérebro tem o poder de alterar o intestino – e, de quebra, a forma como você envelhece. Há milênios encaramos o funcionamento do intestino como um mistério insondável, mas graças às novas tecnologias e à capacidade de processamento dos computadores, isso deve mudar.

MONITORE O INTESTINO COMO VOCÊ MONITORA O SONO

De longe, a melhor forma de saber como e se você precisa curar seu intestino é descobrir exatamente o que está acontecendo com ele. Hoje, a maneira mais eficaz de fazer isso é por meio da Viome, uma empresa que usa a tecnologia desenvolvida pelo Departamento de Defesa dos Estados Unidos no controle de guerra biológica para analisar o que se passa no intestino. Depois que você envia uma amostra de fezes para a Viome, eles conseguem não só identificar todos os organismos presentes, mas também avaliar o grau de atividade de cada um, analisando que tipo de compostos nocivos e benéficos cada tipo de bactéria está produzindo.

Embora a identificação dos micro-organismos no intestino seja importante, é ainda mais útil entender suas funções. Os micróbios no intestino produzem milhares de substâncias químicas que afetam a velocidade com que você envelhece. Ao analisar os genes que os micróbios carregam, a Viome pode identificar quais dessas substâncias químicas eles produzem e consegue determinar o papel delas no ecossistema do corpo.

Todos os organismos vivos produzem moléculas de RNA a partir do próprio DNA. A Viome sequencia todo o RNA das amostras que recebe; assim os micro-organismos vivos de seu intestino (incluindo bactérias, vírus, bacteriófagos, *archaea*, fungos, leveduras, parasitas e mais) podem ser identificados e quantificados em relação à espécie e à variedade. O resultado é uma visão mais detalhada do microbioma intestinal como nunca se teve antes.

A Viome alimenta sua tecnologia de inteligência artificial com essas informações e envia para você um relatório que diz quais alimentos ajudarão as boas bactérias intestinais que devem ser cultivadas e quais estão gerando um desequilíbrio das bactérias intestinais. O relatório permite que você faça uma sintonia fina de seu microbioma intestinal a fim de minimizar a produção de metabólitos nocivos e de maximizar a produção dos benéficos. Sem dúvida, é uma poderosa estratégia de antienvelhecimento.

Nota: eu me tornei um dos consultores da Viome por se tratar da primeira tecnologia que encontrei em vinte anos de pesquisa que, de fato, consegue me dizer em detalhes o que se passa dentro de meu intestino. Acho que é uma tecnologia capaz de transformar o mundo, que está usando *big data* para nos permitir olhar a caixa-preta do intestino.

Se seu orçamento não permitir ou se você não quiser conselhos alimentares personalizados da Viome, a melhor forma de matar de fome as bactérias ruins e alimentar as boas é fazer uma limpeza em sua dieta. Isso significa:

- Não comer cereais, legumes ou vegetais da família *Solanaceae*, que servem de base para a síndrome do intestino poroso.

- Parar de comer açúcar. Se você fizer apenas uma mudança para melhorar a saúde de seu intestino, que seja essa. Bactérias ruins adoram açúcar e se alimentam dele. O excesso de açúcar é o principal culpado por trás do supercrescimento bacteriano do intestino delgado SCBID e da *Candida*.

- Nunca mais comer animais criados pela indústria, porque os antibióticos que eles recebem e o glifosato em seus alimentos vão contaminar seu intestino e afetar as bactérias presentes nele.

- Alimentar as bactérias intestinais com muito mais fibra prebiótica. Coma uma variedade de vegetais ricos em polifenóis, beba café e chá e adicione pelo menos dez gramas de fibra prebiótica. Eu tomo cinquenta gramas por dia de Bulletproof Inner Fuel, mas você também pode usar fibra de acácia normal.

- Adicionar óleos de triglicerídeos de cadeia média (TCM) à dieta. Como você leu antes, os ácidos graxos saturados encontrados no óleo de coco têm propriedades antivirais, antibacterianas e antifúngicas. Recomendo o Brain Octane Oil porque ele eleva as cetonas mais do que o óleo genérico de TCM.

- Aumentar o consumo de colágeno de gado criado em pasto. O colágeno ajuda seu corpo a preservar a parede intestinal de modo que você evita a porosidade do intestino e absorve nutrientes de maneira mais fácil.[46] Coma alimentos ricos em colágeno – como caldo de ossos – e adicione o colágeno de gado criado em pasto (em pó) às vitaminas e ao café Bulletproof.

Meus resultados da Viome deram boas e más notícias. Por um lado, ainda estou me recuperando do efeito de antibióticos, apesar de não tomar antibióticos há anos. Porque tomei uma quantidade grande de antibióticos, meus genes bacterianos mostram que sou resistente a cinco variedades diferentes. Meu primeiro teste na Viome também descobriu uma quantidade elevada de DNA humano, o que parece uma coisa boa, mas, na verdade, significa que o revestimento do meu intestino tem algum grau de porosidade, causando inflamação. Por fim, o teste mostrou uma adequação metabólica mediana.

Foram esses resultados que me ajudaram a descobrir que não estava comendo vegetais o suficiente quando viajava, o que me levou a criar uma mistura de prebióticos que podia carregar comigo. Depois de tomá-la por três meses, os resultados do meu teste na Viome mudaram. Meus níveis de inflamação estão agora entre os 27% mais baixos da população, e minha adequação metabólica foi de mediana para alta, entre as 18% mais altas da população. Além disso, fui do extremo mais baixo em termos de diversidade bacteriana (48 espécies) para uma faixa mais normal (196 espécies). Tenho certeza de que as mudanças em meu intestino já estão me ajudando a alcançar o objetivo de viver até os 180 anos.

Conclusão

Quer rejuvenescer? Coloque estas coisas em prática agora mesmo:

• Aumente o consumo de fibras prebióticas, amidos resistentes e polifenóis, e diminua bastante o açúcar. Só isso já fará muito para equilibrar o bioma de seu intestino.

• Se você tem problemas gastrointestinais, diminua os alimentos fermentados, incluindo iogurte, chucrute e kombucha, e veja se melhora. Talvez você seja sensível à histamina.

• Considere fazer um exame de fezes para descobrir o que se passa em seu intestino.

• Talvez você também deva considerar outros exames laboratoriais que podem ser feitos em casa; muitas empresas fazem desde testes de sensibilidade a alimentos até controle de hormônios, de inflamação, de tireoide e outros. São informações valiosas!

PARTE III

A CURA DOS DEUSES

Você se lembra de Thog, o homem das cavernas que desdenhou o fogo, e do amigo que abraçou essa nova tecnologia? Talvez o primeiro contato que tiveram com o fogo tenha sido um incêndio espontâneo em uma floresta, mas, de acordo com a mitologia grega, foi o titã Prometeu, um defensor do conhecimento para a raça humana, que nos deu a dádiva do fogo. Para nos ajudar a evoluir, Prometeu roubou o fogo dos deuses para dar aos humanos.

Toda vez que você compartilha um novo conhecimento, reações ruins são inevitáveis. Nesse caso do fogo, Zeus, o rei dos deuses, ficou furioso. Para punir Prometeu, Zeus o amarrou a uma rocha e mandou uma águia comer seu fígado todos os dias. Como era imortal, seu fígado se regenerava todas as vezes. Dor e sofrimento infinitos como um castigo dos deuses são dureza, mas esse é um mito fascinante que abarca dois temas importantes deste livro: inovação e regeneração. Hoje, felizmente, pesquisadores da área de antienvelhecimento não enfrentam águias que querem comer seus fígados, mas um exército sem fim de opositores e reguladores que procuram conter o avanço inevitável desse trabalho importantíssimo.

Depois que consegui normalizar o funcionamento de meu organismo, mudei meu foco para recuperar um certo nível de juventude ajudando meu corpo a se regenerar – não literalmente como o fígado de Prometeu, mas como alguém jovem. Graças a uma abundância de células-tronco ativas e fatores de crescimento, os jovens se curam de ferimentos e de problemas menores do cotidiano de maneira muito mais eficaz do que a maioria das pessoas à medida que envelhece. Essa é uma das muitas razões por que pessoas de idade sofrem com dores e mazelas que só pioram e nunca acabam.

Para viver até os 180 anos com todas as minhas faculdades intactas, tenho que fazer o que for preciso para melhorar os mecanismos de cura do meu corpo. Nota: algumas das coisas que testei para melhorar minha habilidade de regenerar não têm aprovação dos órgãos reguladores e muitas não são regulamentadas por serem recentes demais. A princípio, algumas foram também ridiculamente caras, mas os custos estão diminuindo rápido. Todas as intervenções implicam riscos, assim como uma visita ao médico. De acordo com a Universidade Johns Hopkins, erros médicos são a terceira maior causa de mortes[1] – significa que eles poderiam figurar entre as quatro assassinas. Decidi experimentar essas intervenções porque são amparadas por boas pesquisas científicas. Comparei os riscos com as possíveis recompensas e decidi, conscientemente, assumir esses riscos em troca das recompensas porque, para mim, valia a pena.

Sua disposição para assumir riscos pode ser menor e todos temos nossos orçamentos. É por isso que me esforcei para incluir opções menos arriscadas e/ou mais econômicas, de modo que você possa ter acesso a alguns dos mesmos benefícios. Mas tornar-se um super-humano significa se arriscar em territórios desconhecidos, assim como fez Prometeu e o primeiro homem das cavernas que aceitou a dádiva do fogo. Estou animado por compartilhar as ferramentas para se regenerar como um adolescente e talvez, no futuro, como um deus. Só você pode decidir o quão longe está disposto a ir para ferrar a morte, de uma vez por todas.

12

CÉLULAS VIRGENS E SANGUE DE VAMPIRO

Por meio do meu trabalho sem fins lucrativos no campo do antienvelhecimento, acompanhei ao longo dos anos a pesquisa sobre células-tronco e desejei muito experimentar um desses tratamentos. Com trinta e poucos anos, eu tinha lesões antigas da infância que ainda me incomodavam e é claro que desejava encontrar novas formas de ajudar meu corpo a se curar e a se regenerar. Durante cerca de dez anos, não consegui colocar esse desejo em prática. Na época, esses tratamentos custavam mais de 150 mil dólares e envolviam uma viagem internacional. Apenas atletas profissionais podiam considerar algo assim.

Isso porque, infelizmente, boa parte da pesquisa de ponta sobre os tratamentos com células-tronco ocorreu fora dos Estados Unidos. Nos anos 1980, pesquisadores estudaram, originalmente, células-tronco que vinham de um embrião humano de oito células. Isso gerou uma controvérsia enorme porque pessoas temiam que os experimentos envolvessem fetos. Em resposta, o governo encerrou as pesquisas sobre células-tronco de maneira geral, apesar de elas serem encontradas em corpos adultos também. Nós só não sabíamos disso na época.

Deixe-me ser bem claro: os tratamentos que fiz não tinham nada a ver com células-tronco embrionárias. Terapias atuais usam células-tronco adultas tiradas do corpo do próprio paciente, ou da placenta ou do cordão umbilical que restaram de gravidezes saudáveis que costumávamos incinerar como se fossem lixo antes de descobrirmos seus poderes curativos. No entanto, apenas alguns tratamentos com células-tronco são legais nos Estados Unidos, e com frequência têm restrições que os tornam menos eficazes e muito mais caros do que em outros países. Entendo a necessidade de haver agências reguladoras para combater os vilões, mas nós temos o direito básico de escolher o que queremos fazer com nosso próprio corpo, ainda que uma igreja, um médico específico ou uma agência reguladora não aprove essa escolha. Meu organismo, minha escolha.

PRIMEIROS SOCORROS CELULARES

Por que células-tronco são tão importantes? Elas são as principais células de regeneração do corpo. Estão presentes em vários tecidos do corpo. Quando são específicas – como um neurônio –, só conseguem se transformar em outras células neurais, e isso significa que são diferenciadas. Por exemplo, as células-tronco imunes de um adulto não devem se transformar em fibras musculares ou em neurônios, contudo podem dar origem a tipos diferentes de células imunes. Mas é claro que já descobrimos um jeito de quebrar essas regras biológicas (mais sobre isso daqui a pouco). As mais poderosas células-tronco são as pluripotentes, com uma capacidade ilimitada de renovar a si mesmas e de se caracterizar como qualquer tipo de célula no corpo. Células-tronco embrionárias (encontradas em embriões com dias de idade, não em fetos) são pluripotentes e conseguem se dividir e se transformar em qualquer tipo de célula.

Pesquisadores descobriram células-tronco na medula óssea sessenta anos atrás e há quarenta anos fazemos transplantes de células-tronco usando medula para curar alguns tipos de câncer e outras doenças fatais. Faz relativamente pouco tempo que constatamos a existência de células--tronco dedicadas também no coração e no cérebro. Células-tronco são sorrateiras – elas se escondem sem se dividir por longos períodos de tempo até serem ativadas por um ferimento ou pela necessidade de criar células novas à medida que você envelhece.

O trabalho de uma célula-tronco é manter e reparar os tecidos em que vive. É como um consultor que entra em cena, avalia a situação e age visando melhorias. Toda vez que você se recupera de um ferimento ou regenera tecidos, isso é um evento mediado pelas células-tronco. Como resultado, o funcionamento da célula-tronco determina boa parte de sua saúde geral e longevidade. Os tecidos estão constantemente se renovando, e isso exige uma população robusta e saudável de células-tronco. Porém, à medida que você envelhece, essa reserva de células-tronco pode se acabar. Com uma reserva menor, as células que morrem não ganham reposição automática. O corpo perde a capacidade de curar a si mesmo e os tecidos feridos passam a deteriorar. Isso se chama exaustão das células-tronco e explica por que pessoas de idade quase sempre não conseguem se recuperar de lesões tão rápido como conseguiam quando eram jovens.

Além disso, as células-tronco por si só começam a mostrar sinais de envelhecimento. Elas deixam de repor células mortas de maneira eficiente. Esse não é um problema superficial. Quando o corpo não consegue se curar de modo eficaz, o resultado é uma dor persistente que te envelhece ainda mais. Você leu antes sobre como a substância P causa inflamação. A exaustão das células-tronco gera dor e aumenta os níveis dessa substância, que causa inflamação e resulta em ainda mais envelhecimento!

Em nosso corpo, as células-tronco estão concentradas na gordura subcutânea e na medula óssea. Um médico pode coletar um pouco de gordura ou de medula óssea, processar as células-tronco e depois injetá-las de volta no corpo, onde elas reduzem a inflamação e promovem a recuperação. É claro que uma estratégia agressiva antienvelhecimento deve incluir tratamentos com células-tronco. E a minha inclui. Mas células-tronco não são o único tipo de célula ou composto que você pode retirar do corpo e injetar de volta para promover níveis divinos de rejuvenescimento. Vários tipos de células e de fatores de crescimento são mais comuns no sangue quando você é jovem. Aumentar esses níveis por meio de tratamentos inovadores pode ser uma das formas mais impactantes de reverter o envelhecimento.

260 SUPER-HUMANO

Passei anos tentando encontrar nos Estados Unidos um médico especialista em células-tronco que fosse muito experiente. Por fim, em 2015, um amigo me apresentou para o dr. Harry Adelson, um dos primeiros a adotar as terapias com células-tronco a fim de tratar das dores que, com frequência, surgem com a idade. Ele passou anos atendendo fazendeiros, rancheiros, trabalhadores das plataformas de petróleo e profissionais de rodeio. É um pessoal que, geralmente sofre de artrite em todo o corpo e precisa se curar de lesões para continuar trabalhando ou optar pela aposentadoria. Sendo assim, era comum ele fazer tratamentos longos injetando células-tronco em várias partes do corpo durante uma mesma sessão.

Muitos tratamentos usam células-tronco da gordura ou da medula óssea de um paciente, mas o dr. Adelson prefere usar uma combinação de ambas. Ele considera as células-tronco da medula óssea os burros de carga no mundo das células-tronco. Elas não são tão abundantes como aquelas encontradas na gordura, mas são potentes e vêm com muitos fatores de crescimento benéficos. As células-tronco do tecido adiposo, que armazena gordura, são mais abundantes, mas têm menos fatores de crescimento do que as células-tronco da medula óssea. Ao combinar os dois tipos de células-tronco, você consegue ter o melhor de dois mundos.

Deitei de bruços em uma mesa de exame e o médico espalhou um creme analgésico na área mais conhecida como meus pneuzinhos. É o lugar onde a gordura costuma se acumular e é uma fonte rica de células-tronco. As palavras mais lindas que ouvi na vida foram: "Pare de emagrecer, Dave, você quase não tem nada de gordura". Em seguida, ele injetou um anestésico local e executou uma lipossucção para extrair alguns gramas de gordura e de células-tronco que vivem dentro dela.

De fato, fiz uma transmissão ao vivo pelo Facebook durante o procedimento e, no modo *selfie*, eu conseguia ver tudo que estava acontecendo atrás de mim. (Mantive minha cabeça erguida e usei um cobertor posicionado de modo estratégico para não deixar meu traseiro visível demais.) Parecia que o médico estava amaciando um bife, mas eu não sentia nada. Ao longo de poucos minutos, ele retirou o equivalente a uma xícara de gordura.

Depois foi a hora de retirar mais células-tronco da minha medula óssea. Ouvi dizer que o procedimento era doloroso, então fiquei um pouquinho nervoso, mas não foi tão ruim assim. Seguro de que eu estava anestesiado, o dr. Adelson fez uma pequena incisão no alto de uma das nádegas; foi quando senti um pouco de pressão e ouvi o barulho de um martelo batendo contra alguma coisa dura: meu osso. Não vou mentir, foi desconfortável e meio assustador, mas procurei me concentrar no quanto eu queria viver bem pelo máximo de tempo possível. Não foi tão doloroso quanto eu tinha ouvido falar que era, mas foi muito estranho porque, em condições normais, seu esqueleto não é uma fonte de barulho e vibração.

Terminou rápido, e o dr. Adelson colocou a gordura e a medula óssea em uma centrífuga para extrair as células-tronco. Para a minha satisfação, ele comentou que minha medula óssea era de um amarelo-vivo (semelhante à manteiga de gado criado em pasto... você é o que você come) e tinha mais células-tronco do que o normal.

Gosto de pensar que a explicação para isso é todo o trabalho que fiz a fim de rejuvenescer. Antes do tratamento com células-tronco, passei muito tempo no Atmospheric Cell Trainer, um aparato tecnológico do Upgrade Labs, o primeiro estabelecimento de *biohacking* no mundo. O simulador parece a cabine de comando de um caça e você fica dentro dele enquanto a pressão do ar muda rápido do nível do mar para um ponto tão alto quanto o do Everest e de volta para o nível do mar. Isso faz todas as células do corpo crescerem e encolherem, impactando a circulação e provavelmente também as células-tronco.[1]

Será que tenho níveis excepcionalmente altos de células-tronco porque usei o Atmospheric Cell Trainer, porque escrevi um livro sobre como fazer as mitocôndrias funcionarem melhor e pratico essas lições todos os dias ou porque medito? Sei lá! E, honestamente, quem se importa desde que os resultados apareçam? Embora a compreensão do corpo humano tenha evoluído bastante nos últimos dez anos graças à computação e ao compartilhamento de informações entre áreas distintas do conhecimento, o corpo ainda é uma caixa-preta. Para um *biohacker* como eu, uma caixa-preta é um sistema. Não preciso saber de tudo que acontece dentro dele. Só sei que posso colocar e tirar coisas da caixa.

Enquanto estudiosos e engenheiros querem desmontar a caixa e entender todos os seus componentes, *hackers* dizem: "Quero saber de suas descobertas. Enquanto isso, vou continuar experimentando as coisas até conseguir tirar da caixa o que quero". É nesse ponto que estamos em relação ao antienvelhecimento e é nele que ficaremos, provavelmente, por mais cinquenta anos. Em algum momento, alguém vai entender tudo até as partículas subatômicas e o fluxo de elétrons. Meu objetivo é ficar vivo por tempo suficiente para me beneficiar desse conhecimento, e talvez até contribuir para ele.

Assim que o dr. Adelson processou todas as células-tronco, ele começou a injetá-las em meu corpo inteiro. Usando uma máquina de raios X para se assegurar de que estava no lugar certo, ele injetou células-tronco em locais de lesões antigas. Como um jogador de futebol gordo de dezenove anos de idade, uma vez defendi uma bola mergulhando no chão para pegá-la e caí sobre meu ombro direito, lesionando o manguito rotador. Eu também sofria havia anos de dores nas costas.

Com tantas células-tronco novas, decidi que queria injetar algumas delas no rosto para manter minha pele rica em colágeno e em elastina, e algumas em meu aparelho reprodutor. Apesar de nunca ter tido problema de disfunção erétil, isso é um sintoma comum e conhecido do envelhecimento. O tratamento com células-tronco pode ajudar aumentando a circulação do sangue e a resposta do sistema nervoso. Espero que, com a ajuda das células-tronco, eu nunca precise de um comprimidinho azul, mesmo aos 180 anos.

A dra. Lana acompanhou o procedimento todo. Como uma médica que é excelente em avaliar intervenções clínicas e que quer rejuvenescer comigo, ela decidiu fazer o mesmo tratamento. Ela também tinha várias lesões antigas para curar. Quando estava com oito anos de idade, caiu de uma árvore a nove metros de altura e aterrissou de costas. Dois anos depois, ela estava brincando no segundo andar de uma construção quando um amigo a fez cair da janela por acidente. Fazia quatro décadas que ela sentia dores no pescoço e tinha os movimentos limitados.

Lana também decidiu fazer o tratamento de saúde sexual equivalente para mulheres, que incluía injeções de células-tronco no clitóris e na parede anterior da vagina. A maioria das mulheres sabe que, à medida que envelhecem ou têm filhos, é comum ocorrer o desbaste de tecido graças à perda celular, que causa uma diminuição no prazer sexual. O tratamento com células-tronco ajudou esses tecidos a se regenerarem. Dentro de dias, a dor no pescoço de Lana desapareceu por completo e ela conseguia virar a cabeça com uma amplitude de movimento pela primeira vez na vida adulta. Minhas dores no ombro e nas costas melhoraram. Foi incrível.

Fiquei tão impressionado com os resultados que recomendei o tratamento do dr. Adelson para vários outros membros da família. Um deles estava com uma cirurgia marcada por causa de uma válvula cardíaca com problema. Com antecedência, ele fez a coleta de células-tronco para depois injetá-las de volta com o objetivo de combater o envelhecimento e de se preparar para a cirurgia. Pouco depois, ele foi para o hospital a fim de fazer um exame do coração como parte da rotina pré-operatória e o médico disse: "Você não tem nenhum problema no coração. Desapareceu. Não precisa mais fazer a cirurgia".

Não muito tempo depois disso, minha mãe caiu e os óculos cortaram seu rosto logo abaixo do olho. O ferimento precisou de oito pontos e deixou uma cicatriz enorme e chamativa. Cerca de três meses depois da queda, dei de presente células-tronco para ela e para meu pai, que fizeram o tratamento por injeção intravenosa de modo que elas pudessem chegar a locais de inflamação. Muito rápido, a cicatriz dela encolheu até o ponto de você mal conseguir enxergá-la. Quando uma mulher de quase setenta anos se cura de uma cicatriz horrível como em um passe de mágica, estamos a um passo de desenvolver poderes divinos.

A REGENERAÇÃO DO CORPO INTEIRO COM CÉLULAS-TRONCO

Como estou sempre procurando me aprimorar e queria dividir minha experiência com você neste livro, recentemente voltei a consultar o dr. Adelson para fazer um tratamento desenvolvido por ele, a regeneração do corpo inteiro com células-tronco. Na verdade, fui a primeira pessoa do mundo a fazer esse tratamento, que o dr. Adelson chama de regeneração do corpo inteiro a seis mãos com células-tronco. Para esse tratamento, fui sedado por via intravenosa. Isso é um pouquinho diferente de receber uma anestesia geral, que usa medicamentos que sobrecarregam o cérebro e o fígado. O sedativo intravenoso é do mesmo tipo que costuma ser usado quando você faz uma colonoscopia ou durante certos procedimentos odontológicos.

Mais uma vez, o dr. Adelson coletou e depois injetou de volta uma combinação de células-tronco de minha medula óssea e de meu tecido adiposo. Dessa vez, ele acrescentou exossomas – vesículas (bolsas de fluido) carregadas de fatores de crescimento produzidos por células-tronco. Esses exossomas vieram de células-tronco de cordão umbilical cultivadas em laboratório. Quando colocadas em um meio de cultura estressante, essas células-tronco acreditam que seu hospedeiro está sob pressão e assim passam a produzir e liberar vesículas carregadas de fatores de crescimento para ajudar a combater ameaças, sejam elas quais forem.

Esses exossomas são, em essência, os ingredientes ativos nas células-tronco. Você pode pensar neles como se fossem suco de células-tronco (delícia!) filtrado para deixar as células-tronco de fora. Eles são responsáveis pela comunicação intercelular que desencadeia o crescimento de tecidos e de vasos sanguíneos novos, controla a inflamação e combate a infecção. Quando nossas células-tronco envelhecem, perdem a capacidade de produzir esses exossomas. O laboratório força células-tronco muito jovens e robustas a criá-los. Em seguida, os cientistas separam os exossomas das células-tronco e descartam as células que contêm o material genético de outra pessoa. Os exossomas, por si só, não contêm qualquer material genético e suas membranas são idênticas às de nossas próprias células-tronco. Assim, os pesquisadores acreditam que nossas células-tronco são capazes de absorver os exossomas, o que torna as células-tronco mais jovens. Essa hipótese é baseada em literatura científica sobre o uso de exossomas para o funcionamento dos rins.

Como uma nota à parte, algumas pessoas acham controverso o uso do sangue de cordão umbilical, mas existe hoje um mercado emergente tanto de sangue de cordão umbilical quanto de líquido amniótico, que contêm fatores de crescimento como os exossomas, que promovem uma regeneração rápida. Pode parecer nojento ou antiético para mulheres doarem (ou mesmo venderem) o cordão umbilical ou a placenta depois do parto. No entanto, as questões éticas ficam claras quando você tem em mente que esses tecidos costumavam ser incinerados e hoje estão ajudando pessoas a se regenerarem mais rápido.

Em um mundo ideal, nós encontraríamos algumas células-tronco excepcionalmente vivas e fortes em um cordão umbilical e depois as cultivaríamos em laboratório até termos bastante "supercélulas-tronco" para tratar dezenas de milhares de pacientes com um custo muito baixo. Mas isso é ilegal nos Estados Unidos e, por enquanto, só podemos usar as células-tronco encontradas em um cordão umbilical, o que torna mais difícil o teste para problemas biológicos e genéticos. Células umbilicais costumam ser testadas para sete doenças comuns, e doadores passam por entrevistas demoradas a fim de reduzir os riscos, mas talvez haja muitos outros testes que possam ser feitos para garantir resultados melhores. Por causa dessas restrições, nos Estados Unidos, a dosagem normal é de 3 milhões de células, e tenho que acreditar, mesmo sem provas, que as células são vivas, fortes e vieram de uma pessoa saudável. Quando viajo para o exterior, consigo uma dose de 200 milhões de células que foram fortalecidas, cultivadas e amplamente testadas.

O mesmo ocorre com suas próprias células-tronco armazenadas em um banco de células-tronco. É permitido "depositar" algumas de suas células para serem usadas no futuro. Elas ficam congeladas no tempo, então minhas células-tronco de quarenta anos de idade continuarão com quarenta anos quando eu estiver com 120, supondo que o banco de células-tronco não sofra uma falta de energia! Em um mundo ideal, o banco de células-tronco poderia fortalecer, cultivar e desenvolver minhas células de modo que eu tivesse dezenas de doses. Alguns estabelecimentos oferecem esses serviços, mas nenhum médico nos Estados Unidos vai injetá-las de volta no corpo do paciente porque o governo considera que as células são medicamentos não autorizados quando coletadas e cultivadas. Toda vez que minhas células-tronco são coletadas, deposito algumas caso sofra uma lesão ou faça uma cirurgia no futuro. Mas, se elas pudessem ser cultivadas para filtrar as células fracas e estimular as fortes a se desenvolver, eu ainda teria que viajar para o exterior a fim de inoculá-las em mim.

SUPER-HUMANO

Espero mesmo que, num futuro próximo, algumas dessas leis mudem e que a demanda por esses tratamentos aumente, para que eles se tornem mais seguros e mais acessíveis para todo mundo. Nesse momento, recomendo que deposite suas células-tronco o mais rápido possível, se tiver condições financeiras para isso, para ter sempre um estoque de suas próprias células-tronco mais jovens do que você. Se desenvolver uma das quatro assassinas ou sofrer uma lesão grave, essas células-tronco podem salvar sua vida ou talvez apenas retardar o envelhecimento.

Para a regeneração do corpo inteiro com células-tronco, pude usar os exossomas, porque eles não contêm material genético e são um produto aprovado nos Estados Unidos. Para o procedimento, a dra. Marcella Madera, neurocirurgiã especialista em coluna vertebral pela Universidade Johns Hopkins, injetou a combinação de células-tronco e exossomas em todo o meu canal vertebral. O objetivo era prevenir estenose central, um estreitamento do canal vertebral, que é uma forma de artrite. Depois, injetou a combinação diretamente no líquido cefalorraquidiano para que atravessasse a barreira entre o sangue e o cérebro, e regenerasse meu cérebro.

Em seguida, o dr. Adelson injetou células-tronco na coluna posterior de toda a minha espinha dorsal – da base do meu crânio até o cóccix –, em todas as principais articulações periféricas (ombros, cotovelos, punhos/mãos, quadris, joelhos, tornozelos/pés) para reduzir minhas chances de desenvolver osteoartrite, e nos principais tendões para mantê-los fortes e evitar tendinite ou ruptura. Ele também injetou geleia de Wharton, a substância gelatinosa que isola o cordão umbilical, em todas as principais articulações. Essa geleia de Wharton é feita de ácido hialurônico bioidêntico e ácido condroitinossulfúrico, os componentes essenciais dos discos intervertebrais, das superfícies das articulações e dos ligamentos. Isso dá às células-tronco os materiais de que precisam para criar novos tecidos conjuntivos. Depois de ter sofrido com articulações que estalavam na adolescência, não quero ter esse problema quando chegar aos cem anos!

Para concluir, a dra. Amy Killen injetou células-tronco em meu rosto para melhorar a saúde da minha pele, em meu couro cabeludo para melhorar a grossura de meu cabelo e em meu pênis para melhorar a microcirculação e as funções sexuais. Acordei parecendo um pouco com o monstro do Frankenstein. Meu rosto estava vermelho e inchado, meu cabelo estava espetado e eu estava dolorido por causa da extração da minha medula óssea. Mas, depois de descansar bastante por dois dias, eu estava quase novo – melhor, na verdade.

Sessenta dias depois do tratamento, minha quantidade de sono profundo começou a aumentar muito, e meu sono REM também melhorou de modo dramático. Eles estão hoje nos níveis mais altos desde que comecei a registrá-los. Em algumas noites, tenho de duas a três horas de sono REM e de 1,5 a duas horas de sono profundo, mesmo quando durmo por apenas seis horas. Como você leu antes, esses são os números de uma pessoa muito mais jovem do que eu.

Ao longo dos dois meses seguintes, percebi que minha resiliência aumentou consideravelmente. Sempre foi um desafio manter meu cérebro funcionando bem quando sou exposto a um monte de *junk light*, especialmente quando viajo bastante e trabalho quatorze horas por dia, todos os dias. Uma das primeiras coisas que acontecem comigo quando desempenho minhas funções é que as luzes agridem meus olhos. Alguns dias depois do procedimento, a resiliência do meu cérebro aumentou – hoje, sofro menos de estresse visual quando sou exposto a luzes ruins.

Um mês depois da regeneração do corpo inteiro, tive que voar da Costa Oeste para a Costa Leste, ida e volta, quatro vezes em apenas duas semanas, o que soma uma quantidade brutal de horas de viagem. Ao mesmo tempo, eu estava lidando com uma situação excepcionalmente estressante na família, uma crise em uma das empresas do meu portfólio e o fim iminente do prazo para entregar o livro que você está lendo. Foi a maior quantidade de estresse que enfrentei em quinze anos.

Faço meditação, ensino CEOs a meditarem com eletrodos na cabeça e desenvolvi nootrópicos para reduzir a ansiedade e melhorar o desempenho cognitivo. No entanto, ainda sou (boa parte) humano e esse nível de estresse deveria ter me esgotado. Em vez disso, tinha muito mais energia do que imaginava. Era como se tivesse atingido outro nível de desempenho e resiliência que eu não sabia que existia – em outras palavras, eu estava mais jovem.

SUPER-HUMANO

Por volta da mesma época, tive a oportunidade de fazer Russian Stick Bodywork [terapia com bastões russos] no Somatic Training Network. Essa é uma forma muito intensa de terapia feita como parte dos exercícios do Systema, uma arte marcial russa. Ela se baseia, em parte, em uma linhagem xamânica da Sibéria, e é a coisa mais violenta que já experimentei. O fundador do Somatic Training Network, Dan Sykes, trabalha com velhos mestres russos que têm décadas de experiência em unidades militares de elite. Eles pegam um instrumento semelhante a uma baqueta e pressionam fundo em seus músculos, pisam em você e depois (não estou mentindo) te batem algumas vezes usando um dispositivo semelhante a um chicote para "despertar" partes específicas de seu sistema nervoso.

Quando terminou, o sábio mestre dessa técnica parecia perplexo e disse para Dan, com um pesado sotaque russo: "Os músculos dele são como areia. Não há resistência. Muito avançado. Nunca vi nada parecido". Gosto de pensar que os músculos de Prometeu eram assim também.

TENHA MAIS CÉLULAS-TRONCO SEM INJEÇÕES

Se tratamentos com células-tronco não são viáveis para você hoje, não se preocupe: existem outras formas de estimular a produção e a disponibilidade delas. Um dos métodos mais surpreendentemente simples e acessíveis é ingerir o mineral boro, que é encontrado no produto de limpeza doméstica Borax. Parece loucura, mas existem relatos anedóticos desde os anos 1960 de que o boro pode aliviar as dores da artrite[2] e, finalmente, estamos começando a entender por quê.

Quando pesquisadores adicionaram boro a células-tronco congeladas, a viabilidade e a habilidade de formarem ossos e cartilagens aumentou. Os pesquisadores concluíram que o boro ajudou as células-tronco a suportarem o estresse do congelamento.[3] Talvez por isso existam estudos que, de modo consistente, mostram que o boro ajuda a reduzir a inflamação das articulações[4] – ele fortalece a viabilidade das células-tronco, assim as células senescentes das articulações são substituídas por células saudáveis, reduzindo a dor e a inflamação. O boro também pode impedir as células-tronco armazenadas na gordura de se tornarem células adiposas, reservando-as para outros usos no corpo.[5] Não sinto dores nas articulações desde que fiz minha regeneração com células--tronco, mas, só para garantir, tomo um suplemento de fructoborato de cálcio, um tipo de boro bastante acessível como suplemento...

A seguir, algumas formas de aumentar sua produção de células-tronco sem a necessidade de injeções:

- Jejuar por 24 horas ou mais pode dobrar as habilidades regenerativas das células-tronco, de acordo com uma pesquisa do MIT.[6]

- Restringir as calorias por períodos curtos também aumenta a atividade das células-tronco, mesmo que você não esteja totalmente em jejum.[7]

- Fármacos chamados moduladores do PPAR também parecem melhorar o desempenho das células-tronco. O mais comum é o medicamento para o diabetes Actos (pioglitazona). O uso do fármaco para um fim diferente do indicado na bula pode ser bom para o aprimoramento das células-tronco. Compostos naturais que podem funcionar da mesma forma são sesamina (um extrato do gergelim) e óleo de peixe.

- Corte o açúcar e reverta a resistência à insulina. Em laboratório, as células-tronco "exibiram habilidades maiores de se renovar e de combater a senescência" com a restrição de açúcar. O mesmo é possível para você![8]

- Levante coisas pesadas. Uma pesquisa mostra que apenas uma sessão de levantamento de peso já melhora a ativação das células-tronco.[9]

- Suplementos de curcumina fazem as células-tronco do cérebro crescerem tanto em animais vivos quanto em laboratório.[10]

- Foi provado que suplementos de resveratrol (um tipo de polifenol) ajudam células-tronco a permanecerem indiferenciadas (o que é bom) e a se multiplicarem.[11]

- Vitamina D_3, vitamina C e extrato de chá-verde têm uma variedade de efeitos positivos na circulação, na produção e na resposta de células-tronco.[12]

- Exercícios de *tai chi* aumentaram a contagem de células-tronco individuais *de três a cinco vezes* em um estudo realizado na China.[13]

- Ter um sono de alta qualidade ajuda a manter as células-tronco jovens.[14]

CONTINUE JOVEM NAS PARTES BAIXAS COM CÉLULAS-TRONCO E OUTROS TRATAMENTOS

O tratamento com células-tronco nas genitálias que Lana e eu fizemos pode parecer um pouco radical, mas, na verdade, só é levemente desconfortável por um curto período de tempo, e não melhorou apenas nossa vida sexual. Para chegar aos 180 anos sem ter que usar fraldas, você precisa manter a integridade dos músculos, tecidos e fluxo sanguíneo na região dos órgãos genitais. Muitas pessoas perdem o controle desses músculos muito antes dos 180 (ou muito antes dos noventa), e o tratamento com células-tronco é apenas um dos meios que uso para evitar esse problema.

As estratégias que não envolvem medicamentos para prevenir ou reverter a disfunção erétil também são eficazes contra a incontinência. Tenho vários amigos na casa dos quarenta anos que já estão tomando pílulas azuis, mas muitos homens percebem sinais desse problema até mesmo antes disso. Com frequência, eles se sentem envergonhados demais para conversar com seus médicos, mas é muito mais fácil perceber esses sinais e prevenir a disfunção erétil e uma eventual incontinência do que tentar revertê-las. Então vamos falar sobre esse assunto.

Se você é homem, a força de sua ereção é um indicador importantíssimo de qual é sua situação do ponto de vista do antienvelhecimento. Como você leu antes, se seu corpo está trabalhando bem o suficiente para reproduzir, você é biologicamente jovem. Antes de você tentar solucionar o problema de maneira direta, no entanto, é importante prestar atenção nas causas por trás da disfunção erétil ou da incontinência. Você pode tomar uma pílula e ter uma ereção de novo, mas isso não significa que resolveu a causa do problema, que vai continuar gerando envelhecimento até você lidar com ela. Para mulheres, os sinais de envelhecimento prematuro podem ser menos óbvios. A incontinência é, antes de mais nada, uma questão de assoalho pélvico, enquanto a disfunção sexual é mais um problema hormonal. Em ambos os sexos, a falta de desejo sexual e/ou disfunção é um sinal evidente de que há alguma coisa errada com o organismo.

Tanto para homens como para mulheres, recomendo a consulta com um especialista em medicina funcional para avaliar os níveis de hormônios (em particular da testosterona e dos hormônios da tireoide), taxa de açúcar no sangue, pressão sanguínea e saúde cardiovascular de maneira geral. Problemas com qualquer um desses sistemas pode levar à disfunção sexual.

Medicamentos sob prescrição são outra causa importante de disfunção sexual, então converse com seu médico para saber se algum dos medicamentos que está tomando podem criar ou contribuir para esse problema. Se a resposta for sim, trabalhe com seu médico para baixar a dose de maneira segura ou para encontrar uma alternativa. Não pare de tomar remédios de uma hora para outra. Como você leu antes, infelizmente, anticoncepcionais são uma das principais causas de disfunção sexual em mulheres. Se você toma anticoncepcionais ou usa qualquer outra forma de método contraceptivo que envolva hormônios, é uma boa ideia conversar com o médico sobre alternativas que sirvam para você.

Assim que resolver essas questões, talvez queira explorar outras formas de melhorar seu desempenho sexual e/ou incontinência. Além das células-tronco, uma das minhas tecnologias favoritas é GAINSWave, um tratamento com ondas de choque que se mostrou eficiente no trato da disfunção erétil.[15] Ele usa ondas acústicas de alta frequência que, quando aplicadas na genitália, quebram a microplaca em vasos sanguíneos existentes e estimulam o crescimento de novos vasos sanguíneos e nervos. Isso gera um aumento no fluxo do sangue, que melhora o desempenho sexual em homens e mulheres.

Decidi experimentar porque me interesso por toda e qualquer coisa que possa melhorar meu desempenho... mesmo na cama. Os resultados foram impressionantes e são difíceis de explicar sem parecer meio pornográfico, mas a parte sobre o crescimento de novos vasos sanguíneos é absolutamente verdadeira. Meu (digamos) equipamento teve um aumento de tamanho de mais de 15%. Demorei cerca de três meses até parar de conferir o resultado no espelho quando saía do chuveiro. A "grandeza" desses resultados talvez tenha a ver com o fato de eu ter injetado células-tronco antes de fazer o tratamento com ondas de choque. De qualquer forma, uau!

GAINSWave é útil também no tratamento de incontinência causada por estresse. Como muitas mulheres sabem, isso pode acontecer quando atividades e esforços físicos – como tossir, espirrar, correr, pular ou levantar pesos – fazem pressão sobre a bexiga. Isso é comum quando os músculos do assoalho pélvico e outros tecidos que dão suporte à bexiga e regulam o fluxo da urina enfraquecem com a idade ou depois do parto. Para se tornar uma super-humana ou um super-humano, você precisa manter esses tecidos e músculos jovens.

Se você não quiser investir em ondas de choque supersônicas ou em tratamento com células-tronco, os exercícios Kegel são uma alternativa simples – para mulheres e homens. Para fazer os exercícios Kegel, contraia e solte os músculos do assoalho pélvico repetidas vezes durante alguns minutos por dia. É fácil e grátis, e estou praticando agora mesmo enquanto escrevo essas palavras. Pratique comigo enquanto lê! Quando tiver 120 anos, você não vai se arrepender.

REGENERAÇÃO COM CÉLULAS VALENTONAS QUE COMBATEM O CÂNCER

Em 2006, pesquisadores de células-tronco no Japão foram responsáveis por um avanço importante no desenvolvimento de poderes curativos semelhantes aos de Wolverine ao criar, em laboratório, células-tronco pluripotentes induzidas (iPSCs). Elas são células-tronco adultas que foram geneticamente reprogramadas para se tornar "páginas em branco" com o potencial de se tornar qualquer tipo de célula no corpo, como as células embrionárias. Além disso, recentemente, pesquisadores descobriram que nós possuímos células pluripotentes raras em nosso sangue que podem se dividir e se tornar qualquer outro tipo de célula. Chamadas de células muito pequenas semelhantes às embrionárias (VSELs), elas são tipicamente inativas,[16] mas podem ser ativadas por meio de vibração ultrassônica e em culturas de laboratório. Uma coisa que faz as VSELs serem tão poderosas é que elas contêm níveis altos de inibidores teciduais de metaloproteinase (TIMPs), compostos que aumentam a neurogênese, o nascimento de novas células cerebrais.[17] E você quer isso.

Foi por isso que, em 2017, minhas VSELs foram extraídas, ativadas por meio de vibração mecânica e injetadas de volta. Isso me deu mais TIMPs, que provavelmente melhoraram meu cérebro. VSELs são pequenas o suficiente para atravessarem a barreira entre o sangue e o cérebro, mas ainda não provaram que de fato vão do sangue para o cérebro. Só para garantir, caso elas não consigam ir, tratei de viajar ao exterior com o dr. Matthew Cook da BioReset Medical para introduzir minhas VSELs em meus seios nasais, muito perto do meu cérebro, junto com uma dose pequena de insulina nasal para que fossem absorvidas mais rápido. Cérebro mais jovem, aqui vou eu!

Depois do procedimento, percebi uma melhora impressionante na minha acuidade visual. Conseguia ver detalhes em árvores de muito longe, e um teste feito um ano depois mostrou que minha visão era 20/15. (Não tenho um teste recente de visão feito antes das VSELs para comparar, mas não acredito que meus olhos fossem super-humanos desse jeito antes.) A menos que surja um bom motivo para fazer o contrário, vou continuar com os tratamentos de VSELs uma vez por ano porque só preciso tirar sangue e eles são muito acessíveis, comparados com as de células-tronco – pelo menos se você já vive fora dos Estados Unidos ou consegue encontrar passagens baratas.

Espero que muitas outras pesquisas sejam publicadas nos próximos anos sobre o uso de VSELs para tratar degenerações e doenças porque elas são mais baratas e mais versáteis do que as células-tronco. E nós também vamos aprender muito mais com estudos aprofundados de células-tronco pluripotentes induzidas. Por enquanto, pesquisadores na Califórnia acabaram de descobrir como transformar essas "folhas em branco" de células-tronco pluripotentes induzidas em células imunes especiais chamadas de células exterminadoras naturais (NK).

As células NK são as socorristas das células imunes. Elas localizam e identificam células cancerígenas ou infectadas na fase inicial e reagem rápido, eliminando-as. O que diferencia as NK de outras células imunes é que elas conseguem detectar quando as células são disfuncionais até mesmo antes que elas consigam gerar anticorpos ou provocar inflamação. Outras células imunes, como as células T, são cegas para as células disfuncionais até que seja talvez tarde demais – depois que a inflamação começou. Portanto, células NK conseguem detectar e matar células tumorais antes que elas se transformem em tumores de verdade. Você precisa de mais células NK para se manter longe o câncer, uma das quatro assassinas. E hoje podemos produzir NK à vontade!

Em estudos com animais, as células NK modificadas apresentam um desempenho intensificado contra o câncer de ovário.[18] O principal pesquisador nessa área de estudos disse que uma leva de células NK especiais, que são criadas em placas a partir de células humanas maduras, tem o potencial de tratar milhares de pessoas que sofrem de câncer. Hoje, eles estão trabalhando para produzir iPSCs e começar os testes em humanos. Atualmente, existem também testes clínicos em andamento para tratar pacientes com câncer usando células NK doadas via transfusão.

Isso é importante. Se você viver bastante, as chances são muito grandes de que desenvolva câncer. Na verdade, é provável que já tenha algumas células cancerígenas circulando pelo corpo, mas seu sistema imunológico com certeza vai se livrar delas, como se espera que ele faça. Mas e se você tivesse condições de comprar uma injeção a cada dois anos que inundasse seu corpo com células NK para varrer qualquer

CÉLULAS VIRGENS E SANGUE DE VAMPIRO

célula cancerígena que passou despercebida pelo sistema imunológico? É exatamente isso que está sendo desenvolvido agora, o que é ótimo se seu objetivo for evitar a morte.

No entanto, as células NK fazem muito mais do que apenas prevenir contra o câncer.

Muito recentemente, cientistas descobriram um componente pouco conhecido das membranas celulares chamado perforina, que ajuda a eliminar células velhas senescentes (resistentes à morte).[19] É claro que a indústria farmacêutica, na mesma hora, começou a procurar um medicamento para aumentar os níveis de perforina. Alguns estão passando por testes clínicos. Mas acontece que suas células NK, na verdade, produzem perforina.[20] Um aumento das células NK vai melhorar os níveis de perforina e diminuir o número de células senescentes.

Quando fiquei sabendo dessa pesquisa, decidi que era uma boa estratégia extrair e cultivar minhas próprias células NK, algo que costuma ser indicado para pessoas que sofrem de certos tipos de câncer. Trabalhei de novo com o dr. Matt Cook, dessa vez para tirar meu sangue durante a Bulletproof Conference, em 2017. Ele me encontrou em um hotel em Pasadena e encheu várias ampolas com meu sangue durante uma reunião de consultoria com alguns empreendedores de *startup* ligeiramente pálidos que me apresentavam suas ideias à medida que as ampolas se enchiam. O dr. Cook enviou meu sangue para um laboratório não revelado e, seis semanas depois, fiquei sabendo que eles conseguiram produzir 2,07 bilhões de células NK – uma quantidade enorme. Então viajei para fora do país para receber minha injeção intravenosa.

Será que isso aumentou meus níveis de perforina e fez meu corpo se livrar de células senescentes, combatendo um dos sete pilares do envelhecimento? É quase certo que sim. Ao longo dos dez dias seguintes, sem mudar minha dieta ou rotina de exercícios, perdi quase cinco quilos e a gordura corporal diminuiu mais de 2%. Que percentual desse peso veio de células adiposas senescentes? Os médicos especialistas em antienvelhecimento que fazem esse tipo de tratamento dizem que ele pode ajudar no funcionamento do sistema imunológico como se fosse vinte anos mais novo. Dada minha história de funções imunes precárias, trata-se de uma estratégia importante para minha longevidade.

Dito isso, esse procedimento é absurdamente caro e não está disponível para compra, a menos que você saiba para quem perguntar. No entanto, se você sofre de determinadas doenças, pode conseguir infusões de células NK criadas em laboratório ou doadas. O motivo para escrever sobre elas aqui é que, quanto mais gente souber desse tipo de tratamento, a demanda aumenta e o custo diminui. Não existe motivo para esse tratamento ser tão caro nem para você ter que sair do país para fazê-lo. Uma vez que se permita a evolução desse trabalho, os custos diminuirão e ele se tornará uma terapia-padrão antienvelhecimento, que dá mais anos de vida ou, no mínimo, mais qualidade de vida. Cada um de nós pode se beneficiar de um sistema imunológico melhor, sem mencionar o que ele pode fazer por pessoas que sofrem de doenças graves.

Vamos supor que você não vá cultivar suas células NK em laboratório pelos próximos dois anos. Nesse caso, ainda existem coisas que você pode fazer para melhorar o funcionamento das células NK existentes. Por exemplo, passar mais tempo na natureza, em especial cercado de árvores, pode estimular as células NK. Muitas árvores sempre-verdes exalam substâncias aromáticas chamadas fitocidas que reforçam as células NK. Na verdade, óleo essencial de cipreste em um difusor à noite aumenta de maneira significativa a atividades das NK e os níveis de perforina![21] Evitar o mofo tóxico também ajuda, pois ele atrapalha o funcionamento das NK.[22] Administrar o estresse é extremamente importante, pois a exposição crônica aos hormônios do estresse inibe o funcionamento das células NK. Essa é apenas mais uma razão para que a administração do estresse se torne obrigatória, se você quiser se tornar super-humano.

DÊ UM BANHO DE SANGUE EM SUAS CÉLULAS

Há centenas de anos, existem histórias de pessoas que buscaram a imortalidade por uma via um pouquinho excêntrica: usando sangue de virgens. Por exemplo, a condessa Isabel Báthory, uma nobre húngara nascida em 1560 que supostamente matou centenas de garotas. Por quê? Porque banhar-se com o sangue de jovens virgens era uma parte importante de sua rotina de beleza. E todos nós sabemos que vampiros também gostavam de sangue virgem.

Virgindade pode não ter nada a ver com sangue saudável, mas parece que juventude com certeza tem. Muitos anos atrás, médicos notaram que hemofílicos, que recebiam transfusões de sangue regularmente, percebiam diferenças na forma como se sentiam depois de receber o sangue de uma pessoa jovem em comparação com o sangue de alguém mais velha. Quando recebiam sangue de um jovem, eles se sentiam mais dispostos. E embora essa história não seja científica, existem pesquisas de qualidade que confirmam esse fato. Um estudo de 2014 publicado na *Nature Medicine* relatou que a exposição de um animal velho a sangue jovem pode contra-atacar e reverter impactos preexistentes do envelhecimento do cérebro nos níveis cognitivo, funcional, estrutural e molecular.[23] Acho ótimo!

Isso levou os pesquisadores a procurar quais componentes do sangue jovem eram responsáveis por esses efeitos. E levou as empresas a comprar sangue de jovens, estudantes universitários, por exemplo, para depois vender aos mais velhos, que recebiam o sangue por via intravenosa. Alguém pode dizer que isso é moralmente ambíguo, ainda mais porque o tratamento custa 8 mil dólares – dos quais os estudantes estão recebendo uma parcela muito pequena. No entanto, doar sangue aumenta sua longevidade por diminuir os níveis de ferritina, uma proteína das células sanguíneas encontrada no ferro. Níveis altos de ferritina são incrivelmente envelhecedores. Se estudantes universitários estão sendo pagos e também se beneficiando fisicamente de suas doações de sangue, não vejo problema algum. (Não que minha opinião faça alguma diferença.) Porém, vejo um problema no fato de que existem doenças transmitidas pelo sangue que podem não ser detectadas por testes convencionais. Além disso, não há estudos de verdade provando que as transfusões de "sangue jovem" oferecem benefícios reais, apesar de que, na época em que escrevo este texto, 104 pessoas pagaram absurdos 8 mil dólares por uma transfusão.

Não tem 8 mil dólares para gastar em uma transfusão? Tudo bem. Nós já temos informações sobre algumas das substâncias que fazem o sangue ser rejuvenescedor. E é muito mais simples e acessível tomar

SUPER-HUMANO

suplementos dessas substâncias do que optar por uma transfusão de sangue. Tenho certeza de que, nos próximos anos, vamos descobrir muito mais sobre o que torna o sangue jovem tão especial. Por hora, temos dados sobre alguns de seus componentes importantes.

KLOTHO

Um dos ingredientes valiosos presentes no sangue de jovens é a klotho, uma proteína produzida principalmente pelos rins. Seu nome vem de Cloto, uma das três deusas gregas que, de acordo com a mitologia, determinavam por quanto tempo cada humano viveria.

Um médico japonês chamado Makoto Kuro-o descobriu a klotho por acaso enquanto pesquisava em uma área diferente e criou ratos que não tinham o gene que mandava o corpo produzir a proteína. Os ratos viviam apenas 20% do tempo de vida normal e morriam do que parecia ser velhice.[24] Eles tinham a pele enrugada e eram muito fracos, com insuficiência renal e problemas cognitivos. Depois de mais alguns anos de experiências, Kuro-o conseguiu criar ratos que produziam mais do que a quantidade normal de klotho e que viviam de 20% a 30% *mais* do que o tempo normal de vida.[25] Você também quer viver mais?

Uma pesquisa recente com pessoas de idade mostra que a klotho influencia também o tempo de vida de um ser humano. (É quase tão influente quanto a deusa Cloto!) Estudos mostram que idosos com os níveis mais baixos de klotho têm 78% mais chances de morrer dentro de um período de seis anos do que aqueles com níveis mais altos, mesmo depois de considerados o gênero, a idade e o estado de saúde.[26]

Existem algumas variações naturais no gene klotho. Algo entre um quarto e um quinto de nós tem uma única cópia de uma modificação nesse gene (a variante KL-VS), que resulta em níveis mais altos de klotho no sangue.[27] Esses indivíduos tendem a viver bastante. Eles também têm o córtex pré-frontal maior que o normal e habilidades cognitivas melhores do que as pessoas com o gene klotho padrão.[28]

Os rins produzem a maior parte da klotho no corpo e pacientes que sofrem de insuficiência renal experimentam um declínio acentuado nos níveis de klotho no sangue. Mas não está claro se a doença renal gera níveis baixos de klotho ou se os níveis baixos de klotho causam a doença renal. Sabemos que injetar klotho sintético em ratos com doença renal aguda e crônica diminui os danos dos rins e a fibrose, retarda a evolução da doença e promove a cura. Injeção de klotho também reduz os danos para o coração e a insuficiência cardíaca, uma causa de morte comum em pacientes com doença renal.[29]

Isso levou os cientistas a investigar a relação entre klotho e outras doenças da velhice. Eles descobriram que pacientes com Alzheimer têm níveis reduzidos de klotho em seu líquido cefalorraquidiano. E que aumentar os níveis de klotho em ratos com Alzheimer diminuiu a disfunção das células cerebrais e amenizou os déficits cognitivos e comportamentais.[30] A injeção de klotho em ratos jovens e velhos também aumentou as habilidades cognitivas e a capacidade de aprender,[31] além de reduzir o crescimento de tumores e a metástase no câncer de pulmão, mama e próstata.[32]

Pacientes com diabetes tipo 2 têm níveis reduzidos de klotho, e a falta de klotho está associada à queda na produção de insulina.[33] Quando ratos diabéticos foram tratados com klotho por duas semanas, notou-se uma queda significativa nos níveis de glicose no sangue e um aumento nos níveis de insulina. Por fim, adultos mais velhos com níveis de klotho mais baixos que o normal não têm força no tecido muscular estriado esquelético.[34] Pesquisadores acreditam que a klotho impede o envelhecimento em tecidos por todo o corpo e que estimula a vitalidade muscular.[35]

Meu amigo Jim Plante, um empreendedor experiente que foi CEO de uma empresa de testes genéticos, descobriu que tinha rins policísticos e criou uma empresa chamada Klotho Therapeutics para sintetizar klotho e oferecer tratamentos. É claro que me ofereci para ser uma de suas primeiras cobaias assim que o serviço estiver disponível, e com certeza vou experimentar antes que este livro chegue a suas mãos. Até lá, existem coisas que você pode fazer para melhorar os níveis de klotho:

- Evite estresse. Um ambiente estressante diminui substancialmente os níveis de klotho.

280 SUPER-HUMANO

- Faça exercícios. Isso aumenta os níveis de klotho.[36]

- Tome suplementos de vitamina D_3. Pessoas que tomaram essa vitamina aumentaram os níveis de klotho.[37] (Sempre tome D_3 junto com vitamina K_2 e vitamina A.)

- Controle a pressão sanguínea. Angiotensina II, o hormônio responsável por aumentar a pressão sanguínea, também diminui os níveis de klotho.[38]

- Mantenha níveis saudáveis de hormônios. Em particular, níveis altos de testosterona estão relacionados a níveis altos de klotho.[39]

PEPTÍDEOS DE COBRE

Outro dos componentes principais de um sangue jovem que o torna poderoso contra o envelhecimento é o peptídeo de cobre (GHK-Cu).Essa cadeia de aminoácidos é abundante no sangue quando você é jovem, mas normalmente diminui com o passar do tempo. Seu corpo libera GHK--Cu depois que você se machuca, o que talvez explique por que os mais jovens se regeneram tão mais rápido que os mais velhos... até agora.

Você pode tomar suplemento de GHK-Cu que não é derivado de sangue jovem porque ele é fácil de ser sintetizado. Infelizmente, é improvável que se torne tema de pesquisas com orçamentos polpudos porque não pode ser patenteado. Você pode comprar e usar o GHK-Cu aplicando-o sobre a pele ou injetando no músculo, por via intravenosa, ou debaixo da pele. Esse peptídeo atrai células da pele e imunes para regiões feridas, promovendo uma regeneração rápida e aumentando a síntese de colágeno. Em um estudo, o GHK-Cu na forma de gel de uso tópico ajudou as pessoas a curarem úlceras da pele três vezes mais rápido do que um placebo.[40] O GHK-Cu também reduz a inflamação e melhora a cicatrização, além de agir como um antioxidante poderoso.[41] Lembra como a inflamação crônica gera ligações cruzadas nos tecidos? O GHK-Cu resolve o problema. Talvez você tenha visto anúncios de tratamentos para a pele que mencionam o peptídeo de cobre – é a mesma coisa que estamos discutindo aqui, mas na forma de cremes para a pele, em vez de ser usado internamente.

O GHK-Cu é também um rejuvenescedor incrível para o cérebro. Ele ajuda os neurônios a crescerem mais rápido e fortalece as conexões neurais. Roedores que receberam o suplemento de GHK-Cu demonstraram menos sintomas de demência.[42] E por causa de seu impacto na sintetização de colágeno, o GHK-Cu pode tornar a pele mais firme, melhorar a elasticidade, reduzir marcas de expressão e rugas e melhorar a descoloração causada por lesões na pele e pelo envelhecimento.[43]

Há até algumas evidências de que injeções de GHK-Cu podem estimular o crescimento de cabelo e ajudar a manter sua cor,[44] duas coisas que não tenho vergonha de admitir que me preocupam quando penso em envelhecimento. Em alguma medida, a genética influencia a calvície e o embranquecimento do cabelo. Minha mãe ficou completamente grisalha antes dos trinta anos e quase todos os homens de minha família são carecas. Comecei a ficar mais grisalho nos últimos anos e queria interromper esse processo. Gosto de pensar que não é vaidade, e sim um desejo de parecer tão jovem quanto me sinto.

Comecei a pesquisar o que causa o embranquecimento do cabelo e descobri que uma das causas é a deficiência de cobre. Depois que fiz um exame de sangue para determinar que não tinha uma sobrecarga de cobre, desenvolvi uma fórmula de cobre com zinco, e tenho trabalhado com médicos para injetar GHK-Cu por via intravenosa sem nenhum sangue de virgem. O número de fios brancos em meu cabelo diminuiu visivelmente, mas você vai ler mais sobre isso no próximo capítulo. O GHK-Cu também fez surgir alguns fios novos de cabelo em minhas entradas. Quando chegar aos 180 anos, tenho esperança de ter uma vasta cabeleira sem fios brancos (e sem tinturas).

Também faço uso tópico de GHK-Cu com resultados significativos. Procure por um creme tópico com pelo menos 2% de GHK-Cu para uma pele mais jovem ou como uma forma de se regenerar de cortes e lesões. Meu amigo Andy Hnilo usa GHK-Cu em sua linha de produtos para pele Alitura, que o ajudou a se recuperar quase sem cicatrizes de um terrível acidente de carro que quebrou sua mandíbula em cinco lugares. Eu uso o Alitura Gold Serum todos os dias porque contém GHK-Cu e outros cofatores.

É uma boa ideia cuidar de sua pele, mas faça isso combinando outras técnicas de rejuvenescimento de dentro para fora. Parece um clichê, mas é verdade quando dizem que a beleza vem de dentro. Se suas células são jovens do ponto de vista biológico, você vai parecer jovem – fim de papo. Então recomendo combinar o tratamento para a pele com outras técnicas antienvelhecimento para acelerar a regeneração e rejuvenescer por dentro e por fora, o que nos leva ao próximo capítulo...

Conclusão

Quer se regenerar como um deus? Coloque estas coisas em prática agora mesmo:

• Passe mais tempo na natureza para estimular suas células exterminadoras e melhorar seu sistema imunológico; você ganha pontos extras se visitar com frequência uma floresta cheia de árvores sempre-verdes. Ou pelo menos use alguns óleos essenciais feitos a partir de plantas como o cipreste.

• Considere tomar suplementos de boro e outros estimulantes das células-tronco. Fructoborato de cálcio ou boro aprovado para consumo humano (tetraborato) funcionam bem.

• Certifique-se de que seu desempenho sexual seja o mesmo de alguém jovem. Se não for, examine os níveis de seus hormônios e preste atenção em medicamentos que possam estar interferindo. Para melhorar o desempenho sexual, considere fazer um tratamento com GAINSWave ou pratique exercícios Kegel todos os dias.

• Tente usar peptídeos de cobre na pele ou por via intravenosa para melhorar a habilidade do corpo de se regenerar.

• Se você quiser fazer tudo o que for possível ou tem ferimentos graves que precisam se regenerar, procure pelos tratamentos disponíveis com células-tronco. Eles não são baratos, mas geralmente o preço é semelhante ao de uma cirurgia e implica menos riscos.

13

NÃO PAREÇA UM ALIENÍGENA:

como evitar a calvície, os cabelos brancos e as rugas

Digite a palavra "antienvelhecimento" em qualquer ferramenta de busca na internet e é garantido que a maioria dos resultados será de links de produtos para pele e propagandas de cirurgia plástica. É uma questão cultural: parece que temos mais medo de parecermos velhos do que de *sermos* velhos de verdade. Depois de ter experimentado o estado metabólico de uma pessoa de idade quando eu era jovem, tenho autoridade para dizer que preferiria parecer velho se isso significasse me sentir jovem. Mas por que não almejar ambas as coisas? A boa notícia é que, se você usar as recomendações dadas neste livro para se tornar jovem por dentro, você vai parecer mais jovem por fora também.

Na verdade, você vai melhorar muito sua aparência quando interromper o envelhecimento em sua fonte – suas mitocôndrias – porque os mesmos golpes que afetam suas mitocôndrias e causam inflamação também criam os sinais visíveis do envelhecimento. Não é nenhum mistério: sua pele e seus folículos capilares são feitos de células, que são alimentadas pelas mitocôndrias. Se essas células estão cheias de resíduos ou não conseguem produzir energia com eficiência, você terá uma aparência velha não importa quanto dinheiro gaste em cremes para os olhos. E se você *hackear* sua pele e seu cabelo, mas continuar comendo alimentos inflamatórios ou se expondo a um ambiente tóxico, você não terá o melhor retorno possível sobre seu investimento.

É por isso que este capítulo aparece mais para o fim do livro. Existem técnicas específicas que você pode usar para reverter sinais visíveis de envelhecimento, mas você conseguirá resultados muito melhores e mais rápidos depois de eliminar os golpes que vêm do ambiente. Lembre-se da regra número 1 do *biohacking*: primeiro descarte as coisas que enfraquecem (ou envelhecem) seu corpo. Assim que fizer isso, você terá um ROI muito maior nas técnicas a seguir.

USE COLÁGENO PARA RENOVAR A PELE, AS ARTICULAÇÕES, OS OSSOS E A PAREDE INTESTINAL

Manter uma pele com aparência jovem à medida que você envelhece significa continuar produzindo colágeno como se fosse jovem. O colágeno é a proteína mais abundante do corpo e atua como um alicerce para seus ossos, dentes, músculos, pele e outros tecidos conjuntivos. Manter o colágeno de um jovem à medida que envelhece não diz respeito apenas à pele. Para permanecer jovem e se regenerar com vigor, você precisa de um colágeno saudável em todos os músculos e tecidos.

Seu corpo tem pelo menos 28 tipos de colágeno. Mas a maioria (80% a 90%) do colágeno em seu corpo é do tipo 1, do tipo 2 ou do tipo 3. Os tipos 1 e 3 dão estrutura para a pele, os músculos e os ligamentos, enquanto o tipo 2 é encontrado nas cartilagens e nos olhos. O colágeno compõe até 80% de sua pele e é encontrado na camada intermediária, chamada derme. Ele trabalha em conjunto com outra proteína chamada elastina para fortalecer a pele e para que ela volte à posição normal depois de ser esticada. Pele flácida e quebradiça é um sinal claro de falta de colágeno saudável.

Assim como na maioria das intervenções listadas neste livro, quanto antes você começar a trabalhar para produzir um colágeno saudável, melhor. Cuidar de sua pele quando você é jovem é uma forma muito mais eficaz de evitar o envelhecimento do que tentar reverter os danos mais tarde. Sabemos que a meia-vida do colágeno na pele é de quinze anos;[1] se você começar a tomar suplemento de colágeno ou suplementos que estimulem a produção de colágeno agora, em quinze anos, metade de seu colágeno estará muito melhor do que estaria se não tomasse.

Isso é fundamental porque a produção de colágeno diminui à medida que você envelhece – e isso acontece antes do que imagina. Depois dos 25 anos, você degrada mais colágeno do que produz, e com frequência é quando começam a surgir as primeiras marcas de expressão e rugas. Desse ponto em diante, você começa a perder cerca de 1% por ano do colágeno.[2] E isso é só uma média. Exposição excessiva ao sol, tabagismo e muita exposição à luz UV degradam o colágeno ainda mais rápido.[3]

Esse 1% pode parecer pouco, mas se você me acompanhar na jornada para viver uma vida longa e não reverter essas estatísticas, vão sobrar apenas 16,38% de colágeno em seu aniversário de 180 anos. Talvez seja legal ser capaz de enxergar o fígado através da pele, mas existem coisas melhores para fazer nessa idade. Se diminuir em 50% o ritmo de perda do colágeno, você terá 2,5 vezes mais colágeno na pele quando chegar aos 180 anos. E se, eventualmente, estimular a produção de novos colágenos, vai gostar de sua aparência com o passar dos anos.

Essa é uma razão pela qual trabalhei tanto para colocar no mercado uma proteína de colágeno em pó e para torná-la popular quando ainda era desconhecida. Hoje não se fala em outra coisa, e isso se justifica. A proteína de colágeno em pó é hidrolisada, o que significa que foi parcialmente fragmentada nos principais aminoácidos de que seu corpo precisa para produzir mais colágeno: glicina, prolina e hidroxiprolina, junto com alguns fragmentos menores chamados peptídeos. O suplemento desses aminoácidos ajuda a pele a parecer mais jovem, com certeza. Pesquisas mostram que os suplementos de colágeno melhoram a elasticidade da pele, diminuem as rugas, estimulam a hidratação da pele e aumentam a densidade dos fibroblastos, as células no tecido conjuntivo que produzem proteínas.

Os suplementos de colágeno também fazem várias outras coisas, como diminuir as dores nas articulações e melhorar a densidade das cartilagens, tornando as articulações mais flexíveis. Um estudo de 2008 descobriu que atletas que tomaram colágeno hidrolisado por seis meses perceberam uma melhora considerável das dores nas articulações.[5] Outro estudo mostrou que homens e mulheres com mais de cinquenta anos que tomaram colágeno por seis meses sentiram menos dores de coluna.[6]

Tomar suplementos de colágeno é uma forma fácil de ajudar a prevenir a artrite relacionada ao envelhecimento e pode ajudar você a evitar a osteoporose, o desbaste e o enfraquecimento dos ossos que ocorre com a idade. Mulheres na pós-menopausa são especialmente vulneráveis à osteoporose por causa da falta de estrogênio, que protege os ossos. Um estudo de 2018 com essas mulheres mostrou que tomar suplementos de colágeno por doze meses aumentou a quantidade de minerais – a saber, de cálcio – nos ossos, tornando-os mais fortes.[7]

O colágeno também restaura e fortalece as paredes do estômago e do intestino.[8] Paredes mais fortes ajudam a reverter a síndrome do intestino poroso, que é incrivelmente envelhecedora – como você leu antes –, e podem tornar mais fácil a absorção de nutrientes importantes. A glicina, que responde por um terço da composição do colágeno, também ajuda o corpo a produzir mais ácidos estomacais, que ajudam na digestão e reduzem o refluxo gastroesofágico.[9]

Um breve desvio acerca de colágeno e refluxo: quando estava com vinte e poucos anos, sofria de uma azia terrível, algo que você pode associar a pessoas mais velhas. Fui ao médico e disse: "Sinto como se tivesse uma vela queimando no meu peito". Ele me deu um antiácido, que funcionou por pouco tempo. Mas acontece que a falta de ácido gástrico, na verdade, *causa* refluxo gastroesofágico por enviar um sinal para o corpo manter aberto o esfíncter no topo do esôfago. O ácido pode então invadir o esôfago, causando a dor associada à azia. Quando você tem ácido gástrico o suficiente, o esfíncter se fecha. Seu corpo precisa de ácido gástrico por outros motivos também, como esterilizar os alimentos que você ingeriu e quebrar suas proteínas e gorduras. Antiácidos aliviam os sintomas temporariamente, mas, assim que você para de tomá-los, a dor volta mais forte do que nunca, e eles destroem sua habilidade de absorver nutrientes.

Existe uma substância natural chamada cloridrato de betaína (HCL), que pode suplementar o ácido clorídrico (ácido estomacal) natural do corpo sem efeitos negativos. Parei de tomar os antiácidos e comecei a tomar o HCL com as refeições. A melhor forma de usar esse suplemento é descobrir o número de cápsulas que tornam a azia pior, e tomar uma dose equivalente a essa quantidade menos uma cápsula. Tome no começo ou no meio das refeições, e não no fim.

Os níveis de ácidos estomacais diminuem com o tempo, de cerca de 180 microgramas aos vinte anos para mais ou menos cinquenta microgramas com mais de sessenta anos. Um estudo descobriu que 30% das pessoas com mais de sessenta anos não têm quase nenhuma secreção de ácido estomacal, e outro revelou que 40% das mulheres na pós-menopausa não têm nenhuma secreção.[11] Com vinte e poucos anos, eu tinha a secreção de ácido estomacal de alguém com o triplo da minha idade.[12]

O que isso tem a ver com colágeno? Lembre que a glicina é um dos principais aminoácidos no colágeno e que ela ajuda seu corpo a produzir ácido estomacal. Na juventude, talvez eu tenha sofrido de deficiência de colágeno e, por consequência, de glicina, mas o mais provável é que meu consumo de açúcar fosse muito alto.

A glicina, na verdade, é um inibidor de neurotransmissores, isso significa que acalma o sistema nervoso e pode ajudar você a ter um sono de qualidade. Um estudo descobriu que quando pessoas que costumam ter problemas para dormir ingerem glicina antes de se deitar, adormecem mais rápido, têm um sono mais profundo e sofrem menos com sonolência ao longo do dia.[13] Esse estudo me levou a escrever o primeiro post do meu blog sobre o uso de colágeno como um truque para dormir melhor, e hoje você encontra esse texto replicado pela internet.

Além dos aminoácidos necessários, incluindo a glicina, seu corpo precisa de vitamina C o suficiente para produzir colágeno e manter a vitalidade. A vitamina C funciona de duas formas para ajudar sua pele. Primeiro, é um antioxidante poderoso e por isso protege as células da pele dos radicais livres que degradam o colágeno. Segundo, você precisa de vitamina C para produzir e reparar o colágeno. Uma quantidade suficiente de vitamina C garante que o corpo consiga agrupar os aminoácidos que formam o colágeno quando você precisa. Você pode beneficiar sua pele comendo alimentos ricos em vitamina C, tomando um suplemento e/ou aplicando na pele um sérum.

Uma vez que tenha a matéria-prima de que precisa (os aminoácidos certos e vitamina C), existem várias coisas específicas que você pode fazer para ajudar seu corpo a produzir mais colágeno.

CRIOTERAPIA

Uma breve exposição ao frio, ou crioterapia, aumenta a produção de colágeno e bloqueia as enzimas e os hormônios inflamatórios que destroem o colágeno que você tem.[14] Ficar exposto a um ar refrigerado a -168 graus Celsius por até três minutos parece pior do que é. Quedas acentuadas de temperatura como essa aumentam a produção dos antioxidantes glutationa e superóxido dismutase, que ajudam a combater os radicais livres que envelhecem a pele,[15] além de fazerem o corpo queimar calorias extras. Você também pode fazer crioterapia para a face. Um pequeno fluxo de gás nitrogênio resfriado é direcionado para o rosto a fim de aumentar a circulação do sangue na pele. Isso aumenta a produção de colágeno, pois o sangue carrega as matérias-primas de que as células da pele precisam para produzir colágeno.

Isso tudo pode soar extremamente desconfortável, mas a alternativa mais acessível é *muito mais* desconfortável: um humilde banho frio. Ar frio não é grande coisa e, no rosto, é refrescante. Água fria é muito pior, mas funciona. A exposição ao frio ajuda as mitocôndrias e também estimula os folículos capilares a aumentar a circulação na pele. Use a água mais fria possível do chuveiro no rosto e no pescoço por um minuto. Será insuportável por exatos três dias, se você aguentar fazer o minuto inteiro. Depois disso, suas mitocôndrias mudam a quantidade de cardiolipina, um componente interno da membrana mitocondrial, de modo que elas possam produzir mais calor de forma mais rápida. O efeito colateral é que elas também conseguem produzir energia melhor e, de repente, o banho frio deixa de ser doloroso para se tornar estranhamente relaxante e revigorante. Seu colágeno vai agradecê-lo se você decidir experimentar três dias de desconforto.

MICROAGULHAMENTO

Por menos de vinte dólares, você pode comprar um rolo de microagulhamento que opera com agulhas minúsculas para picar buracos invisíveis na camada superior da pele. Isso interfere no colágeno e estimula o corpo a produzir novas fibras de colágeno. É, basicamente, uma forma de estresse hormético para o rosto. As células da pele pensam: "Droga, acho que enfrentaremos agulhas de vez em quando", então se tornam mais jovens e mais fortes, enquanto as células da pele que são fracas ou estão danificadas acabam sendo eliminadas. Os resultados são muito impressionantes. Um estudo descobriu que quase 100% dos pacientes com cicatrizes profundas no rosto tiveram uma melhora significativa depois de apenas três sessões de microagulhamento.[16]

Para ir além, você pode combinar o microagulhamento com plasma rico em plaquetas (PRP) em um tratamento conhecido como máscara facial vampiresca. Para fazer isso, um médico tira o sangue do paciente e separa o plasma, que é rico em fatores de crescimento. O plasma é aplicado em seu rosto antes e depois do microagulhamento para estimular ainda mais os fatores de crescimento acionados pelas punções. Esteticistas costumam fazer isso com uma microagulha elétrica de uso clínico e um creme anestésico. Pode parecer loucura, mas funciona. Um estudo de 2014 descobriu que o tratamento vampiresco melhorou as cicatrizes de acne mais do que o microagulhamento sozinho.[17]

Por cerca de cem dólares, você pode comprar sua própria microagulha elétrica que funciona melhor do que um rolo de vinte dólares. Se experimentar qualquer um deles, certifique-se de que tudo esteja esterilizado e livre de contaminadores toda vez que for usar. Sempre que fizer punção na pele, é óbvio que existe um pequeno risco de infecção. Esses rolos servem também para o couro cabeludo e podem estimular o crescimento de cabelo. São baratos, funcionam bem e não são difíceis de manusear. Valem muito a pena.

RETINOL

Além dos peptídeos de cobre (abordados no capítulo anterior), o retinol é um dos ingredientes mais eficazes para sua pele. Retinoide é o termo genérico para uma forma pura de vitamina A. Algumas composições como Retin-A exigem receita médica porque contêm quantidades altas de ácido retinoico, o ingrediente ativo nos retinoides. Esse ácido elimina as células velhas da pele e estimula a formação rápida de células novas e saudáveis.

O produto sem receita conhecido como retinol é menos potente porque o corpo precisa convertê-lo em ácido retinoico. Esse passo extra significa que o retinol leva mais tempo para funcionar comparado a produtos vendidos com receita médica, mas mesmo assim ele é eficaz. O retinol faz as células da pele se renovarem rápido e aumenta a produção de colágeno,[19] reduzindo as marcas de expressão e as rugas, atenuando as manchas senis, tornando a pele mais macia, firme e elástica e diminuindo os poros.

Parece muito bom, mas existem algumas desvantagens. O retinol pode irritar peles delicadas. Você deve sempre passar protetor solar quando usar retinol, pois ele deixa a pele mais sensível ao sol. E mulheres grávidas ou que estejam amamentando devem evitar retinol, pois, em doses altas, ele pode prejudicar o feto ou o desenvolvimento do bebê.[20]

Se você está grávida ou amamentando, se é sensível ao retinol ou apenas quer uma alternativa mais leve, existe um ingrediente tirado de plantas – o bakuchiol – que simula a atividade e os benefícios do retinol. O bakuchiol vem das sementes e folhas da planta *Psoralea corylifolia,* que é usada tradicionalmente na medicina chinesa e na ayurvédica para tratar doenças da pele. Em um estudo, pessoas que usaram o bakuchiol duas vezes por dia por doze semanas notaram uma melhora significativa nas marcas de expressão, rugas, pigmentação, elasticidade da pele, firmeza e produção de colágeno.[21] E o melhor de tudo, o bakuchiol oferece todos esses benefícios sem ressecar ou escamar a pele, como faz o retinol.

AZUL DE METILENO

Se você leu *Head Strong*, já está ciente do fato de que o azul de metileno, usado como medicação e corante azul, é um poderoso estimulante cognitivo. Ele funciona como um antioxidante para as mitocôndrias, protegendo-as do estresse oxidativo que envelhece. E, por ser absorvido pela pele, também pode proteger as células do tecido conjuntivo do envelhecimento. Um estudo de 2017 mostrou que o azul de metileno era mais eficaz em retardar a senescência celular da pele do que outros antioxidantes. O mesmo estudo mostrou que o azul de metileno melhorou a sustentabilidade da pele, promoveu a cura de ferimentos, e aumentou a hidratação e a espessura da derme, ao mesmo tempo que elevou a produção de elastina e de colágeno.[22] Nada mal para uma substância química conhecida há décadas!

O problema é que poucas empresas fazem produtos de tratamento para a pele com azul de metileno, e ele não pode ser patenteado. É muito mais fácil e mais acessível comprar um frasco conta-gotas de azul de metileno aprovado para uso médico ou para uso humano (evite as versões usadas como limpador de aquário e como produto químico) e pingar algumas gotas em outros produtos que você passa na pele. Se pingar demais, vai ficar parecendo um Smurf. Se isso acontecer, é só lavar com água e sabão, se você agir rápido o suficiente. Eu pingo algumas gotas de azul de metileno no meu sérum de peptídeos de cobre e na loção para o corpo, e a diferença é notável. Trata-se de um estimulante para a pele incrivelmente poderoso que é barato e indolor. E se usar algumas gotas de cada vez misturadas em outros produtos para a pele, um frasco de vinte dólares vai durar dois anos. Depois de usar em meu rosto, percebi a diferença em menos de uma semana.

TRATAMENTO FACIAL COM LASER

Já falamos sobre alguns benefícios da terapia com luz para a pele, incluindo luz vermelha e infravermelha próxima. Existem também procedimentos eficazes e comuns que usam lasers para renovar a pele e dar a ela uma aparência mais jovem. Lasers ablativos removem camadas minúsculas de pele para revelar um brilho jovial, enquanto tratamentos menos invasivos, com lasers não ablativos, estimulam o crescimento de colágeno e tornam a pele mais firme. Antes de experimentar um tratamento com laser ablativo, esteja ciente de que depois você pode sentir dor e sofrer inchaços, e pode levar várias semanas para a pele se recuperar por completo. Não experimente esse tratamento um dia antes de um evento importante! Mas os resultados são poderosos e podem durar anos. Tratamentos faciais não ablativos exigem menos tempo de recuperação (apesar de sua pele pode ficar vermelha e inchada por um período curto) e são eficazes, embora os resultados não sejam tão impressionantes e não durem tanto quanto os de um laser mais invasivo.

MELANINA

O cérebro produz um hormônio pouco conhecido chamado hormônio estimulante de alfa-melanócitos (alfa-MSH). Sua função é enviar um sinal para os melanócitos, as células que produzem a melanina, o pigmento responsável pela cor da pele e do cabelo que protege as células de danos ligados ao envelhecimento e ao câncer de pele.

Acontece que o alfa-MSH é um hormônio anti-inflamatório de amplo espectro que aparece em níveis abaixo dos normais em pessoas com doenças autoimunes e naquelas que sofreram exposição ao mofo tóxico (como eu!).[23] Depois de meus exames laboratoriais confirmarem que eu tinha pouco alfa-MSH, comprei um pouco para mim e injetei uma ou duas vezes por semana. Mas isso tem alguns riscos. Existem evidências de que doses muito altas podem aumentar a probabilidade de desenvolver melanoma, mas existem também evidências de que pode prevenir câncer. Como a dose é baixa, e o uso, eventual, e como há outras coisas que faço para reduzir os riscos de câncer, decidi usá-lo.

Além de melhorar a aparência de minha pele e de me dar um bronzeado ótimo com pouca exposição ao sol, o alfa-MSH deve aumentar os níveis de melanina nos olhos e no cérebro, que a usam para produzir energia de maneira eficiente. Como você leu antes, quando exposta à luz do sol e à vibração mecânica, a melanina tem o poder de quebrar as moléculas da água, liberando o oxigênio e os elétrons que as mitocôndrias usam para produzir ATP (energia).[24] Um efeito colateral importante das injeções de alfa-MSH é que, graças a toda essa energia extra, ele faz o Viagra parecer fraco. Se você é homem e decidir usar o alfa-MSH, vai se sentir como um adolescente no dia seguinte.

Você também pode produzir mais melanina ingerindo doses extras de polifenóis. O corpo produz melanina associando os polifenóis de vegetais, café, chá e chocolate. Você leu antes que os polifenóis são imensamente benéficos para as bactérias do intestino, então ingerir mais desses alimentos é vantajoso para a longevidade interna e externa do corpo.

A LONGEVIDADE DO CABELO

A melanina também desempenha um papel importante em garantir que o cabelo continue parecendo jovem à medida que você envelhece. Os melanócitos (células de pigmentação) nos folículos capilares produzem a melanina que dá cor ao cabelo. À medida que a produção de melanina diminui com a idade, o cabelo começa a ficar grisalho e, aos poucos, fica branco.

Em 2009, uma equipe de cientistas europeus conseguiu um grande avanço em determinar quais as causas exatas para os folículos produzirem menos melanina. Eles descobriram que os folículos capilares produzem uma quantidade ínfima de peróxido de hidrogênio, que se acumula com o tempo e prejudica os melanócitos.[25] Por que ele se acumula? Quando você é jovem, uma enzima trabalhadora chamada catalase converte o peróxido de hidrogênio em água e oxigênio. Mas, à medida que você envelhece, a produção de catalase diminui e o peróxido de hidrogênio começa a se acumular no corpo. Embora seja legal pensar que o cabelo grisalho é um sinal de sabedoria, é na verdade um reflexo dos danos causados aos melanócitos pela falta de catalase.

A catalase é um dos antioxidantes mais potentes do corpo, e outros antioxidantes podem ajudar a quebrar o peróxido de hidrogênio. Por exemplo, a glutationa, o principal antioxidante do corpo, converte o peróxido de hidrogênio em água.[26] Essa é mais uma razão para suplementar a glutationa. É também uma boa ideia comer mais alimentos ricos em catalase, como brócolis, pepinos, rabanetes e salsão.

Você também pode estimular a produção de catalase tomando antioxidantes como ashwagandha, curcumina, saw palmetto e vitamina E. Um estudo de 2017 feito com ratos provou que a ashwagandha, uma erva ayurvédica, protegeu os glóbulos brancos dos danos causados pelos radicais livres do peróxido de hidrogênio.[27] E existem evidências de que isso pode ajudar a prevenir o cabelo grisalho em humanos. Uma resenha científica sobre a ashwagandha mostrou que, quando homens de meia-idade tomaram três gramas da erva em pó todos os dias, durante um ano, eles aumentaram de modo significativo os níveis de melanina no cabelo.[28]

Há pouquíssimo tempo, pesquisadores da Universidade do Alabama, em Birmingham, descobriram uma conexão entre o cabelo grisalho e as infecções virais.[29] Em ratos, eles notaram que, quando um fator de estresse – como uma infecção – aciona o sistema imunológico, este responde atacando um gene chamado MITF, que ajuda os melanócitos a funcionar direito. A falta de MITF faz o sistema imunológico atacar ainda mais os melanócitos, o que deixa o cabelo grisalho. Até que possamos ligar ou desligar esse gene, o melhor a fazer é manter um sistema imunológico saudável para combater vírus e fazer o possível para evitar a autoimunidade. Alguns dos especialistas em antienvelhecimento mais sofisticados que conheço acreditam que os vírus estão causando muito mais problemas do que a gente imagina e por isso tomam um medicamento antiviral como o Aciclovir todos os dias. No entanto, esses medicamentos têm efeitos colaterais, e o júri ainda está deliberando sobre se a relação entre os riscos e os benefícios vale a pena.

No que diz respeito à relação entre envelhecimento e cabelo, no entanto, não tenho vergonha de dizer que minha maior preocupação é ficar careca. Eu adoraria ainda ter uma vasta cabeleira para exibir quando passar dos cem anos, então fiz um bocado de pesquisa sobre como prevenir e reverter a perda de cabelo. Muitas pessoas pensam que a calvície associada à idade é uma questão estritamente masculina, mas esse não é o caso. Um número enorme de mulheres sofre com perda de cabelo à medida que envelhece. E tanto em homens como em mulheres, esse processo começa na verdade quando se é jovem: 18% dos homens com menos de 29 anos têm perda de cabelo moderada ou avançada. E esse número salta para 53% dos homens na casa dos quarenta anos.[30] Enquanto isso, entre 15% e 20% das mulheres com menos de cinquenta anos sofrem com perda de cabelo, e os números aumentam a partir dessa idade.[31]

Assim como vários outros sintomas de envelhecimento, a perda de cabelo está ligada aos hormônios e às mitocôndrias. Muitos hormônios diferentes desempenham um papel no crescimento do cabelo. Conseguir o equilíbrio perfeito com a ajuda da medicina funcional ou com um médico especialista em antienvelhecimento deve ajudar você a evitar a calvície e pode até fazer crescer cabelo novo. Então faz sentido que os únicos medicamentos aprovados pela FDA para combater a perda de cabelo afetem os hormônios. O funcionamento de remédios como Rogaine, Minoxidil, Propecia e finasterida tem a ver com o bloqueio de uma enzima que é responsável por converter a testosterona em di-hidrotestosterona (DHT). O excesso de DHT faz os folículos capilares encolherem, o que acaba causando a calvície. Além dos medicamentos, existem vários xampus que bloqueiam a DHT disponíveis no mercado. O melhor é você usar o xampu, porque os medicamentos para queda de cabelo administrados por via oral, com frequência, têm efeitos colaterais inconvenientes, como bloquear o funcionamento de *todos* os hormônios.

No entanto, combater a DHT é apenas uma das formas de tratamento contra a calvície. O folículo capilar é um órgão em miniatura bastante sensível que usa uma quantidade enorme de energia das mitocôndrias. Você pode ter todas as peças e matérias-primas de que precisa, mas o cabelo nunca vai crescer se não houver a energia por trás desse maquinário para fazer as engrenagens girarem.

Em 2018, pesquisadores da Universidade do Alabama, em Birmingham, ativaram uma mutação que gerou disfunção mitocondrial ao adicionarem o antibiótico doxiciclina na comida e na água de ratos. Em apenas oito semanas, os ratos que eram saudáveis ficaram com rugas e pelos grisalhos e ralos. Porém, uma vez que os pesquisadores pararam de dar doxiciclina para os animais e as mitocôndrias dos ratos voltaram ao funcionamento normal, eles recuperaram a aparência jovial e saudável em apenas quatro semanas.[32]

Para evitar a calvície, você precisa analisar os fatores que podem estar atrapalhando o funcionamento das mitocôndrias. Você já sabe quais são: estresse, toxinas acumuladas no fígado, desequilíbrios hormonais, inflamação e, claro, radicais livres. Todos esses fatores desregulam os dois principais hormônios que influenciam a atividade mitocondrial: T3, que é um hormônio da tireoide, e progesterona.

Em primeiro lugar, o estresse bagunça os níveis de hormônio da tireoide, algo terrível para as mitocôndrias. Quando você sofre com estresse, passa a produzir um excesso de cortisol, o hormônio do estresse. Isso inibe o hormônio estimulante da tireoide (TSH), que, por sua vez, inibe a produção de outro hormônio da tireoide chamado tiroxina, ou T4. Para usar o T4, o corpo precisa primeiro convertê-lo em hormônio ativo tri-iodotironina, ou T3, também conhecido como "hormônio da energia".

Se seu corpo não consegue converter T4 em T3 de maneira eficaz ou você não tem T4 o suficiente, você acaba convertendo-o em um hormônio inativo chamado T3 reverso, ou RT3. Um desequilíbrio entre T3/RT3 pode de fato provocar um desligamento do corpo por impedir que você produza energia suficiente. Muitos pacientes com sintomas de hipotireoidismo parecem ter níveis normais de hormônios na tireoide. Mas isso ocorre apenas porque a maioria dos médicos convencionais examinam apenas o TSH e, às vezes, o T4. Se você tem sintomas que indicam baixa atividade da tireoide, incluindo perda de cabelo, insista para fazer também um teste de T3/RT3. Isso quer dizer que a ideia de que o estresse pode fazer o cabelo cair não é uma história da carochinha. A queda de cabelo ocorre quando o estresse faz seu corpo produzir mais RT3 e menos T3 e suas mitocôndrias não conseguem produzir energia suficiente.

O distúrbio dos hormônios da tireoide também causa perda de cabelo, pois esses hormônios desempenham um papel importante em ativar as células-tronco. Existe uma reserva de células-tronco nos folículos capilares. Quando elas recebem um sinal dos hormônios da tireoide, se tornam ativadas e dão origem a novos folículos capilares. Se o estresse está bagunçando os hormônios da tireoide, esse sinal nunca é enviado, comprometendo a produção de novos folículos capilares.

Pesquisadores começam a olhar para esse sinal dos hormônios da tireoide como uma oportunidade possível para intervenção. Essa via de sinalização é conhecida como Wnt. Quando os pesquisadores injetaram fatores de crescimento nos folículos capilares de 26 homens, a via Wnt foi acionada, permitindo que os sinais dos hormônios da tireoide estimulassem a produção de novos folículos capilares. Os homens notaram um aumento na espessura e na densidade dos fios de cabelo depois de apenas uma injeção.[33] Como você (ainda) não pode comprá-la, a melhor coisa é usar uma erva chinesa chamada danshen, que ajuda a regular a Wnt[34] e auxilia a amenizar problemas cardiovasculares. Assim você pode recuperar seu cabelo e reduzir as chances de uma das quatro assassinas.

Você leu antes que tenho tomado medicamento para a tireoide desde os vinte e poucos anos. Dois anos atrás, tentei parar de tomá-lo. Mantenho minha energia graças a todos os meus esforços antienvelhecimento, mas comecei a perder cabelo pela primeira vez. Voltei a tomar o medicamento da tireoide, usei as intervenções citadas antes, e meu cabelo voltou a crescer! Existe um argumento plausível de que qualquer um com mais de cinquenta anos que não tenha níveis altos de tireoide comprovados pode se beneficiar com uma dose muito pequena (de oito a dezesseis miligramas) de medicamento para a tireoide contendo T3 e T4. Mesmo níveis ligeiramente mais baixos dos hormônios da tireoide podem contribuir para aumentar a fadiga e a irritabilidade, e também podem dificultar a perda de peso. À medida que você envelhece, é comum experimentar uma queda na produção de hormônios da tireoide. Ainda que ter uma quantidade suficiente de hormônios da tireoide seja bom para o cabelo, como você leu no capítulo 9, o mais importante aqui é que uma leve disfunção da tireoide prenuncia riscos de doenças cardíacas e morte.[36]

Além disso, altos níveis de RT3 combinados com T3 insuficientes acabam desregulando a progesterona, o que resulta em uma predominância do estrogênio, um estado metabólico envelhecedor em que os níveis de estrogênio superam muito os níveis de progesterona no corpo.

Muitos produtos de tratamento capilar agravam esse problema porque contêm substâncias químicas como ftalatos, parabenos e benzofenonas, que simulam o estrogênio no corpo e desequilibram ainda mais os hormônios.[37] O estrogênio desempenha um papel central na hora de regular a produção do colágeno. Com níveis de estrogênio prejudicados, você não produz colágeno de maneira eficaz, e cabelo, pele, dentes, unhas e articulações sofrem.

Produtos anticoncepcionais hormonais que contêm níveis altos de estrogênio também diminuem a eficácia da progesterona. Isso gera uma conversão maior de testosterona em DHT e pode contribuir para a perda de cabelo. Quando empresas farmacêuticas descobriram isso, começaram a adicionar progesterona sintética às pílulas anticoncepcionais para combater os efeitos colaterais, mas a progesterona sintética é diferente da progesterona bioidêntica. A versão sintética pode aumentar os níveis da globulina ligadora de hormônios sexuais (SHBG), que diminui os hormônios da tireoide disponíveis. Isso nos leva de volta ao lugar em que começamos: com baixa produção de hormônios pela tireoide e perda de cabelo.

Além de estresse, danos às mitocôndrias e hormônios desequilibrados, os principais culpados pela perda de cabelo são as toxinas do ambiente, que comprometem o funcionamento do fígado. Isso é importante porque é o fígado que produz o T3 de que você tanto precisa para o crescimento saudável do cabelo. A glutationa, o principal antioxidante, pode ajudar a desintoxicar o fígado, mas antes você precisa eliminar os metais pesados do corpo.

Para manter um cabelo saudável, é obviamente essencial combater a raiz do problema da queda de cabelo. (Sacou meu trocadilho?) E é fundamental garantir que você não esteja usando produtos de higiene pessoal tóxicos que causam envelhecimento rápido – inclusive para o cabelo. Recomendo dar uma geral no armário de remédios e procurar por qualquer produto que contenha ftalatos, parabenos e benzofenonas. Também ajuda se você limpar sua dieta de modo a evitar os hormônios presentes em carne de gado criado de maneira convencional e os pesticidas encontrados em produtos cultivados de maneira convencional que interferem nos hormônios.

SUPER-HUMANO

Se nada disso funcionar, que tal uma massagem? Fazer o sangue circular mais no couro cabeludo mantém os folículos capilares vivos. Hoje existem alguns bons massageadores portáteis. Eles custam cerca de quarenta dólares, proporcionam uma sensação incrível e ajudarão a manter em forma seu cabelo e couro cabeludo. Procure pelos que têm quatro pequenas cabeças que se movem de modo independente. O tipo que lembra um batedor de cozinha não terá o mesmo efeito.

No fim das contas, como as mitocôndrias controlam a produção de novos colágenos e de cabelo sedoso, qualquer coisa que faça para melhorar o funcionamento das mitocôndrias também te ajudará a parecer mais jovem. É uma opção vantajosa que, com sorte, fará você se sentir super-humano pelo tempo que quiser.

Conclusão

Quer se regenerar como um deus? Coloque estas coisas em prática agora mesmo:

Para a pele

• Tome suplementos de proteína de colágeno de gado criado em pasto – pelo menos dez gramas por dia. Podem ser encontrados na proteína em pó sem sabor, na mistura para vitamina, no colágeno pronto para beber, no café Bulletproof e em barrinhas de proteína de colágeno. Se você não gosta de proteína de colágeno, também pode fazer caldo de ossos.

• Coma mais alimentos que contenham polifenóis e antioxidantes: vegetais, café, chá e chocolate. A vitamina C faz bem para a pele, então coma alimentos ricos nessa vitamina, tome suplementos de vitamina C ou use um sérum.

• Existem pesquisas científicas que defendem que a crioterapia, o microagulhamento, os produtos contendo retinol, os peptídeos de cobre e o azul de metileno são bons para a pele.

• Como você leu antes, a terapia com luzes amarela e vermelha traz benefícios profundos para a pele e para o cabelo. Para relembrar, confira o capítulo 5. Se você tem cicatrizes ou lesões significativas na pele, procure uma terapia com laser.

Para o cabelo

• Pare de usar produtos de higiene pessoal carregados de substâncias químicas e troque-os por versões totalmente naturais. Jogue fora tudo que contenha ftalatos, parabenos e benzofenonas. E se você for mulher, considere alternativas ao anticoncepcional hormonal.

• Para evitar o cabelo grisalho, aumente a produção de catalase tomando antioxidantes como ashwagandha, curcumina, saw palmetto e vitamina E.

- Para a calvície, experimente um xampu com bloqueador de DHT em vez de usar medicamentos vendidos com receita que geram efeitos colaterais indesejados.
- Lide com o estresse! É sério. Se a ameaça das quatro assassinas não for o suficiente, talvez evitar a calvície funcione como uma motivação. Isso não é opcional.
- Se você está perdendo cabelo prematuramente, faça um exame dos níveis de tireoide com um médico especialista em antienvelhecimento e verifique os níveis de T3/RT3.
- Para estimular o fluxo de sangue no couro cabeludo, vá a um massagista ou compre um massageador portátil.

14

CONTROLE SUA LONGEVIDADE COMO UM RUSSO

O uso de substâncias para melhorar o desempenho é um tema delicado. Muitas pessoas acham que é uma forma de trapacear, e as variedades mais famosas – como os esteroides – chegam a ser extremamente perigosas. Mas certos tipos podem ser muito bons para a longevidade e também para o seu desempenho. Pesquisei e analisei com cuidado quais as substâncias que quero inserir no meu corpo. E depois, quando eu tiver 180 anos, conto para você se valeu a pena. Até o momento, ainda estou vivo e consegui desfrutar de alguns benefícios notáveis sem sofrer efeitos colaterais mais graves.

PEPTÍDEOS

A maioria dessas substâncias, mas não todas, vem dos peptídeos – que consistem em dois ou mais aminoácidos ligados em cadeia. É mais fácil pensar nos aminoácidos como se fossem letras. Quando agrupadas de maneira correta, formam palavras. Essas palavras são os peptídeos. E, como as palavras, o corpo as usa para se comunicar consigo mesmo. Ao combinar vários peptídeos, você tem um polipeptídeo, que é parte de uma proteína e funciona como uma frase. E uma proteína inteira, como o colágeno, é basicamente um parágrafo inteiro, que consiste em múltiplas letras agrupadas na ordem correta para transmitir uma

304 SUPER-HUMANO

mensagem clara. Em 1972, o ano em que nasci, cientistas descobriram alguns dos muitos peptídeos que enviam mensagens para o corpo. Por exemplo, alguns dizem para o corpo gerar músculos. Outros dizem para melhorar o metabolismo de glicose ou o funcionamento das mitocôndrias.

Você leu antes sobre Epitalon, um peptídeo que fortalece os telômeros, e o GHK-Cu, ou peptídeo de cobre. Os dois são substâncias poderosas. Existem também peptídeos biorreguladores, destinados a manter jovens os sistemas de órgãos, e peptídeos com incríveis poderes de cura. Infelizmente, para essas substâncias, o número de estudos duplos-cegos controlados com placebo é menor do que para a maioria das drogas. E talvez isso nunca mude, mas foram feitas boas pesquisas com esses peptídeos e eles são usados há mais de uma década. Talvez você queira esperar que surjam mais estudos. Mas, se for negociar com a morte, deve pegar as evidências e os riscos e confrontá-los com as recompensas possíveis. Já sabemos o que acontecerá caso não tente nada novo: você vai envelhecer e morrer, possivelmente depois de passar uma ou duas décadas sofrendo um declínio doloroso. Estou disposto a fazer uma aposta, que admito ser de alto risco, se ela me der chance de enganar a morte, mesmo que seja por pouco tempo, e talvez me tornar super-humano ao longo do processo.

PEPTÍDEOS BIORREGULADORES

Boa parte das pesquisas com peptídeos biorreguladores foi feita pelos laboratórios de gerontologia de Vladimir Khavinson, um membro da Academia Russa de Ciências. Desde 1987, ele se dedica a descobrir quais são os peptídeos biorreguladores que mantêm jovens os sistemas de órgãos em animais. Ele se concentra especificamente em como prevenir a perda de proteínas em sistemas de órgãos vitais. A maioria desses peptídeos biorreguladores é extraída de animais e chamada de *cytomaxes*, mas não existe um empecilho para que cientistas procurem sintetizar peptídeos similares a partir do zero.

Biorreguladores sintéticos são chamados de *cytogens*. Normalmente, agem rápido e são bem acessíveis – cerca de sessenta dólares pelo suprimento de um mês. Você deve tomá-los em intervalos de alguns meses. Os peptídeos biorreguladores mais interessantes são aqueles que podem ajudar a combater as quatro assassinas. Crystagen é elaborado para restituir as funções imunes, o que pode ajudar a combater as quatro assassinas; Vesugen serve para estimular a síntese de proteínas nos vasos sanguíneos; Pinealon melhora a síntese de proteínas no cérebro. Existem dezenas de outros.

Em 2017, como um *biohacker* profissional, comprei cada um dos peptídeos biorreguladores que existem e os experimentei em doses altas por sessenta dias. Alguns efeitos logo ficaram evidentes – o impacto da fórmula do hormônio masculino foi notável –, mas é difícil saber com certeza se seu sistema vascular está sintetizando melhor as proteínas. Dada a consistência da pesquisa feita com eles e o custo relativamente baixo, vou experimentar um biorregulador diferente por ano. Eu injetaria os peptídeos se houvesse essa opção, mas, por enquanto, são vendidos em cápsulas.

PEPTÍDEOS COM PODER DE CURA

Faz seis anos que testo esses peptídeos. A seguir, listo aqueles que deram os melhores resultados.

TB500

Também conhecido como timosina beta-4, esse peptídeo funcionou muito bem para mim. É o peptídeo fabricado pela glândula timo, que produz as células T e é uma parte importante de sua resposta imunológica. À medida que você envelhece e ganha mais células T senescentes, é normal que a capacidade de sua glândula timo diminua. Essa é uma razão importante para sua resposta imunológica enfraquecer com a idade.

Sei que minha glândula timo estava esgotada desde os anos 1990. De lá para cá, muitos especialistas em medicina funcional que consultei recomendaram o uso de proteína tímica, que serve para melhorar o funcionamento da glândula timo, mas não senti diferença nenhuma depois de tomá-la. O TB500 foi outra história. Pesquisas mostram que ele estimula a cura de lesões e diminui a inflamação, ajuda a regenerar os vasos sanguíneos e aumenta a estamina. De acordo com o que você aprendeu até o momento, reduzir a inflamação ajuda a envelhecer melhor, e regenerar os vasos sanguíneos é importante para evitar doenças cardiovasculares.

Os russos sabem que esse negócio prolonga a vida humana desde 2003, quando estudaram seus efeitos em 266 pessoas de idade em um teste que durou de seis a oito anos. Os pesquisadores chegaram à conclusão de que esses peptídeos são medicamentos promissores antienvelhecimento, eficazes no tratamento de diabetes, gastrites e úlceras gástricas; bons para prevenir câncer, tratar a infertilidade em homens e mulheres e normalizar o funcionamento do sistema imunológico.[3] Nada mau.

Em 2013, comprei frascos de TB500 pela internet e ele acabou chegando na versão em pó. Sabendo que funciona melhor na forma injetável, comprei um frasco de água para injeção, tirei um pouco e injetei sobre o pó, transformando-o em um líquido. Em seguida, passei álcool no braço e usei uma seringa de insulina para injetar cinco miligramas em mim. Fiz isso uma ou duas vezes por semana.

Não foi a primeira vez que apliquei uma injeção em mim mesmo. No fim dos anos 1990, quando descobri que tinha um problema de vitamina B_{12}, eu não tinha condições financeiras de ir a um médico para receber as injeções. Então comprei as seringas no eBay e uma bandeja de vitamina B_{12} injetável em um *site* de fisiculturismo. Eu não sabia o que estava fazendo. Isso foi antes de termos vídeos no YouTube e de eu me casar com uma médica. Pesquisei o que pude, lavei minhas mãos e encarei a tarefa. Abri a ampola de vidro e usei uma agulha de três centímetros para extrair um fluido vermelho-vivo. Depois baixei as calças, pensando em injetar a vitamina no músculo da minha coxa.

Eu sabia o que tinha que fazer, mas fiquei sentado por uma hora só olhando a agulha. Toda vez que fazia menção de injetar a vitamina, minha mão não se mexia. Foi quase impossível superar o instinto do corpo que dizia para eu não picar minha pele com a agulha! Demorou um tempo absurdo, mas finalmente consegui. Para minha surpresa, a agulha entrou sem qualquer dor ou resistência. E superadas as dificuldades da primeira vez, nunca mais tive problemas para aplicar uma injeção em mim mesmo.

Em situações como essa, o corpo envia uma mensagem para o cérebro dizendo que você vai morrer. É muito difícil ignorá-la, apesar de o cérebro saber o que faz. Superar esse medo e fazer o cérebro controlar o corpo faz você se sentir incrivelmente poderoso.

Anos depois, falei em um evento promovido por Tony Robbins, onde havia um percurso feito de carvão em brasa. O objetivo desse exercício é superar a reação de medo e caminhar sobre o carvão em brasa que você sabe, em um nível cognitivo, que não vai matá-lo. Depois de usar injeção em mim mesmo tantas vezes e de usar neuroterapia para controlar a reação de medo ainda mais, consegui caminhar sobre o carvão em brasa sem hesitar.

A propósito, o corpo não está completamente errado. Agulhas podem ser perigosas e você pode morrer se não souber usar uma injeção direito. É melhor encontrar um médico que faça isso por você.

BPC157 – FATOR DE CURA DO WOLVERINE

Não, neste exemplo, BPC não é a sigla de café Bulletproof (Bulletproof Coffee, em inglês)! Trata-se de outro peptídeo poderoso que diminui a inflamação e promove uma regeneração rápida.

Dez anos atrás, eu praticava ioga quatro vezes por semana, uma rotina de que abri mão depois de ter filhos e de assumir uma jornada dupla de trabalho na Bulletproof. Pouco tempo atrás, voltei a praticar ioga e, na minha primeira aula, depois de fazer a postura do corvo, em que você equilibra o peso do corpo sobre os braços, relaxei emendando a postura da tábua, parecida com a posição assumida para fazer flexões. Essa é uma habilidade avançada e havia anos que eu não a colocavam em prática, e fiquei feliz de ver que ainda conseguia. No entanto, quando coloquei os pés no chão, esmaguei o dedo com tanta força que fissurei um osso. Essa lesão relativamente simples continuou doendo por meses porque havia um fragmento pequeno de osso que estava solto no dedo do pé e que não parava de machucar o tecido ao redor dele.

308 SUPER-HUMANO

Comprei o peptídeo BPC157 e injetei no dedo. Estudos mostram que ele promove a regeneração de tendões e ligamentos,[4] e que chegou a ajudar coelhos na cura de falhas ósseas.[5] Esse peptídeo regenera as paredes do intestino[6] e restaura os danos decorrentes da síndrome do intestino irritável.[7] O dedo do pé se recuperou rápido depois de algumas injeções e de um pouco de agulhamento seco para estimular a cicatrização. Muitos atletas e *biohackers* estão usando esse negócio para curar lesões persistentes, e é muito mais barato do que um tratamento com células-tronco.

Além de ajudar você a se curar de lesões como se fosse o Wolverine, o BPC157 faz maravilhas para a saúde intestinal. Para a regeneração gástrica, basta misturar com água para injeção, mas em vez de aplicar, coloque a dose debaixo da língua e engula. Relatos de pessoas que melhoraram da doença de Crohn e da síndrome do intestino irritável depois de usar o BPC157 não são raros.

Alguns médicos recomendam algo entre cem e 250 microgramas, uma ou duas vezes por dia, por via oral ou com uso de injeção.

SARMs

Nos últimos dez anos, surgiu uma nova classe de compostos chamados moduladores seletivos do receptor de androgênio (SARMs). As poucas pesquisas que existem sobre os SARMs parecem promissoras e indicam que eles desenvolvem músculos e queimam gordura em um nível comparável ao dos esteroides, mas sem diminuir os testículos, piorar o humor, destruir o fígado e estimular o crescimento de pelos desagradáveis. Os SARMs agem sobre os hormônios, mas de maneira muito específica, e podem ajudar você a cultivar músculos e a perder gordura rápido.

Como ocorre com a maioria dos peptídeos, muitos estudos sobre os SARMs realizados até o momento usaram ratos e ainda não houve experimentos em humanos para avaliar a segurança desses compostos no longo prazo. Pode haver efeitos colaterais desconhecidos e admito que mexer com hormônios é arriscado. Porém, no mínimo, os SARMs são compostos interessantes que merecem ser discutidos e considerados se você quer mesmo investir em antienvelhecimento.

Tenha em mente que os SARMs estão na lista de substâncias proibidas em competições esportivas, feita pela Agência Mundial Antidoping. Se você é atleta e participa de competições, não deve tomar esses compostos. É claro que o fato de terem sido proibidos pela maioria das organizações esportivas internacionais significa que funcionam. Isso é trapacear? Não cabe a mim dizer. Vivemos em mundo moralmente ambíguo. Por um lado, queremos que os atletas tenham o melhor desempenho possível. Para tanto, estamos dispostos a deixar que usem roupas especiais aerodinâmicas e que enfrentem regimes bizarros de treino que custam centenas de milhares de dólares. Por outro, se um atleta quiser assumir o controle de seu organismo aumentando os níveis de um peptídeo que vai ajudá-lo a se recuperar mais rápido, é considerado trapaceiro e é punido por isso.

Pessoalmente, acho cruel proibir uma intervenção que pode ajudar qualquer um a viver melhor. Anos de competição pesam sobre o organismo de um atleta. Conversei com pelo menos uma dúzia dentre os maiores esportistas do mundo – lendas vivas que estão sofrendo com os danos impostos ao corpo enquanto competiam. Atletas em geral sabem que estão a uma lesão ou a poucos anos de terminar sua carreira de maneira involuntária. Temos tecnologia disponível para mantê-los jovens, saudáveis, capazes de se recuperar e até de voltar a competir. Eles *querem* usar a tecnologia. Mas, se usarem, serão punidos.

Na minha opinião, não existe razão ética ou moral para banir essas substâncias. Dizemos a nós mesmos que essas regras protegem atletas de tomar substâncias arriscadas. Mas sabemos que o excesso de exercício físico também encurta a vida, sem mencionar os danos que se acumulam no longo prazo resultantes de lesões recorrentes na cabeça ou de colidir em alta velocidade com uma barreira durante uma corrida. Então por que não deixar essas pessoas tomar alguma coisa que vai, na verdade, ajudá-las a se recuperar? Deveria ser um direito humano básico fazer o que quiser com o próprio organismo desde que você assuma a responsabilidade e conte com a ajuda de um médico bem-informado.

310 SUPER-HUMANO

Conclusão: se você não é um atleta profissional, mas tem curiosidade de experimentar meios de melhorar seu desempenho físico, vale a pena considerar os SARMs. Repito: eles são diferentes dos esteroides sintéticos. Usar esteroides ilícitos para estimular os hormônios é como tentar ajustar um microchip com uma marreta. Esteroides sintéticos geram músculos, o que faz deles anabolizantes. Infelizmente, esteroides anabolizantes sintéticos afetam o fígado, a próstata, o coração, os órgãos sexuais (gerando atrofia testicular nos homens e aumento do clitóris em mulheres) e as características sexuais secundárias (gravidade da voz, crescimento de pelos, dos seios masculinos, acne etc.).

Todos esses sintomas ruins estão ligados aos efeitos androgênicos dos esteroides. O problema com eles é que há efeitos anabolizantes e androgênicos em uma taxa de 1:1. Isso significa que são tão capazes de criar músculos quanto são de diminuir os testículos ou de aumentar o clitóris. E se você pudesse estimular o desenvolvimento de músculos sem os problemas androgênicos?

Essa é a inovação dos SARMs. Eles são muito mais seletivos do que os esteroides e funcionam em uma taxa anabolizante-androgênico que começa em 3:1 e chega a 90:1. Você ainda pode estimular o desenvolvimento de músculos e a perda de gordura, mas os SARMs não fazem crescer seios em homens nem barba em mulheres. Os SARMs estão dentro da lei desde que você os adquira "apenas para fins de pesquisa" e "não para consumo humano". Os fornecedores fazem isso porque as substâncias não são aprovadas para uso humano e ninguém quer ser processado. Existe cerca de uma dúzia de SARMs em testes clínicos (humanos) ou pré-clínicos (animais). Tenha cuidado. É difícil encontrar fornecedores confiáveis e existe muita gente na internet vendendo imitações baratas dos SARMs. Pode ser bem difícil encontrar exatamente o que você procura.

Dito isso, os resultados que obtive experimentando os SARMs por um período curto enquanto fazia pesquisas para este livro foram nada menos que inacreditáveis. Em seis semanas, ganhei treze quilos de músculos sem mudar minha rotina de exercícios nem minha dieta. Foi tão rápido que, no quarto do hotel, enquanto me preparava para falar no evento de Tony Robbins, não consegui abotoar uma camisa que tinha usado poucas semanas antes. Muitas pessoas certamente vão amar esses resultados e, apesar de eu ter curtido minha aparência durante um tempo, também sei que uma forma certa de envelhecer rápido é ser musculoso demais ou não ter músculos o suficiente. Quando o jornal *The New York Times* me descreveu como "quase musculoso", eu me parabenizei. Na verdade, é assim que quero ser.

Seus objetivos podem ser diferentes. Se você quiser ser um armário de músculos bem-definidos, respeito seu desejo. E se quiser entrar para a Sociedade da Restrição Calórica (isso existe de verdade e hoje é chamada de CR Society International), também é um direito seu. Não vou fazer julgamentos. *Biohacking* tem a ver com o controle total de seu organismo. Mas meus objetivos são diferentes, então minhas decisões serão diferentes. Minha intenção com os SARMs não era desenvolver músculos, mas sim estimular a regeneração sistêmica e a biogênese mitocondrial. Quero usinas de energia mais jovens e eficientes em minhas células para poder alimentar melhor cérebro e regeneração super-humana. Os SARMs me deram esses resultados, e muito mais.

Essas substâncias podem ajudar a desenvolver músculos rápido, algo capaz de salvar a vida de alguém com setenta anos que sofra com perda de massa muscular. Mas, se você é mais jovem, corre o risco de desenvolver músculos mais rápido do que o corpo consegue fortalecer os ligamentos para sustentar a nova musculatura. Se você levar o desenvolvimento muscular ao limite, são maiores as chances de lesionar um ligamento. É importante criar um limite para que os ligamentos possam acompanhar os músculos! A boa notícia é que, se você se lesionar, alguns desses compostos geram regeneração dos tecidos em nível super-humano.

Aqui vai um resumo dos SARMs que experimentei, com resultados variados, mas convincentes.

MK-2866

Com várias experiências em humanos publicadas, o MK-2866, também conhecido como a droga Ostarine, é um dos SARMs mais estudados. Embora seja mais fraco do que muitos outros nesta lista, foi provado que é eficaz. Em estudos, a Ostarine tem poucos efeitos colaterais relevantes e é muito eficaz no desenvolvimento muscular. Homens e mulheres de idade com boa saúde que tomaram Ostarine por doze semanas notaram aumentos significativos em massa magra, diminuição de massa gorda e subiram escadas com mais facilidade.[8] O interessante é que esses homens e mulheres também tiveram uma redução de 11% no açúcar do sangue em jejum, uma queda de 17% nos níveis de insulina e uma baixa de 27% na resistência à insulina. Isso sugere que os SARMs podem impactar o diabetes tipo 2.

O estudo não observou nenhum efeito colateral, mas algumas pessoas relataram supressão de testosterona no curto prazo ao tomar doses altas de Ostarine. Nesses casos, a testosterona voltou aos níveis normais no período de duas semanas depois de interrompido o uso da droga. A dosagem que tomei é muito menor do que os níveis que afetariam a testosterona. Mas ainda há o risco da supressão dela no curto prazo e, claro, pode haver efeitos colaterais no longo prazo que ainda desconhecemos.

Por serem recentes, os SARMs vêm com recomendações de dosagem que variam. Comunidades on-line relatam resultados a partir de quinze a vinte microgramas de Ostarine por dia, durante quatro semanas. O horário não importa. Depois de tomar o remédio por quatro semanas, para ter cuidado, usuários experientes recomendam um intervalo de pelo menos quatro semanas sem o medicamento antes de começar mais um ciclo. Alguns fazem uma leve "terapia pós-ciclo" com ervas que estimulam a produção de testosterona como ashwagandha ou *Tribulus terrestris*.

LGD-4033 – PARA OS MÚSCULOS!

Também conhecido como Ligandrol ou Anabolicum, é outro dos SARMs mais estudados. Passou por vários testes com humanos e mostrou resultados interessantes. Em um estudo, homens saudáveis com idades entre 21 e cinquenta anos foram divididos em dois grupos. Um tomou LGD-4033 por 21 dias e o outro tomou um placebo. Os homens que receberam o LGD-4033 notaram uma diminuição proporcional à dosagem nos níveis de testosterona, de globulina ligadora dos hormônios sexuais, de lipoproteína de alta densidade (colesterol HDL) e de triglicerídeos. Essas baixas foram todas pequenas – nenhum dos homens viu o nível de testosterona ir abaixo do normal, e eles notaram um aumento significativo na massa magra sem uma diminuição da massa gorda. Depois que os músculos se desenvolveram e o tratamento foi descontinuado, os níveis de hormônio e os lipídeos voltaram ao que eram antes.

Seja homem ou mulher, se sua testosterona está baixa, não é bom diminuí-la ainda mais. Não vale a pena levar seus níveis para baixo do normal. No entanto, se você faz reposição com testosterona bioidêntica, os níveis não vão diminuir. Usuários foram bem-sucedidos ao tomar de dois a cinco microgramas de LGD-4033, em dose única, uma vez ao dia, por via oral, ao longo de quatro semanas para desenvolver múscu-los. Quanto maior a dose, mais os músculos se desenvolvem, e mais a testosterona cai. Muitos usuários compensaram usando Clomid, um remédio vendido com receita médica normalmente anunciado como um medicamento para a fertilidade da mulher, que ajuda o corpo a recuperar a testosterona mais rápido. Depois que as quatro semanas chegam ao fim, usuários esperam pelo menos um mês antes de começar um novo ciclo.

GW501516 – EXERCÍCIO ENGARRAFADO

Na verdade, o GW501516 (Cardarine) não é um SARM porque não age sobre os receptores hormonais, mas é equivocadamente confundido com um. Não existem estudos com humanos relacionados a esse medica-mento, mas em ratos ele se mostrou um ótimo simulador de exercícios, o que quer dizer que estimula vários dos mesmos genes relacionados à longevidade que você ativaria se exercitando.[9] Isso não parece ser sufi-ciente para atingir ótimos resultados, mas quando pesquisadores deram GW501516 para os ratos e associaram a droga a uma rotina de exercícios, os resultados surpreenderam. Essa combinação fez os animais correrem por um tempo 68% mais longo e percorrerem uma distância 70% maior, ao mesmo tempo que dobrou a resistência muscular de maneira geral – em apenas cinco semanas. É um desempenho super-humano (ou seria de um super-rato?) por cerca de cinquenta dólares.

314 SUPER-HUMANO

Outro estudo com roedores mostrou que o GW501516 associado a exercícios gerou um aumento de quase 50% no crescimento mitocondrial.[10] Foi esse estudo que me fez querer usar esse composto em doses pequenas para fins antienvelhecimento. Um aumento de 50% nas mitocôndrias, obviamente, melhoraria todas as partes de meu corpo, incluindo o cérebro. A ideia de ter um suprimento maior de energia para tudo o que eu faço é empolgante.

É claro que existe uma ressalva. Logo depois de ter sido classificada como uma substância que melhora o desempenho, um relatório foi divulgado dizendo que o GW501516 causava câncer quando os ratos tomavam o equivalente em humanos a 2.400 microgramas por dia por dois anos seguidos.[11] Isso é cerca de 240 vezes a dose normal tomada todos os dias por 104 semanas. Nenhum estudo encontrou evidências de que o GW501516 causa câncer em doses que você usaria de verdade ou mesmo em doses consideravelmente mais altas que isso. Além disso, é sabido que melhorar o funcionamento das mitocôndrias diminui os riscos de câncer. Outros estudos feitos com ratos não relataram efeitos colaterais, e pessoas que fazem parte da comunidade on-line que discute SARMs relataram poucos efeitos colaterais, mas ninguém falou em diminuição da testosterona.

É claro que isso não significa que não existam efeitos colaterais. Talvez eles não tenham sido descobertos ainda. Tenha cuidado. Usuários relataram que o GW501516 funciona melhor se você usar duas doses diárias: cinco microgramas pela manhã e outras cinco microgramas à noite, em um total de dez microgramas por dia.

SR9009

Assim como o GW501516, o SR9009 (Stenabolic) é enaltecido como "exercício engarrafado" e, de vários pontos de vista, parece ser o suplemento perfeito. Em ratos, aumenta a resistência e a queima de gordura, diminui a inflamação e estimula o desenvolvimento de novas mitocôndrias em células musculares. Quando pesquisadores injetaram SR9009 em ratos obesos, os roedores perderam 60% mais peso do que os ratos que receberam o placebo, sem alterações na dieta ou na rotina de exercícios.

Pressupor que o SR9009 funciona também em humanos é ótimo, mas o fato de que os ratos receberam injeções é importante. Tomar o SR9009 por via oral é inútil. Ele tem cerca de 2% de biodisponibilidade oral e o organismo se livra desses 2% quase na mesma hora. Isso é muito ruim, sobretudo porque a maioria dos fabricantes de SARMs vende o SR9009 como um suplemento oral que não é próprio para ser injetado. A menos que você encontre SR9009 injetável e que esteja disposto a se picar algumas vezes por dia, o melhor é gastar seu dinheiro em outro SARM desta lista.

OUTROS COMPOSTOS SUPER-HUMANOS

Os peptídeos estão longe de ser o único tipo de substância controversa com propriedades antienvelhecimento que experimentei. A seguir, listo alguns dos tratamentos antienvelhecimento mais promissores que existem e que são ainda pouco conhecidos.

HEROÍNA (NA VERDADE, NALTREXONA EM DOSES BAIXAS)

A naltrexona é um antagonista opioide porque ataca os receptores opioides e bloqueia os efeitos desse tipo de substância. Com força total, é usado como medicamento para tratar a dependência do álcool e de drogas opiáceas, mas, em doses baixas, tem inúmeras propriedades antienvelhecimento.

O primeiro estudo com humanos analisando o tratamento com naltrexona em doses baixas (LDN) ocorreu em 2007, com pacientes que sofriam de doença de Crohn. Depois de doze semanas de tratamento, 89% dos pacientes notaram uma redução significativa nos sintomas e 67% conseguiram a remissão total! Os pesquisadores concluíram que a LDN era um "agente anti-inflamatório fora do comum no sistema nervoso central".[14]

Desde então, a naltrexona em doses baixas tem sido estudada como opção de tratamento para várias doenças autoimunes, em particular a fibromialgia. Em dois estudos distintos, a LDN reduziu de modo significativo as dores relacionadas à fibromialgia em cerca de 60% dos participantes.[15] Há indícios de que a naltrexona em doses baixas pode ajudar a combater as quatro assassinas. Em um estudo, ela ajudou a impedir o crescimento de tumores em pacientes com câncer de ovário.[16] E existem muitos relatos circunstanciais de que a naltrexona em doses baixas inibe o câncer pancreático, o carcinoma de células escamosas na cabeça e no pescoço, o câncer de cólon e o desenvolvimento de células tumorais em linfomas de células B.[17]

Essa informação pode parecer nova, mas a ideia de agir sobre os receptores opioides visando efeitos antienvelhecimento existe desde a era vitoriana, quando todo mundo sabia que usuários de heroína viviam mais e pareciam mais jovens do que aqueles que não usavam a droga. Na época em que a dra. Lana trabalhou como médica em um pronto-socorro de Estocolmo, na Suécia, atendendo dependentes de drogas e de álcool, o CEO de uma empresa farmacêutica fabricava e vendia heroína de uso medicinal para alguns membros da elite sueca.

Essas pessoas não estavam se drogando nem eram viciadas. Elas usaram doses baixas uma ou duas vezes por semana, por mais de uma década, visando combater o envelhecimento. E é revelador que, ao longo de vinte anos, nenhuma delas tenha tentado aumentar a dose. Todos tinham sinais evidentes dos benefícios, possivelmente porque a heroína (e vários outros opiáceos) aumenta os níveis de hormônio do crescimento humano. Quando isso veio a público, foi um escândalo enorme com desdobramentos legais. Mas esse foi um "crime" sem vítimas – a não ser talvez pela sinistra ceifadora de vidas, que foi desfavorecida por um tempo porque um grupo de pessoas visionárias se manteve jovem combatendo as quatro assassinas.

Para deixar claro, não estou defendendo o uso de heroína ou de opioides fabricados pela indústria farmacêutica. O abuso de heroína (e de outros opiáceos), na verdade, encurta os telômeros, sobretudo no cérebro.[18] E os opiáceos são extremamente viciantes. Como são drogas ilícitas, não existe controle sobre os contaminantes presentes nas substâncias vendidas na rua. Tenho uma empatia enorme pelas pessoas cujas vidas foram arruinadas por todas as formas de vício, especialmente em opioides sintéticos disponíveis hoje no mercado, que são milhares de vezes mais efetivos que os opiáceos naturais. Criamos essa situação por impedir, de maneira sistemática, que pessoas tratem de dores físicas com os analgésicos mais eficazes e, ao mesmo tempo, por falhar em tratar a dor emocional e o trauma causado pela dependência de drogas. A dor crônica faz envelhecer rápido e acaba com a qualidade de vida. O vício em drogas também.

Ainda vai demorar um tempo para usarmos a heroína em doses baixas a fim de combater o envelhecimento, mas tudo indica que você pode se beneficiar de uma microdose de naltrexona com receita médica. Em geral, médicos receitam 4,5 microgramas de LDN em cápsulas para inflamação ou envelhecimento, sem qualquer risco de estimular abusos ou de gerar dependência. Os argumentos a favor do uso à medida que se envelhece são convincentes.

CARBONO 60 PARA UMA VIDA 90% MAIS LONGA

Outro composto interessante é o carbono 60, descoberto nos anos 1980, quando um grupo de cientistas notou a possibilidade de formar estruturas estranhas com sessenta átomos de carbono. Essas estruturas eram incrivelmente estáveis e tinham a forma de uma cúpula geodésica, originalmente projetada pelo arquiteto Buckminster Fuller, com pentágonos e hexágonos interligados. Por essa descoberta, os três principais cientistas do grupo ganharam o Prêmio Nobel de Química. Eles chamaram a estrutura de buckminsterfulereno, batizada em homenagem a Fuller, mas é mais conhecida como carbono 60.

O carbono 60 é um supercondutor, o que talvez explique por que, em estudos, ajude as mitocôndrias a completar de maneira eficiente o processo químico que resulta na produção de energia. Também tem um poderoso efeito antioxidante nas gorduras do corpo.[19] Ele até desativa alguns vírus.[20] Porque consegue cruzar a bicamada lipídica das membranas celulares, o carbono 60 faz os antioxidantes procurar e eliminar radicais livres dentro das células, gerando efeitos poderosos antienvelhecimento.[21]

Quão poderosos? Em um estudo de 2012, com ratos, o carbono 60 gerou um aumento de 90% na expectativa de vida. A expectativa de vida para seres humanos é, em média, de 79 anos. Em tese, o carbono 60 poderia aumentar essa expectativa média para 150 anos. Mesmo que o aumento da expectativa de vida para os seres humanos não seja exatamente o mesmo dos ratos, essa estatística é muito impressionante. Os pesquisadores envolvidos com o estudo concluíram que esse efeito dramático sobre a expectativa de vida ocorreu, sobretudo, porque o carbono 60 conseguiu atenuar o aumento do estresse oxidativo associado à idade.[22]

Por causa de meu trabalho com antienvelhecimento sem fins lucrativos, ouvi falar do carbono 60 por volta do ano 2000, antes que muitos desses estudos fossem realizados. Comprei um pouco do único fornecedor que existia à época e recebi uma garrafa sem rótulo dentro de uma caixa branca. O carbono 60 vem sempre dissolvido em óleo. O sabor era o de um azeite de oliva rançoso. Mas toda vez que eu tomava, eu me sentia mais inflamado, e não menos, então joguei fora o que restava da garrafa. Pensei que esse truque antienvelhecimento não era para mim.

Alguns anos depois, conheci um farmacêutico e bioquímico chamado Ian Mitchell. Ele explicou que meu carbono 60 estava dissolvido em azeite de oliva oxidado, que estava causando inflamação. O carbono 60 não é patenteável, por isso empresas farmacêuticas não têm lucros imensos com ele e o ignoraram por décadas. Como consequência, é difícil encontrar uma fonte confiável dessa substância poderosa. A empresa de Ian, C360 Health, fabrica um produto com carbono 60 para animais de estimação, então fiz um teste em Merlin, meu dachshund de treze anos. Sua energia aumentou de tal maneira que decidi tomar a versão para animais até que Ian criou o Carbon60 Plus, desenvolvido para seres humanos. Notei que minha energia melhorou muito.

Continuo tomando a dose recomendada de cerca de duas colheres de chá de Carbon60 Plus, que custa mais ou menos 25 dólares e dura seis semanas. Vou ficar muito feliz se ele me proporcionar uma fração do que o carbono 60 fez para aqueles ratos! (Nota: depois de entrevistar Ian e de fazer uma análise profunda, eu me tornei consultor e investidor de sua empresa.)

Conclusão

Quer se regenerar como um deus? Coloque estas coisas em prática agora mesmo:

• Experimente um peptídeo biorregulador que vai ajudar você a reduzir as chances de desenvolver uma das quatro assassinas.

• Se você sofre de uma doença autoimune ou de câncer, fale com seu médico sobre a naltrexona em doses baixas. Esse medicamento é vendido apenas com receita médica e, atualmente, é receitado para tratar o abuso de álcool e de opiáceos. Fale com seu médico sobre o uso do fármaco para um fim diferente do indicado na bula.

• Experimente o Carbon60 Plus, um composto inovador e notável que contribui para o antienvelhecimento.

POSFÁCIO

Você pensou que conseguiria terminar de ler este livro sem ganhar outra lição de mitologia? Pois pensou errado. É incrível o quanto os gregos antigos pensaram e escreveram sobre a busca pela imortalidade e como os desejos deles eram parecidos com os nossos.

Com isso em mente, talvez você conheça a história de Titono, um humano que era adorado por Eos, a deusa do amanhecer. Eos amava tanto Titono que ela implorou para que Zeus o tornasse imortal, mas ela estava de tal forma arrebatada que se esqueceu de pedir também por juventude eterna. Zeus tornou Titono imortal, mas ele se degenerou à medida que envelheceu, o cabelo ficou branco e ele perdeu a mobilidade dos membros. A essa altura, Eos trancou Titono em seu quarto, onde ele foi enfraquecendo e "balbuciando incessantemente" pela eternidade.

De um jeito deprimente, isso é muito parecido com o modo como os humanos envelhecem hoje, mesmo depois de todos esses séculos. Aqueles que conseguem viver vidas longas, com frequência, ficam fracos e se tornam incapacitados. E se você não fizer algo agora para evitar isso, são grandes as chances de que isso aconteça com você. Até o momento, está claro que esse não precisa ser seu destino. É possível ganhar energia à medida que o tempo passa, em vez de perdê-la. E mesmo que você pense que é jovem demais agora para se preocupar com a velhice, as intervenções que começar hoje vão influenciar seu desempenho imediatamente, ao mesmo tempo que vão prevenir um futuro como o de Titono.

322 SUPER-HUMANO

Então escolha quais intervenções vai experimentar primeiro e saiba que as outras tecnologias abordadas neste livro estão disponíveis e que evoluem a cada dia, quando e se você precisar delas. Se forem muito caras, ajude a aumentar a demanda de modo que as tecnologias que hoje custam milhares de dólares se tornem disponíveis por centavos quando você tiver mais idade. Se o antienvelhecimento ainda for uma opção apenas para pessoas ricas quando eu tiver 180 anos, então nós teremos falhado como espécie. Junte-se a mim no esforço de impedir que isso aconteça.

Enquanto escrevia este livro, comemorei meu aniversário de 46 anos, um número que muitas pessoas consideram deprimente porque, no futuro nefasto que imaginam, ele marca o começo do fim. Aos 46 anos, os melhores anos da minha vida já passaram, certo?

Que se dane. Sei que é possível chegar aos 180 anos com meu organismo e minhas capacidades intactas. E com isso em mente, assoprei as velas do meu bolo (Bulletproof, claro) de aniversário pensando no fato de que estava celebrando meu aniversário de 25%. Não me sinto na meia-idade de maneira alguma e fico entusiasmado em acumular e compartilhar mais sabedoria ao longo dos outros 75% da minha vida.

Graças às informações deste livro, não tenho planos de me acomodar nem de descer a ladeira tão cedo. O amanhecer não vai ofuscar minha habilidade de fazer a diferença. (Ouviu isso, Eos?) Na verdade, estou só começando. E você também.

As tecnologias antienvelhecimento citadas neste livro estão evoluindo rápido. Eu ficaria feliz em compartilhar com você atualizações breves e ocasionais sobre como meus tratamentos mudam e sobre como você pode continuar sendo super-humano. Faça parte da minha lista de e-mails no site: *daveasprey.com/superhuman*.

AGRADECIMENTOS

Escrever um livro como este é algo egoísta. Conheço apenas duas formas de entender alguma coisa a fundo: ou você dá aulas sobre ela ou escreve um livro a respeito dela, porque escrever obriga você a estruturar seu conhecimento. No entanto, é preciso fazer sacrifícios para escrever um livro. Isso implica incontáveis noites debruçado sobre o computador. Implica menos tempo com minha esposa. Implica menos tempo com meus filhos. Por essa razão, agradeço primeiramente minha família – não apenas por me dar esse tempo, mas por me dar apoio incondicional durante a escrita. Eles são o motivo de eu ter feito tudo o que podia para tornar este livro merecedor do seu tempo de leitura. Se não fosse por eles, não teria sacrificado meu tempo para escrevê-lo! (Leia *Perennial Seller*, de Ryan Holiday, se quiser saber mais sobre o que motiva um escritor como eu.)

Um grande obrigado para Jodi Lipper, que me ajudou a escrever este livro, para a editora Julie Will e para a agente Celeste Fine. Não existem palavras para expressar o quanto fiquei impressionado com cada um de seus superpoderes literários. Também agradeço muito a Anie Tazian, Beverly Hampson e Nikki de Goey, minhas assistentes na Bulletproof, que administraram meu calendário insano para garantir que eu cumprisse meus prazos (quase todos) e fosse um pai, CEO, escritor, apresentador de podcast e ainda tivesse tempo para me recuperar e praticar minhas próprias atualizações em termos de antienvelhecimento.

Como você leu no primeiro capítulo, um livro como este só é possível quando baseado em milênios de pesquisas, o que inclui os pesquisadores

SUPER-HUMANO

por trás de cada artigo que citei. Embora eu me sinta grato a eles, não poderia listar todos os nomes e, se listasse, você pararia de ler. Lembre--se sempre das pessoas que estão trabalhando para resolver o problema do envelhecimento! Um obrigado especial para Aubrey de Grey, por seu trabalho pioneiro sobre envelhecimento e por sua amizade de anos. Obrigado a Satchin Panda, do Instituto Salk, por avanços importantes na biologia das mitocôndrias e na forma como nos alimentamos. Obrigado a Mary Enig por explicar tão bem as gorduras. Gratidão a Dale Bredesen por identificar de maneira clara as três maiores causas do Alzheimer. Obrigado a Steve Fowkes por seu trabalho incansável nas áreas de antienvelhecimento e bioquímica, e por nossa longa amizade. Muita gratidão ao dr. Shallenberger e ao dr. Rowen pela dedicação à terapia com ozônio e à atividade respiratória mitocondrial. Meus agradecimentos a T. S. Wiley e ao dr. Paul Zak por suas opiniões acerca de hormônios e ao dr. Klinghardt por seus quase quarenta anos de trabalho com toxinas e biologia. E um agradecimento especial pelos tratamentos com células--tronco, pela pesquisa e pelas lições do dr. Harry Adelson, da dra. Amy Killen e da dra. Marcella Madera, da Docere Clinics, e do dr. Matt Cook, da BioReset. Obrigado ao dr. Daniel Amen, ao dr. Mark Hyman e ao dr. David Perlmutter pela liderança inovadora e amizade. Minha a gratidão ao dr. Barry Morguelan pelos ensinamentos acerca da medicina chinesa e meditações envolvendo energia, que eu usei enquanto escrevia este livro. Obrigado a Jim Plante por seu trabalho sobre klotho, e a Ian Mitchell pelo trabalho pioneiro com carbono 60 e envelhecimento. Muito obrigado ao dr. Oz Garcia, ao dr. Lionel Bissoon e ao dr. Philip Lee Miller, que realizou meus primeiros exames de hormônio, e a tantos outros seres humanos fantásticos que me presentearam – a mim e aos milhões de ouvintes do *Bulletproof Radio* – com seu tempo.

Um agradecimento especial a alguns amigos que me ajudaram com apoio extra e sabedoria: Dan Scholnick, Mike Koenigs, Naveen Jain, Joe Polish, J. J. Virgin, Michael Fishman e Dan Sullivan.

NOTAS

CAPÍTULO I: AS QUATRO ASSASSINAS

1. Edward Giovannucci et al., "Diabetes and Cancer: A Consensus Report." *Diabetes Care* 33, nº 7 (2010): 1.674-85, https://doi.org/10.2337/dc10-0666.

2. Christian Hölscher, "Diabetes as a Risk Factor for Alzheimer's Disease: Insulin Signalling Impairment in the Brain as an Alternative Model of Alzheimer's Disease", *Biochemical Society Transactions* 39, nº 4 (ago. 2011): 891-97, https://doi.org/10.1042/BST0390891.

3. Krishnan Bhaskaran et al., "Body-Mass Index and Risk of 22 Specific Cancers: A Population-Based Cohort Study of 5.24 Million UK Adults", *The Lancet* 384, nº 9945 (August 30, 2014): 755-65; Katrina F. Brown et al., "The Fraction of Cancer Attributable to Modifiable Risk Factors in England, Wales, Scotland, Northern Ireland, and the United Kingdom in 2015", *British Journal of Cancer* 118, nº 8 (abr. 2018): 1.130-41.

4. Christopher J. L. Murray, Marie Ng e Ali Mokdad, "The Vast Majority of American Adults Are Overweight or Obese, and Weight Is a Growing Problem Among US Children", Institute for Health Metrics and Evaluation (IHME), 28 maio 2014, http://www.healthdata.org/news-release/vast-majority-american adults-are--overweight-or-obese-and-weight-growing-problem-among.

5. "Inflammatory Hypothesis Confirmed: Reducing Inflammation Without Lowering Cholesterol Cuts Risk of Cardiovascular Events", Health Canal, 27 ago. 2017, https://www.healthcanal.com/blood-heart-circulation/heart-disease/240113--inflammatory-hypothesis-confirmed-reducing-inflammation-without-lowering--cholesterol-cuts-risk-cardiovascularsp-events.html.

6. Universidade do Colorado em Boulder, "Fountain of Youth for Heart Health May Lie in the Gut: Age-Related Changes to Microbiome Fuel Vascular Decline, New Study Shows", ScienceDaily, 19 mar. 2019, www.science-daily.com/releases/2019/03/190319163527.htm.

7. Reza Nemati et al., "Deposition and Hydrolysis of Serine Dipeptide Lipids of Bacteroidetes Bacteria in Human Arteries: Relationship to Atherosclerosis",

Journal of Lipid Research 58 (out. 2017): 1999-2007, https://doi.org/10.1194/jlr.M077792.

8. Thomas Meyer et al., "Attention Deficit-Hyperactivity Disorder Is Associated with Reduced Blood Pressure and Serum Vitamin D Levels: Results from the Nationwide German Health Interview and Examination Study for Children and Adolescents", *European Child & Adolescent Psychiatry* 26, nº 2 (fev. 2017): 165-75, https://doi.org/10.1007/s00787-016-0852-3.

9. Kevin McKeever, "Asperger Syndrome Tied to Low Cortisol Levels", HealthDay, 2 abr. 2009, https://consumer.healthday.com/cognitive-health-information-26/autism--news-51/asperger-syndrome-tied-to-low-cortisol-levels-625706.html.

10. Marc Yves Donath e Steven E. Shoelson, "Type 2 Diabetes as an Inflammatory Disease", *Nature Reviews Immunology* 11, nº 2 (fev. 2011): 98-107, https://doi.org/10.1038/nri2925.

11. Universidade da Califórnia-San Diego, "Type 2 Diabetes: Inflammation, Not Obesity, Cause of Insulin Resistance", ScienceDaily, 7 nov. 2007, https://www.sciencedaily.com/releases/2007/11/071106133106.htm.

12. Yuehan Wang et al., "Association of Muscular Strength and Incidence of Type 2 Diabetes", *Mayo Clinic Proceedings* 94, nº 4 (abr. 2019): 643-51, https://doi.org/10.1016/j.mayocp.2018.08.037.

13. Sandra Weimer et al., "D-Glucosamine Supplementation Extends Life Span of Nematodes and of Ageing Mice", *Nature Communications* 5 (8 abr. 2014): 3563, https://doi.org/10.1038/ncomms4563.

14. Richard Weindruch e Rajindar S. Sohal, "Seminars in Medicine of the Beth Israel Deaconess Medical Center. Caloric Intake and Aging", *New England Journal of Medicine* 337, nº 14 (2 out. 1997): 986-94, https://doi.org/10.1056/NEJM199710023371407.

15. "D-Glucosamine as an Example of Calorie Restriction Mimetic Research", Fight Aging!, 8 abr. 2014, https://www.fightaging.org/archives/2014/04/d-glucosamine--as-an-example-of-calorie-restriction-mimetic-research/.

16. Karen W. Della Corte et al., "Effect of Dietary Sugar Intake on Biomarkers of Subclinical Inflammation: A Systematic Review and Meta-Analysis of Intervention Studies", *Nutrients* 10, nº 5 (2018): 606, https://doi.org/10.3390/nu10050606.

17. Santosh Kumar Singh, "Post-Prandial Hyperglycemia", *Indian Journal of Endocrinology and Metabolism* 16, nº 8 (dez. 2012): 245-47, https://doi.org/10.4103/2230-8210.104051.

18. Federation of American Societies for Experimental Biology, "Scientists Remove Amyloid Plaques from Brains of Live Animals with Alzheimer's Disease", ScienceDaily, www.sciencedaily.com/releases/2009/10/091015091602.htm (acesso em 16 jul. 2019).

19. "41 Percent of Americans Will Get Cancer", UPI Health News, 6 maio 2010, https://www.upi.com/41-percent-of-Americans-will-get-cancer/75711273192042/.

20. Lisa M. Coussens e Zena Werb, "Inflammation and Cancer", *Nature* 420, n° 6917 (2002): 860-67, https://doi.org/10.1038/nature01322.

CAPÍTULO 2: OS SETE PILARES DO ENVELHECIMENTO

1. Helen Karakelides e K. Sreekumaran Nair, "Sarcopenia of Aging and Its Metabolic Impact", *Current Topics in Developmental Biology* 68 (2005): 123-48, https://doi.org/10.1016/S0070-2153(05)68005-2.

2. Elena Volpi, Reza Nazemi e Satoshi Fujita, "Muscle Tissue Changes with Aging", *Current Opinion in Clinical Nutrition and Metabolic Care* 7, n° 4 (2004): 405-10, https://doi.org/10.1097/01.mco.0000134362.76653.b2.

3. James Golomb et al., "Hippocampal Atrophy in Normal Aging. An Association with Recent Memory Impairment", *Archives of Neurology* 50, n° 9 (set. 1993): 967-73, https://doi.org/10.1001/archneur.1993.00540090066012.

4. Martin Stimpfel, Nina Jancar e Irma Virant-Klun, "New Challenge: Mitochondrial Epigenetics?", *Stem Cell Reviews and Reports* 14, n° 1 (fev. 2018): 13-26, https://doi.org/10.1007/s12015-017-9771-z.

5. James L. Kirkland e Tamara Tchkonia, "Cellular Senescence: A Translational Perspective", *EBioMedicine* 21 (jul. 2017): 21-28, https://doi.org/10.1016/j.ebiom.2017.04.013.

6. Viktor I. Korolchuk et al., "Mitochondria in Cell Senescence: Is Mitophagy the Weakest Link?", *EBioMedicine* 21 (jul. 2017): 7-13, https://doi.org/10.1016/j.ebiom.2017.03.020.

7. Okhee Jeon et al., "Senescent Cells and Osteoarthritis: A Painful Connection", *Journal of Clinical Investigation* 128, n° 4 (2 abr. 2018): 1.229-37, https://doi.org/10.1172/JCI95147.

8. Derek M. Huffman, Marissa J. Schafer e Nathan K. LeBrasseur, "Energetic Interventions for Healthspan and Resiliency with Aging", *Experimental Gerontology* 86 (15 dez. 2016): 73-83, https://doi.org/10.1016/j.exger.2016.05.012.

9. Christian A. Bannister et al., "Can People with Type 2 Diabetes Live Longer Than Those Without? A Comparison of Mortality in People Initiated with Metformin or Sulphonylurea Monotherapy and Matched, Non-Diabetic Controls", *Diabetes, Obesity and Metabolism* 16, n° 11 (nov. 2014): 1.165-73, https://doi.org/10.1111/dom.12354.

10. Agnieszka Śmieszek et al., "Antioxidant and Anti-Senescence Effect of Metformin on Mouse Olfactory Ensheathing Cells (mOECs) May Be Associated with Increased Brain-Derived Neurotrophic Factor Levels-An Ex Vivo Study", *International Journal of Molecular Sciences* 18, n° 4 (2017): 872, https://doi.org/10.3390/ijms18040872.

11. Rong Wang et al., "Rapamycin Inhibits the Secretory Phenotype of Senescent Cells by a Nrf2-Independent Mechanism", *Aging Cell* 16, n° 3 (jun. 2017): 564-74, https://doi.org/10.1111/acel.12587.

SUPER-HUMANO

12. "Animal Data Shows Fisetin to Be a Surprisingly Effective Senolytic", Fight Aging!, 3 out. 2018, https://www.fightaging.org/archives/2018/10/animal-data-shows-fisetin--to-be-a-surprisingly-effective-senolytic/.

13. Pamela Maher, "How Fisetin Reduces the Impact of Age and Disease on CNS Function", *Frontiers in Bioscience (Scholar Edition)* 7 (1º jun. 2015): 58-82, https://www.ncbi.nlm.nih.gov/pubmed/25961687.

14. Kashmira Gander, "Secret of Longevity Could Be Found in Traditional Japanese Plant that Appears to Slow Aging", *Newsweek*, 20 fev. 2019, https://www.newsweek.com/anti-aging-longevity-japanese-plant-1336734.

15. "Uncovering the Senolytic Mechanism of Piperlongumine", Fight Aging!, 21 maio 2018, https://www.fightaging.org/archives/2018/05/uncovering-the-senolytic--mechanism-of-piperlongumine/.

16. Yin-Ju Chen et al., "Piperlongumine Inhibits Cancer Stem Cell Properties and Regulates Multiple Malignant Phenotypes in Oral Cancer", *Oncology Letters* 15, nº 2 (fev. 2018): 1.789-98, https://doi.org/10.3892/ol.2017.7486.

17. Fernanda de Lima Moreira et al., "Metabolic Profile and Safety of Piperlongumine", *Nature Scientific Reports* 6 (29 set. 2016): article nº 33646, https://www.nature.com/articles/srep33646.

18. Alan R. Gaby, "Adverse Effects of Dietary Fructose", *Alternative Medicine Review* 10, nº 4 (dez. 2005): 294-306, http://www.ncbi.nlm.nih.gov/pubmed/16366738.

19. Matthew Streeter et al., "Identification of Glucosepane Cross-Link Breaking Enzymes", *Diabetes* 67, nº S1 (jul. 2018): 1229-P, https://doi.org/10.2337/db18-1229-P.

20. Xu Wang et al., "Insulin Deficiency Exacerbates Cerebral Amyloidosis and Behavioral Deficits in an Alzheimer Transgenic Mouse Model", *Molecular Neurodegeneration* 5 (2010): 46, https://doi.org/10.1186/1750-1326-5-46.

21. Jordan Lite, "Vitamin D Deficiency Soars in the U.S., Study Says", *Scientific American*, 23 mar. 2009, https://www.scientificamerican.com/article/vitamin-d--deficiency-united-states/.

22. Society for Neuroscience, "Staving Off Alzheimer's Disease with the Right Diet, Prescriptions", ScienceDaily, 13 nov. 2007, https://www.sciencedaily.com/releases/2007/11/071107211036.htm.

23. Gabriella Notarachille et al., "Heavy Metals Toxicity: Effect of Cadmium Ions on Amyloid Beta Protein 1-42. Possible Implications for Alzheimer's Disease", *Biometals* 27, nº 2 (abr. 2014): 371-88, https://doi.org/10.1007/s10534-014-9719-6.

24. Paul B. Tchounwou et al., "Heavy Metal Toxicity and the Environment", in *Molecular, Clinical and Environmental Toxicology*, Experientia Supplementum, vol. 101, ed. Andrea Luch (Basel, CH: Springer, 2012): 133-64.

25. Elena A. Belyaeva et al., "Mitochondria as an Important Target in Heavy Metal Toxicity in Rat Hepatoma AS-30D Cells", *Toxicology and Applied Pharmacology* 231, nº 1 (15 ago. 2008): 34-42, https://doi.org/10.1016/j.taap.2008.03.017.

26. Varun Parkash Singh et al., "Advanced Glycation End Products and Diabetic Complications", *The Korean Journal of Physiology & Pharmacology* 18, n° 1 (2014): 1-14, https://doi.org/10.4196/kjpp.2014.18.1.1.

27. David P. Turner, "Advanced Glycation End-Products: A Biological Consequence of Lifestyle Contributing to Cancer Disparity", *Cancer Research* 75, n° 10 (maio 2015): 1.925-29, https://doi.org/10.1158/0008-5472.CAN-15-0169.

28. Melpomeni Peppa and Sotirios A. Raptis, "Advanced Glycation End Products and Cardiovascular Disease", *Current Diabetes Reviews* 4, n° 2 (maio 2008): 92-100, https://www.ncbi.nlm.nih.gov/pubmed/18473756.

29. Nobuyuki Sasaki et al., "Advanced Glycation End Products in Alzheimer's Disease and Other Neurodegenerative Diseases", *American Journal of Pathology* 153, n° 4 (out. 1998): 1.149-55, https://doi.org/10.1016/S0002-9440(10)65659-3.

30. The BMJ, "Fried Food Linked to Heightened Risk of Early Death Among Older US Women: Fried Chicken and Fried Fish in Particular Seem to Be Associated with Higher Risk of Death", ScienceDaily, 23 jan. 2019, https://www.sciencedaily.com/releases/2019/01/190123191637.htm.

31. "Hayflick Limit", ScienceDirect, https://www.sciencedirect.com/topics/medicine--and-dentistry/hayflick-limit.

32. Pim van der Harst et al., "Telomere Length of Circulating Leukocytes Is Decreased in Patients with Chronic Heart Failure", *Journal of the American College of Cardiology* 49, n° 13 (3 abr. 2007): 1.459-64, https://doi.org/10.1016/j.jacc.2007.01.027; Annette L. Fitzpatrick et al., "Leukocyte Telomere Length and Cardiovascular Disease in the Cardiovascular Health Study", *American Journal of Epidemiology* 165, n° 1 (1° jan. 2007): 14-21, https://doi.org/10.1093/aje/kwj346; Robert Y. L. Zee et al., "Association of Shorter Mean Telomere Length with Risk of Incident Myocardial Infarction: A Prospective, Nested Case-Control Approach", *Clinica Chemica Acta* 403, n° 1-2, (maio 2009): 139-41, https://doi.org/10.1016/j.cca.2009.02.004.

33. Monica McGrath et al., "Telomere Length, Cigarette Smoking, and Bladder Cancer Risk in Men and Women", *Cancer Epidemiology, Biomarkers & Prevention* 16, n° 4 (abr. 2007): 815-19, https://doi.org/10.1158/1055-9965.EPI-06-0961.

34. Mike J. Sampson et al., "Monocyte Telomere Shortening and Oxidative DNA Damage in Type 2 Diabetes", *Diabetes Care* 29, n° 2 (fev. 2006): 283-89, https://doi.org/10.2337/diacare.29.02.06.dc05-1715.

35. Ana M. Valdes et al., "Telomere Length in Leukocytes Correlates with Bone Mineral Density and Is Shorter in Women with Osteoporosis", *Osteoporosis International* 18, n° 9 (set. 2007): 1.203-10, https://doi.org/10.1007/s00198-007-0357-5.

36. Masood A. Shammas, "Telomeres, Lifestyle, Cancer, and Aging", *Current Opinion in Clinical Nutrition and Metabolic Care* 14, n° 1 (jan. 2011): 28-34, https://doi.org/10.1097/MCO.0b013e32834121b1.

37. Richard M. Cawthon et al., "Association Between Telomere Length in Blood and Mortality in People Aged 60 Years or Older", *The Lancet* 361, n° 9.355 (1° fev. 2003): 393-95, https://doi.org/10.1016/S0140-6736(03)12384-7.

330   **SUPER-HUMANO**

38. Elissa S. Epel, "Accelerated Telomere Shortening in Response to Life Stress", *Proceedings of the National Academy of Science of the USA* 101, n° 49 (7 dez. 2004): 1.7312-15, https://doi.org/10.1073/pnas.040716210.

39. Gretchen Reynolds, "Phys Ed: How Exercising Keeps Your Cells Young", *New York Times* Well, 27 jan. 2010, https://well.blogs.nytimes.com/2010/01/27/phys-ed-how--exercising-keeps-your-cells-young/?scp=1&sq=how%20exercising%20keeps%20 your%20cells%20young&st=cse.

40. Angela R. Starkweather, "The Effects of Exercise on Perceived Stress and IL-6 Levels Among Older Adults", *Biological Research for Nursing* 8, n° 3 (jan. 2007): 186-94, https://www.ncbi.nlm.nih.gov/pubmed/17172317.

41. Vladimir N. Anisimov et al., "Effect of Epitalon on Biomarkers of Aging, Life Span and Spontaneous Tumor Incidence in Female Swiss-derived SHR Mice", *Biogerontology* 4, n° 4 (2003): 193-202, https://doi.org/10.1023/A:1025114230714.

42. George Kossoy et al., "Epitalon and Colon Carcinogenesis in Rats: Proliferative Activity and Apoptosis in Colon Tumors", *International Journal of Molecular Medicine* 12, n° 4 (out. 2003): 473-75, https://doi.org/10.3892/ijmm.12.4.473.

43. Brenda Molgora et al., "Functional Assessment of Pharmacological Telomerase Activators in Human T Cells", *Cells* 2, n° 1 (mar. 2013): 57-66, https://doi.org/10.3390/cells2010057.

CAPÍTULO 3: ALIMENTOS SÃO UM REMÉDIO CONTRA O ENVELHECIMENTO

1. Kyung-Ah Kim et al., "Gut Microbiota Lipopolysaccharide Accelerates Inflamm--Aging in Mice", *BMC Microbiology* 16, n° 1 (2016): 9, https://doi.org/10.1186/s12866-016-0625-7; Yong-Fei Zhao et al., "The Synergy of Aging and LPS Exposure in a Mouse Model of Parkinson's Disease", *Aging and Disease* 9, n° 5 (2018): 785-97, https://doi.org/10.14336/AD.2017.1028.

2. Ki Wung Chung et al., "Age-Related Sensitivity to Endotoxin-Induced Liver Inflammation: Implication of Inflammasome/IL-1ß for Steatohepatitis", *Aging Cell* 14, n° 4 (abr. 2015): 526, fig. 1, https://doi.org/10.1111/acel.12305.

3. Caria Sategna-Guidetti et al., "Autoimmune Thyroid Disease and Coeliac Disease", *European Journal of Gastroenterology & Hepatology* 10, n° 11 (nov. 1998): 927-31, http://www.ncbi.nlm.nih.gov/pubmed/9872614.

4. A. J. Batchelor e Juliet E. Compston, "Reduced Plasma Half-Life of Radio-Labelled 25-Hydroxyvitamin D3 in Subjects Receiving a High-Fibre Diet", *British Journal of Nutrition* 49, n° 2 (mar. 1983): 213-16, https://doi.org/10.1079/BJN19830027.

5. Siriporn Thongprakaisang et al., "Glyphosate Induces Human Breast Cancer Cells Growth via Estrogen Receptors", *Food and Chemical Toxicology* 59 (set. 2013): 129-36, https://doi.org/10.1016/j.fct.2013.05.057.

6. Francisco Peixoto, "Comparative Effects of the Roundup and Glyphosate on Mitochondrial Oxidative Phosphorylation", *Chemosphere* 61, n° 8 (dez. 2005): 1.115-22, https://doi.org/10.1016/j.chemosphere.2005.03.044.

7. Anthony Samsel e Stephanie Seneff, "Glyphosate, Pathways to Modern Diseases IV: Cancer and Related Pathologies", *Journal of Biological Physics and Chemistry* 15 (2015): 121-59, https://doi.org/10.4024/11SA15R.jbpc.15.03.

8. Stephanie Seneff e Laura F. Orlando, "Glyphosate Substitution for Glycine During Protein Synthesis as a Causal Factor in Mesoamerican Nephropathy", *Journal of Environmental & Analytical Toxicology* 8, n° 1 (2018): 541, https://doi.org/10.4172/2161-0525.1000541.

9. James H. O'Keefe, Neil M. Gheewala e Joan O. O'Keefe, "Dietary Strategies for Improving Post-Prandial Glucose, Lipids, Inflammation, and Cardiovascular Health", *Journal of the American College of Cardiology* 51, n° 3 (22 jan. 2008): 249-55, https://doi.org/10.1016/j.jacc.2007.10.016.

10. Başar Altınterim, "Anti-Throid Effects of PUFAs (Polyunsaturated Fats) and Herbs", *Trakya University Journal of Natural Sciences* 13, n° 2 (2012): 87-94, https://www.researchgate.net/publication/268515453_antithroid_effects_of_pufas_polyunsaturated_fats_and_herbs.

11. Morgan E. Levine et al., "Low Protein Intake Is Associated with a Major Reduction in IGF-1, Cancer, and Overall Mortality in the 65 and Younger but Not Older Population", *Cell Metabolism* 19, n° 3 (4 mar. 2014): 407-17, https://doi.org/10.1016/j.cmet.2014.02.006.

12. John F. Trepanowski et al., "Impact of Caloric and Dietary Restriction Regimens on Markers of Health and Longevity in Humans and Animals: A Summary of Available Findings", *Nutrition Journal* 10 (7 out. 2011): 107, https://doi.org/10.1186/1475-2891-10-107.

13. Okinawa Institute of Science and Technology (OIST) Graduate University, "Fasting Ramps Up Human Metabolism, Study Shows", ScienceDaily, 31 jan. 2019, https://www.sciencedaily.com/releases/2019/01/190131113934.htm.

14. Mehrdad Alirezaei et al., "Short-Term Fasting Induces Profound Neuronal Autophagy", *Autophagy* 6, n° 6 (ago. 2010): 702-10, https://doi.org/10.4161/auto.6.6.12376.

15. Behnam Sadeghirad et al , "Islamic Fasting and Weight Loss. A Systematic Review and Meta-Analysis", *Public Health Nutrition* 17, n° 2 (1° fev. 2014): 396-406, https://doi.org/10.1017/S1368980012005046.

16. Mark P. Mattson, Wenzhen Duan e Zhihong Guo, "Meal Size and Frequency Affect Neuronal Plasticity and Vulnerability to Disease: Cellular and Molecular Mechanisms", *Journal of Neurochemistry* 84, n° 3 (fev. 2003): 417-31, https://doi.org/10.1046/j.1471-4159.2003.01586.x.

17. Gerrit van Meer, Dennis R. Voelker e Gerald W. Feigenson, "Membrane Lipids: Where They Are and How They Behave", *Nature Reviews Molecular Cell Biology* 9, n° 2 (fev. 2008): 112-24, https://doi.org/10.1038/nrm2330.

18. Vincent Rioux, "Fatty Acid Acylation of Proteins: Specific Roles for Palmitic, Myristic and Caprylic Acids", *OCL* 23, n° 3 (maio-jun. 2016): D304, https://doi.org/10.1051/ocl/2015070.

332 SUPER-HUMANO

19. Elisa Parra-Ortiz et al., "Effects of Oxidation on the Physicochemical Properties of Polyunsaturated Lipid Membranes", *Journal of Colloid and Interface Science* 538 (7 mar. 2019): 404-19, https://doi.org/10.1016/j.jcis.2018.12.007.

20. National Institutes of Health, Office of Dietary Supplements, "Omega-3 Fatty Acids: Fact Sheet for Health Professionals", U.S. Department of Health and Human Services, última modificação em 21 nov. 2018, https://ods.od.nih.gov/factsheets/Omega3FattyAcids-HealthProfessional/.

21. Neal Simonsen et al., "Adipose Tissue Omega-3 and Omega-6 Fatty Acid Content and Breast Cancer in the EURAMIC Study", *American Journal of Epidemiology* 147, nº 4 (15 fev. 1998): 342-52, https://doi.org/10.1093/oxfordjournals.aje.a009456; Sanjoy Ghosh, Elizabeth M. Novak e Sheila M. Innis, "Cardiac Proinflammatory Pathways Are Altered with Different Dietary n-6 Linoleic to n-3 Alpha-Linolenic Acid Ratios in Normal, Fat-Fed Pigs", *American Journal of Physiology: Heart and Circulatory Physiology* 293, nº 5 (nov. 2007): H2.919-27, c; Urmila Nair, Helmut Bartsch e Jagadeesan Nair, "Lipid Peroxidation-Induced DNA Damage in Cancer-Prone Inflammatory Diseases: A Review of Published Adduct Types and Levels in Humans", *Free Radical Biology & Medicine* 43, nº 8 (out. 2007): 1.109-20, https://doi.org/10.1016/j.freeradbiomed.2007.07.012; Véronique Chajès e Philippe Bougnoux, "Omega-6/Omega-3 Polyunsaturated Fatty Acid Ratio and Cancer", in *Omega 6/Omega 3 Fatty Acid Ratio: The Scientific Evidence*, World Review of Nutrition and Dietetics, vol. 92, ed. Artemis P. Simopoulos e Leslie G. Cleland (Basel, CH: Karger, 2003), 133-51; Emily Sonestedt et al., "Do Both Heterocyclic Amines and Omega-6 Polyunsaturated Fatty Acids Contribute to the Incidence of Breast Cancer in Postmenopausal Women of the Malmö Diet and Cancer Cohort?", *International Journal of Cancer* 123, nº 7 (1º out. 2008): 1.637-43, https://doi.org/10.1002/ijc.23394.

22. Juhee Song et al., "Analysis of Trans Fat in Edible Oils with Cooking Process", *Toxicological Research* 31, nº 3 (set. 2015): 307-12, https://doi.org/10.5487/TR.2015.31.3.307.

23. Camille Vandenberghe et al., "Tricaprylin Alone Increases Plasma Ketone Response More Than Coconut Oil or Other Medium-Chain Triglycerides: An Acute Crossover Study in Healthy Adults", *Current Developments in Nutrition* 1, nº 4, (1º abr. 2017): e000257, https://doi.org/10.3945/cdn.116.000257.

24. Arturo Solis Herrera e Paola E. Solis Arias, "Einstein Cosmological Constant, the Cell, and the Intrinsic Property of Melanin to Split and Re-Form the Water Molecule", *MOJ Cell Science & Report* 1, nº 2 (27 ago. 2014): 46-51, https://doi.org/10.15406/mojcsr.2014.01.00011.

25. Ana S. P. Moreira et al., "Coffee Melanoidins: Structures, Mechanisms of Formation and Potential Health Impacts", *Food & Function* 3, nº 9 (set. 2012): 903-15, https://doi.org/10.1039/c2fo30048f.

NOTAS 333

CAPÍTULO 4: DURMA OU MORRA

1. Matthew P. Walker et al., "Practice with Sleep Makes Perfect: Sleep-Dependent Motor Skill Learning", *Neuron* 35, n° 1 (jul. 2002): 205-11, https://doi.org/10.1016/S0896-6273(02)00746-8.

2. Ullrich Wagner et al., "Sleep Inspires Insight", *Nature* 247, n° 6.972 (22 jan. 2004): 352-55, https://doi.org/10.1038/nature02223.

3. Margaret Altemus et al., "Stress-Induced Changes in Skin Barrier Function in Healthy Women", *Journal of Investigative Dermatology* 117, n° 2 (ago. 2001): 309-17, https://doi.org/10.1046/j.1523-1747.2001.01373.x.

4. Philippa J. Carter et al., "Longitudinal Analysis of Sleep in Relation to BMI and Body Fat in Children: The FLAME Study", *BMJ* 342 (26 maio 2011): d2712, https://doi.org/10.1136/bmj.d2712.

5. Josephine Arendt, "Shift Work: Coping with the Biological Clock", *Occupational Medicine* 60, n° 1 (jan. 2010): 10-20, https://doi.org/10.1093/occmed/kqp162.

6. Guglielmo Beccuti e Silvana Pannain, "Sleep and Obesity", *Current Opinion in Clinical Nutrition & Metabolic Care* 14, n° 4 (jul. 2011): 402-12, https://doi.org/10.1097/MCO.0b013e3283479109.

7. Lulu Xie et al., "Sleep Drives Metabolite Clearance from the Adult Brain", *Science* 342, n° 6.156 (18 out. 2013): 373-77, https://doi.org/10.1126/science.1241224.

8. National Institutes of Health, "Sleep Deprivation Increases Alzheimer's Protein", NIH Research Matters, 24 abr. 2018, https://www.nih.gov/news-events/nih-research-matters/sleep-deprivation-increases-alzheimers-protein.

9. Hedok Lee et al., "The Effect of Body Posture on Brain Glymphatic Transport", *The Journal of Neuroscience* 34, n° 31 (5 ago. 2015): 1.1034-44, https://doi.org/10.1523/JNEUROSCI.1625-15.2015.

10. Masatoshi Fujita et al., "Effects of Posture on Sympathetic Nervous Modulation in Patients with Chronic Heart Failure", *The Lancet* 356, n° 9.244 (25 nov. 2000): 1.822-23, https://doi.org/10.1016/S0140-6736(00)03240-2.

11. Ryan J. Ramezani e Peter W. Stacpoole, "Sleep Disorders Associated with Primary Mitochondrial Diseases", *Journal of Clinical Sleep Medicine: JCSM* 10, n° 11 (15 nov. 2014): 1.233-39, https://doi.org/10.5664/jcsm.4212.

12. Wendy M. Troxel et al., "Sleep Symptoms Predict the Development of the Metabolic Syndrome", *Sleep* 33, n° 12 (dez. 2010): 1.633-40, https://doi.org/10.1093/sleep/33.12.1633.

13. Daniel F. Kripke et al., "Mortality Related to Actigraphic Long and Short Sleep", *Sleep Medicine* 12, n° 1 (jan. 2011): 28-33, https://www.ncbi.nlm.nih.gov/pubmed/11825133.

14. Joel H. Benington e H. Craig Heller, "Restoration of Brain Energy Metabolism as the Function of Sleep", *Progress in Neurobiology* 45, n° 4 (mar. 1995): 347-60, https://doi.org/10.1016/0301-0082(94)00057-O.

15. Scott A. Cairney et al., "Mechanisms of Memory Retrieval in Slow-Wave Sleep", *Sleep* 40, n° 9 (set. 2017): zsx114, https://doi.org/10.1093/sleep/zsx114.

16. Scott A. Cairney et al., "Complementary Roles of Slow-Wave Sleep and Rapid Eye Movement Sleep in Emotional Memory Consolidation", *Cerebral Cortex* 25, n° 6 (jun. 2015): 1.565-75, https://doi.org/10.1093/cercor/ bht349.

17. Judith A. Floyd et al., "Changes in REM-Sleep Percentage over the Adult Lifespan", *Sleep* 30, n° 7 (1° jul. 2007): 829-36, https://doi.org/10.1093/sleep/30.7.829.

18. "How Many Hours of Deep Sleep Does One Need?", New Health Advisor, https://www.newhealthadvisor.com/How-Much-Deep-Sleep-Do-You-Need.html.

19. "Sleep Restriction May Reduce Heart Rate Variability", Medscape, 15 jun. 2007, https://www.medscape.com/viewarticle/558331.

20. J. Gouin et al., "Heart Rate Variability Predicts Sleep Efficiency", *Sleep Medicine* 14, n° 1 (dez. 2013): e142, https://doi.org/10.1016/j.sleep.2013.11.321.

21. Marcello Massimini et al., "Triggering Sleep Slow Waves by Transcranial Magnetic Stimulation", *Proceedings of the National Academy of Sciences of the USA* 104, n° 20 (15 maio 2007): 8.496-501, https://doi.org/10.1073/pnas.0702495104.

22. Giulio Tononi et al., "Enhancing Sleep Slow Waves with Natural Stimuli", *Medicamundi* 54, n° 2 (jan. 2010): 82-88, https://www.researchgate.net/publication/279545240_Enhancing_sleep_slow_waves_with_natural_stimuli.

23. Hong-Viet V. Ngo et al., "Auditory Closed Loop Stimulation of the Sleep Slow Oscillation Enhances Memory", *Neuron* 78, n° 3 (8 maio 2013): P545-553, https://doi.org/10.1016/j.neuron.2013.03.006; Luciana Besedovsky et al., "Auditory Closed-Loop Stimulation of EEG Slow Oscillations Strengthens Sleep and Signs of Its Immune-Supportive Function", *Nature Communications* 8, n° 1 (2017): 1984, https://doi.org/10.1038/s41467-017-02170-3.

24. Robert E. Strong et al., "Narrow-Band Blue-Light Treatment of Seasonal Affective Disorder in Adults and the Influence of Additional Nonseasonal Symptoms", *Depression and Anxiety* 26, n° 3 (2009): 273-78, https://doi.org/10.1002/da.20538.

25. Gianluca Tosini, Ian Ferguson e Kazuo Tsubota, "Effects of Blue Light on the Circadian System and Eye Physiology", *Molecular Vision* 22 (24 jan. 2016): 61-72, https://www.ncbi.nlm.nih.gov/pubmed/26900325; Anne-Marie Chang et al., "Evening Use of Light-Emitting eReaders Negatively Affects Sleep, Circadian Timing, and Next-Morning Alertness", *Proceedings of the National Academy of Sciences of the USA* 112, n° 4 (27 jan. 2015): 1.232-37, https://doi.org/10.1073/pnas.1418490112.

26. Tosini, Ferguson e Tsubota, "Effects".

27. Chang et al., "Evening Use".

28. Karine Spiegel et al., "Effects of Poor and Short Sleep on Glucose Metabolism and Obesity Risk", *Nature Reviews Endocrinology* 5, n° 5 (2009): 253-61, https://doi.org/10.1038/nrendo.2009.23.

29. Ariadna Garcia-Saenz et al., "Evaluating the Association Between Artificial Light-at-Night Exposure and Breast and Prostate Cancer Risk in Spain (MCC-Spain

Study)", *Environmental Health Perspectives* 126, nº 4 (23 abr. 2018): 047011, https://doi.org/10.1289/EHP1837.

30. Aziz Sancar et al., "Circadian Clock Control of the Cellular Response to DNA Damage", *FEBS Letters* 584, nº 12 (18 jun. 2010): 2.618-25, https://doi.org/10.1016/j.febslet.2010.03.017.

31. Tosini, Ferguson e Tsubota, "Effects".

32. Bright Focus Foundation, "Age-Related Macular Degeneration: Facts and Figures", última modificação em 5 jan. 2016, https://www.brightfocus.org/macular/article/age-related-macular-facts-figures.

33. Edward Loane et al., "Transport and Retinal Capture of Lutein and Zeaxanthin with Reference to Age-Related Macular Degeneration", *Survey of Ophthalmology* 53, nº 1 (jan.-fev. 2008): 68-81, https://doi.org/10.1016/j.survophthal.2007.10.008; Le Ma et al., "Effect of Lutein and Zeaxanthin on Macular Pigment and Visual Function in Patients with Early Age-Related Macular Degeneration", *Ophthalmology* 119, nº 11 (nov. 2012): 2.290-97, https://doi.org/10.1016/j.ophtha.2012.06.014.

CAPÍTULO 5: USANDO LUZ PARA GANHAR SUPERPODERES

1. Ya Li et al., "Melatonin for the Prevention and Treatment of Cancer", *Oncotarget* 8, nº 24 (jun. 2017): 39.896-921, https://doi.org/10.18632/oncotarget.16379.

2. Bhagyesh R. Sarode et al., "Light Control of Insulin Release and Blood Glucose Using an Injectable Photoactivated Depot", *Molecular Pharmacology* 13, nº 11 (7 nov. 2016): 3.835-41, https://doi.org/10.1021/acs.molpharmaceut.6b00633; Marla Paul, "Exposure to Bright Light May Alter Blood Sugar", *Futurity*, 19 maio 2016, https://www.futurity.org/bright-light-metabolism-1166262-2/.

3. Nataliya A. Rybnikova, A. Haim e Boris A. Portnov, "Does Artificial Light-at-Night Exposure Contribute to the Worldwide Obesity Pandemic?", *International Journal of Obesity* 40, nº 5 (maio 2016): 815-23, https://doi.org/10.1038/ijo.2015.255.

4. Bernard F. Godley et al., "Blue Light Induces Mitochondrial DNA Damage and Free Radical Production in Epithelial Cells", *The Journal of Biological Chemistry* 280, nº 22 (3 jun. 2005): 21.061-66, https://doi.org/10.1074/jbc.M502194200.

5. Hajime Ishii et al., "Seasonal Variation of Glycemic Control in Type-2 Diabetic Patients", *Diabetes Care* 24, nº 8 (ago. 2001): 1.503, https://doi.org/10.2337/diacare.24.8.1503.

6. Pelle G. Lindqvist, Håkan Olsson e Mona Landin-Olsson, "Are Active Sun Exposure Habits Related to Lowering Risk of Type 2 Diabetes Mellitus in Women, a Prospective Cohort Study?", *Diabetes Research and Clinical Practice* 90, nº 1 (out. 2010): 109-14, https://doi.org/10.1016/j.diabres.2010.06.007.

7. Sian Geldenhuys et al., "Ultraviolet Radiation Suppresses Obesity and Symptoms of Metabolic Syndrome Independently of Vitamin D in Mice Fed a High-Fat Diet", *Diabetes* 63, nº 11 (nov. 2011): 3.759-69, https://doi.org/10.2337/db13-1675.

8. Daniel Barolet, François Christiaens e Michael R. Hamblin, "Infrared and Skin: Friend or Foe", *Journal of Photochemistry and Photobiology B: Biology* 155 (fev. 2016): 78-85, https://doi.org/10.1016/j.jphotobiol.2015.12.014.

9. Pelle G. Lindqvist et al., "Avoidance of Sun Exposure as a Risk Factor for Major Causes of Death: A Competing Risk Analysis of the Melanoma in Southern Sweden Cohort", *Journal of Internal Medicine* 280, n° 4 (out. 2016): 375-87, https://doi.org/10.1111/joim.12496.

10. Douglas Main, "Why Insect Populations Are Plummeting-and Why It Matters", *National Geographic*, 14 fev. 2019, https://www.nationalgeographic.com/animals/2019/02/why-insect-populations-are-plummeting-and-why-it-matters/.

11. Cleber Ferraresi, Michael R. Hamblin e Nivaldo A. Parizotto, "Low-Level Laser (Light) Therapy (LLLT) on Muscle Tissue: Performance, Fatigue and Repair Benefited by the Power of Light", *Photonics & Lasers in Medicine* 1, n° 4 (1° nov. 2012): 267-86, https://doi.org/10.1515/plm-2012-0032.

12. Lilach Gavish et al., "Low Level Laser Irradiation Stimulates Mitochondrial Membrane Potential and Disperses Subnuclear Promyelocytic Leukemia Protein", *Lasers in Surgery and Medicine* 35, n° 5 (dez. 2004): 369-76, https://doi.org/10.1002/lsm.20108.

13. Pinar Avci et al., "Low-Level Laser (Light) Therapy (LLLT) in Skin: Stimulating, Healing, Restoring", *Seminars in Cutaneous Medicine and Surgery* 32, n° 1 (2013): 41-52, https://www.ncbi.nlm.nih.gov/pubmed/24049929.

14. Shang-Ru Tsai et al., "Low-Level Light Therapy Potentiates NPe6-Mediated Photodynamic Therapy in a Human Osteosarcoma Cell Line via Increased ATP", *Photodiagnosis and Photodynamic Therapy* 12, n° 1 (mar. 2015): 123-30, https://doi.org/10.1016/j.pdpdt.2014.10.009.

15. Ulrike H. Mitchell e Gary L. Mack, "Low-Level Laser Treatment with Near-Infrared Light Increases Venous Nitric Oxide Levels Acutely: A Single-Blind, Randomized Clinical Trial of Efficacy", *American Journal of Physical Medicine & Rehabilitation* 92, n° 2 (fev. 2013): 151-56, https://doi.org/10.1097/PHM.0b013e318269d70a.

16. Ferraresi, Hamblin e Parizotto, "Low-Level Laser (Light) Therapy".

17. Fernando José de Lima, Fabiano Timbó Barbosa e Célio Fernando de Sousa-Rodrigues, "Use Alone or in Combination of Red and Infrared Laser in Skin Wounds", *Journal of Lasers in Medical Sciences* 5, n° 2 (2014): 51-57, https://www.ncbi.nlm.nih.gov/pmc/articles/PMC4291816/.

18. Ivayla I. Geneva, "Photobiomodulation for the Treatment of Retinal Diseases: A Review", *International Journal of Ophthalmology* 9, n° 1 (jan. 2016): 145-52, https://doi.org/10.18240/ijo.2016.01.24.

19. Stephen J. Genuis et al., "Blood, Urine, and Sweat (BUS) Study: Monitoring and Elimination of Bioaccumulated Toxic Elements", *Archives of Environmental Contamination and Toxicology* 61, n° 2 (ago. 2011): 344-57, https://doi.org/10.1007/s00244-010-9611-5.

NOTAS 337

20. Hisashi Naito et al., "Heat Stress Attenuates Skeletal Muscle Atrophy in Hindlimb-
-Unweighted Rats", *Journal of Applied Physiology* 88, n° 1 (jan. 2000): 359-63,
https://doi.org/10.1152/jappl.2000.88.1.359.

21. Robert A. Weiss et al., "Clinical Experience with Light-Emitting Diode (LED)
Photomodulation", *Dermatologic Surgery* 31, n° 9, pt. 2 (set. 2005): 1.199-205,
https://www.ncbi.nlm.nih.gov/pubmed/16176771.

22. Robert A. Weiss et al., "Clinical Trial of a Novel Non-Thermal LED Array for
Reversal of Photoaging: Clinical, Histologic, and Surface Profilometric Results",
Lasers in Surgery and Medicine 36, n° 2 (fev. 2005): 85-91, https://doi.org/10.1002/
lsm.20107.

23. Tina S. Alster e Rungsima Wanitphakdeedecha, "Improvement of Postfractional
Laser Erythema with Light-Emitting Diode Photomodulation", *Dermatologic Surgery*
35, n° 5 (maio 2009): 813-15, https://doi.org/10.1111/j.1524-4725.2009.01137.x.

24. M. Maitland DeLand et al., "Treatment of Radiation-Induced Dermatitis with
Light-Emitting Diode (LED) Photomodulation", *Lasers in Surgery and Medicine*
39, n° 2 (fev. 2007): 164-68, https://doi.org/10.1002/lsm.20455.

25. Nota: como fundador da TrueLight, talvez eu seja tendencioso; e os estudos ci-
tados antes como referências usaram equipamentos diferentes e não se referem
à TrueLight.

26. Sirous Momenzadeh et al., "The Intravenous Laser Blood Irradiation in Chronic
Pain and Fibromyalgia", *Journal of Lasers in Medical Sciences* 6, n° 1 (2015): 6-9,
https://doi.org/10.22037/2010.v6i1.7800.

27. Vladimir A. Mikhaylov, "The Use of Intravenous Laser Blood Irradiation (ILBI) at
630-640 nm to Prevent Vascular Diseases and to Increase Life Expectancy", *Laser
Therapy* 24, n° 1 (31 mar. 2015): 15-26, https://doi.org/10.5978/islsm.15-OR-02.

CAPÍTULO 6: RELIGUE SEU CÉREBRO

1. Sue McGreevey, "Brain Checkpoint", *Harvard Medical School News and Research*,
25 out. 2018, https://hms.harvard.edu/news/brain-checkpoint.

2. Brian Giunta et al., "Inflammaging as a Prodrome to Alzheimer's Disease", *Journal
of Neuroinflammation* 5 (2008): 51, https://doi.org/10.1186/1742-2094-5-51.

3. Paul A. Lapchak, "Transcranial Near-Infrared Laser Therapy Applied to Promote
Clinical Recovery in Acute and Chronic Neurodegenerative Diseases", *Expert
Review of Medical Devices* 9, n° 1 (jan. 2012): 71-83, https://doi.org/10.1586/
erd.11.64; Margaret T. T. Wong-Riley et al., "Photobiomodulation Directly
Benefits Primary Neurons Functionally Inactivated by Toxins", *Journal of Biological Chemistry* 280, n° 6 (11 fev. 2005): 4.761-71, https://doi.org/10.1074/
jbc.M409650200.

4. Javad T. Hashmi et al., "Role of Low-Level Laser Therapy in Neurorehabilitation",
PM&R 2, n° 12, *Supplement* 2 (dez. 2010): S292-S305, https://doi.org/10.1016/j.
pmrj.2010.10.013.

5. Michael R. Hamblin, "Shining Light on the Head: Photobiomodulation for Brain Disorders", *BBA Clinical* 6 (1° out. 2016): 113-24, https://doi.org/10.1016/j.bbacli.2016.09.002.

6. Anne Trafton, "Unique Visual Stimulation May Be New Treatment for Alzheimer's", MIT News, 7 dez. 2016, http://news.mit.edu/2016/visual-stimulation-treatment--alzheimer-1207.

7. Anita E. Saltmarche et al., "Significant Improvement in Cognition in Mild to Moderately Severe Dementia Cases Treated with Transcranial Plus Intranasal Photobiomodulation: Case Series Report", *Journal of Photomedicine and Laser Surgery* 35, n° 8 (ago. 2017): 432-41, https://doi.org/10.1089/pho.2016.4227.

8. Roger J. Mullins et al., "Insulin Resistance as a Link Between Amyloid-Beta and Tau Pathologies in Alzheimer's Disease", *Frontiers in Aging Neuroscience* 9 (3 maio 2017): 118, https://doi.org/10.3389/fnagi.2017.00118.

9. Patrick Poucheret et al., "Vanadium and Diabetes", *Molecular and Cellular Biochemistry* 188, n° 1-2 (nov. 1998): 73-80, https://doi.org/10.1023/A:1006820522587.

10. Henry C. Lukaski, "Lessons from Micronutrient Studies in Patients with Glucose Intolerance and Diabetes Mellitus: Chromium and Vanadium", *U.S. Department of Health and Human Services*, 8 nov. 2000, https://ods.od.nih.gov/pubs/conferences/lukaski_abstract.html.

11. Kimberly P. Kinzig, Mary Ann Honors e Sara L. Hargrave, "Insulin Sensitivity and Glucose Tolerance Are Altered by Maintenance on a Ketogenic Diet", *Endocrinology* 151, n° 7 (jul. 2010): 3.105-14, https://doi.org/10.1210/en.2010-0175.

12. John C. Newman e Eric Verdin, "Ketone Bodies as Signaling Metabolites", *Trends in Endocrinology & Metabolism* 25, n° 1 (jan. 2014): 42-52, https://doi.org/10.1016/j.tem.2013.09.002.

13. Suzanne Craft et al., "Intranasal Insulin Therapy for Alzheimer Disease and Amnestic Mild Cognitive Impairment: A Pilot Clinical Trial", *Archives of Neurology* 69, n° 1 (jan. 2012): 29-38, https://doi.org/10.1001/archneurol.2011.233.

14. Jill K. Morris e Jeffrey M. Burns, "Insulin: An Emerging Treatment for Alzheimer's Disease Dementia?", *Current Neurology and Neuroscience Reports* 12, n° 5 (out. 2012): 520-27, https://doi.org/10.1007/s11910-012-0297-0.

15. Uta Keil et al., "Piracetam Improves Mitochondrial Dysfunction Following Oxidative Stress", *British Journal of Pharmacology* 147, n° 2 (jan. 2006): 199-208, https://doi.org/10.1038/sj.bjp.0706459.

16. Shelley J. Allen, Judy J. Watson e David Dawbarn, "The Neurotrophins and Their Role in Alzheimer's Disease", *Current Neuropharmacology* 9, n° 4 (dez. 2011): 559-73, https://doi.org/10.2174/157015911798376190.

17. Isao Ito et al., "Allosteric Potentiation of Quisqualate Receptors by a Nootropic Drug Aniracetam", *Journal of Physiology* 424 (maio 1990): 533-43, https://doi.org/10.1113/jphysiol.1990.sp018081.

18. Richard J. Knapp et al., "Antidepressant Activity of Memory-Enhancing Drugs in the Reduction of Submissive Behavior Model", *European Journal of Pharmacology* 440, n° 1 (5 abr. 2002): 27-35, https://doi.org/10.1016/S0014-2999(02)01338-9.

19. Alu Savchenko, N. S. Zakharova e I. N. Stepanov, "[The Phenotropil Treatment of the Consequences of Brain Organic Lesions]", (artigo em russo); *Zh Nevrol Psikhiatr Im S S Korsakova* 105, n° 12 (2005): 22-26, https://www.ncbi.nlm.nih.gov/pubmed/16447562.

20. "Modfinil", Drugs and Me, http://www.ox.ac.uk/news/2015-08-20-review--%E2%80%98smart-drug%E2%80%99-shows-modafinil-does-enhance-cognition.

21. Paul Newhouse et al., "Intravenous Nicotine in Alzheimer's Disease: A Pilot Study", *Psychopharmacology (Berlin)* 95, n° 2 (1988): 171-75, https://doi.org/10.1007/BF00174504.

22. Paul Newhouse et al., "Nicotine Treatment of Mild Cognitive Impairment: A 6-Month Double-Blind Pilot Clinical Trial", *Neurology* 78, n° 2 (10 jan. 2012): 91-101, https://doi.org/10.1212/WNL.0b013e31823efcbb.

23. W. Linert et al., "In Vitro and In Vivo Studies Investigating Possible Antioxidant Actions of Nicotine: Relevance to Parkinson's and Alzheimer's Diseases", *Biochimica et Biophysica Acta* 1.454, n° 2 (7 jul. 1999): 143-52, https://doi.org/10.1016/S0925-4439(99)00029-0.

24. Toshiharu Nagatsu e Makoto Sawada, "Molecular Mechanism of the Relation of Monoamine Oxidase B and Its Inhibitors to Parkinson's Disease: Possible Implications of Glial Cells", *Journal of Neural Transmission. Supplementum* 71 (2006): 53-65, https://www.ncbi.nlm.nih.gov/pubmed/17447416; Cristina Missale et al., "Dopamine Receptors: From Structure to Function", *Physiological Reviews* 78, n° 1 (jan. 1998): 189-225, https://doi.org/10.1152/physrev.1998.78.1.189.

25. Claudia Binda et al., "Crystal Structures of Monoamine Oxidase B in Complex with Four Inhibitors of the N-Propargylaminoindan Class", *Journal of Medicinal Chemistry* 47, n° 7 (2004): 1.767-74, https://doi.org/10.1021/jm031087c.

26. M. Jyothi Kumar e Julie K. Andersen, "Perspectives on MAO-B in Aging and Neurological Disease: Where Do We Go from Here?", *Molecular Neurobiology* 30, n° 1 (ago. 2004): 77-89, https://doi.org/10.1385/MN:30:1:077; Josep Saura et al., "Biphasic and Region-Specific MAO-B Response to Aging in Normal Human Brain", *Neurobiology of Aging* 18, n° 5 (set.-out. 1997): 497-507, https://www.ncbi.nlm.nih.gov/pubmed/9390776.

27. E. H. Heinonen e R. Lammintausta, "A Review of the Pharmacology of Selegiline", *Acta Neurologica Scandinavica. Supplementum* 136 (1991): 44-59, https://doi.org/10.1111/j.1600-0404.1991.tb05020.x.

28. Leslie Citrome, Joseph F. Goldberg e Kimberly Blanchard Portland, "Placing Transdermal Selegiline for Major Depressive Disorder into Clinical Context: Number Needed to Treat, Number Needed to Harm, and Likelihood to Be Helped or Harmed", *Journal of Affective Disorders* 151, n° 2 (nov. 2013): 409-17, https://doi.org/10.1016/j.jad.2013.06.027.

29. Carolina M. Maier e Pak H. Chan, "Role of Superoxide Dismutases in Oxidative Damage and Neurodegenerative Disorders", *Neuroscientist* 8, n° 4 (ago. 2002): 323-34, https://doi.org/10.1177/107385840200800408.

30. Norton W. Milgram et al., "Maintenance on L-Deprenyl Prolongs Life in Aged Male Rats", *Life Sciences* 47, n° 5 (1990): 415-20, https://doi.org/10.1016/0024-3205(90)90299-7; Kenichi Kitani et al., "(-)Deprenyl In- creases the Life Span as Well as Activities of Superoxide Dismutase and Catalase but Not of Glutathione Peroxidase in Selective Brain Regions in Fischer Rats", *Annals of the New York Academy of Sciences* 717 (30 jun. 1994): 60-71, https://doi.org/10.1111/j.1749-6632.1994.tb12073.x.

31. Joseph Knoll, "The Striatal Dopamine Dependency of Life Span in Male Rats. Longevity Study with (-)Deprenyl", *Mechanisms of Ageing and Development* 46, n° 1-3 (dez. 1988): 237-62, https://doi.org/10.1016/0047-6374(88)90128-5.

32. Joseph Knoll, "The Striatal Dopamine Dependency".

33. Giovanni Ghirlanda et al., "Evidence of Plasma CoQ10-Lowering Effect by HMG-CoA Reductase Inhibitors: A Double-Blind, Placebo-Controlled Study", *Journal of Clinical Pharmacology* 33, n° 3 (1993): 226-29, https://doi.org/10.1002/j.1552-4604.1993.tb03948.x.

34. Sausan Jaber e Brian M. Polster, "Idebenone and Neuroprotection: Antioxidant, Pro-Oxidant, or Electron Carrier?", *Journal of Bioenergetics and Biomembranes* 47, n° 1-2 (2014): 111-8, https://doi.org/10.1007/s10863-014-9571-y.

35. X. J. Liu e W. T. Wu, "Effects of Ligustrazine, Tanshinone II A, Ubiquinone, and Idebenone on Mouse Water Maze Performance", Zhongguo Yao Li Xue Bao 20, n° 11 (nov. 1999): 987-90, https://www.ncbi.nlm.nih.gov/pubmed/11270979.

36. K. Murase et al., "Stimulation of Nerve Growth Factor Synthesis/Secretion in Mouse Astroglial Cells by Coenzymes", *Biochemistry and Molecular Biology International* 30, n° 4 (jul. 1993): 615-21, https://www.ncbi.nlm.nih.gov/pubmed/8401318.

37. Natsumi Noji et al., "Simple and Sensitive Method for Pyrroloquinoline Quinone (PQQ) Analysis in Various Foods Using Liquid Chromatography/Electrospray-Ionization Tandem Mass Spectrometry", *Journal of Agricultural and Food Chemistry* 55, n° 18 (5 set. 2007): 7.258-63, https://doi.org/10.1021/jf070483r.

38. K. A. Bauerly et al., "Pyrroloquinoline Quinone Nutritional Status Alters Lysine Metabolism and Modulates Mitochondrial DNA Content in the Mouse and Rat", *Biochimica et Biophysica Acta* 1.760, n° 11 (nov. 2006): 1.741-48, https://doi.org/10.1016/j.bbagen.2006.07.009.

39. Calliandra B. Harris et al., "Dietary Pyrroloquinoline Quinone (PQQ) Alters Indicators of Inflammation and Mitochondrial-Related Metabolism in Human Subjects", *The Journal of Nutritional Biochemistry* 24, n° 12 (dez. 2013): 2.076-84, https://doi.org/10.1016/j.jnutbio.2013.07.008.

40. K. Bauerly et al., "Altering Pyrroloquinoline Quinone Nutritional Status Modulates Mitochondrial, Lipid, and Energy Metabolism in Rats", *PLoS One* 6, n° 7 (2011): e21779, https://doi.org/10.1371/journal.pone.0021779.

41. Kana Nunome et al., "Pyrroloquinoline Quinone Prevents Oxidative Stress-Induced Neuronal Death Probably Through Changes in Oxidative Status of DJ-1", *Biological and Pharmaceutical Bulletin* 31, n° 7 (jul. 2008): 1.321-26, https://doi.org/10.1248/bpb.31.1321.

42. Francene M. Steinberg, M. Eric Gershwin e Robert B. Rucker, "Dietary Pyrroloquinoline Quinone: Growth and Immune Response in BALB/c Mice", *The Journal of Nutrition* 124, n° 5 (maio 1994): 744-53, https://doi.org/10.1093/jn/124.5.744.

43. Kei Ohwada et al., "Pyrroloquinoline Quinone (PQQ) Prevents Cognitive Deficit Caused by Oxidative Stress in Rats", *Journal of Clinical Biochemistry and Nutrition* 42, n° 1 (jan. 2008): 29-34, https://doi.org/10.3164/jcbn.2008005.

44. Bo-qing Zhu et al., "Pyrroloquinoline Quinone (PQQ) Decreases Myocardial Infarct Size and Improves Cardiac Function in Rat Models of Ischemia and Ischemia/Reperfusion", *Cardiovascular Drugs and Therapy* 18, n° 6 (nov. 2004): 421-31, https://doi.org/10.1007/s10557-004-6219-x.

45. Pere Puigserver, "Tissue-Specific Regulation of Metabolic Pathways Through the Transcriptional Coactivator PGC1-alpha", *International Journal of Obesity* 29, Supplement 1 (mar. 2005): S5-S9, https://doi.org/10.1038/sj.ijo.0802905.

46. Chanoch Miodownik et al., "Serum Levels of Brain-Derived Neurotrophic Factor and Cortisol to Sufate of Dehydroepiandrosterone Molar Ratio Associated with Clinical Response to L-Theanine as Augmentation of Antipsychotic Therapy in Schizophrenia and Schizoaffective Disorder Patients", *Clinical Neuropharmacology* 34, n° 4 (jul.-ago. 2011): 155-60, https://doi.org/10.1097/WNF.0b013e318220d8c6.

47. Kenta Kimura et al., "L-Theanine Reduces Psychological and Physiological Stress Responses", *Biological Psychology* 74, n° 1 (jan. 2007): 39-45, https://doi.org/10.1016/j.biopsycho.2006.06.006.

48. Anna Christina Nobre, Anling Rao e Gail N. Owen, "L-Theanine, a Natural Constituent in Tea, and Its Effect on Mental State", *Asia Pacific Journal of Clinical Nutrition* 17, Supplement 1 (2008): 167-68, https://www.ncbi.nlm.nih.gov/pubmed/18296328.

49. Crystal F. Haskell et al., "The Effects of L-Theanine, Caffeine and Their Combination on Cognition and Mood", *Biological Psychology* 77, n° 2 (fev. 2008): 113-22, https://doi.org/10.1016/j.biopsycho.2007.09.008.

50. Puei-Lene Lai et al., "Neurotrophic Properties of the Lion's Mane Medicinal Mushroom, *Hericium erinaceus* (Higher Basidiomycetes) from Malaysia", *International Journal of Medicinal Mushrooms* 15, n° 6 (2013): 539-54, https://doi.org/10.1615/IntJMedMushr.v15.i6.30.

51. Leigh Hopper, "Curcumin Improves Memory and Mood, New UCLA Study Says", UCLA Newsroom, 22 jan. 2018, http://newsroom.ucla.edu/releases/curcumin--improves-memory-and-mood-new-ucla-study-says.

52. Annu Khajuria, N. Thusu e U. Zutshi, "Piperine Modulates Permeability Characteristics of Intestine by Inducing Alterations in Membrane Dynamics: Influence

342 **SUPER-HUMANO**

on Brush Border Membrane Fluidity, Ultrastructure and Enzyme Kinetics", *Pytomedicine* 9, n° 3 (abr. 2002): 224-31, https://doi.org/10.1078/0944-7113-00114.

53. Guy-Armel Bounda e Yu Feng, "Review of Clinical Studies of *Polygonum multiflorum* Thunb. and Its Isolated Bioactive Compounds", *Pharmacognosy Research* 7, n° 3 (jul.-set. 2015): 225-36, https://doi.org/10.4103/0974-8490.157957.

54. Hye Jin Park, Nannan Zhang e Dong Ki Park, "Topical Application of *Polygonum multiflorum* Extract Induces Hair Growth of Resting Hair Follicles Through Upregulating Shh and β-Catenin Expression in C57BL/6 Mice", *Journal of Ethnopharmacology* 135, n° 2 (17 maio 2011): 369-75, https://doi.org/10.1016/j.jep.2011.03.028; Ya Nan Sun et al., "Promotion Effect of Constituents from the Root of *Polygonum multiflorum* on Hair Growth", Bioorganic & Medicinal Chemistry Letters 23, n° 17 (1° set. 2013): 4.801-05, https://doi.org/10.1016/j.bmcl.2013.06.098.

CAPÍTULO 7: GOLPE DE METAL

1. Tchounwou et al., "Heavy Metal".

2. Monisha Jaishankar et al., "Toxicity, Mechanism and Health Effects of Some Heavy Metals", *Interdisciplinary Toxicology* 7, n° 2 (jun. 2014): 60-72, https://doi.org/10.2478/intox-2014-0009.

3. "Lead Poisoning and Health", Organização Mundial da Saúde (OMS), 23 ago. 2018, http://www.who.int/news-room/fact-sheets/detail/lead-poisoning-and-health.

4. Bruce P. Lanphear et al., "Low-Level Lead Exposure and Mortality in US Adults: A Population-Based Cohort Study", *The Lancet: Public Health* 3, n° 4 (1° abr. 2018): PE177-E184, https://doi.org/10.1016/S2468-2667(18)30025-2.

5. Petra Cvjetko, Ivan Cvjetko e Mirjana Pavlica, "Thallium Toxicity in Humans", Arh Hig Rada Toksikol 61, n° 1 (mar. 2010): 111-19, https://doi.org/10.2478/10004-1254-61-2010-1976.

6. J. Pavlíčková et al., "Uptake of Thallium from Artificially Contaminated Soils by Kale (*Brassica oleracea* L. var. acephala)", *Plant, Soil and Environment* 52, n° 12 (dez. 2006): 484-91, https://doi.org/10.17221/3545-PSE.

7. Yanlong Jia et al., "Thallium at the Interface of Soil and Green Cabbage (*Brassica oleracea* L. var. capitata L.): Soil-Plant Transfer and Influencing Factors", *Science of the Total Environment* 450-51 (15 abr. 2013): 140-47, https://doi.org/10.1016/j.scitotenv.2013.02.008.

8. Zenping Ning et al., "High Accumulation and Subcellular Distribution of Thallium in Green Cabbage (*Brassica oleracea* L. Var. Capitata L.)", *International Journal of Phytoremediation* 17, n° 11 (2015): 1.097-104, https://doi.org/10.1080/15226514.2015.1045133.

9. Sung Kyun Park et al., "Associations of Blood and Urinary Mercury with Hypertension in U.S. Adults: The NHANES 2003-2006", *Environmental Research* 123 (maio 2013): 25-32, https://doi.org/10.1016/j.envres.2013.02.003; Mark C. Houston, "Role of Mercury Toxicity in Hypertension, Cardiovascular Disease, and

Stroke", *Journal of Clinical Hypertension* 13, n° 8 (ago. 2011): 621-27, https://doi.org/10.1111/j.1751-7176.2011.00489.x.

10. Arif Tasleem Jan et al., "Heavy Metals and Human Health: Mechanistic Insight into Toxicity and Counter Defense System of Antioxidants", *International Journal of Molecular Sciences* 16, n° 12 (2015): 29.592-630, https://doi.org/10.3390/ijms161226183.

11. Margaret E. Sears, "Chelation: Harnessing and Enhancing Heavy Metal Detoxification-A Review", *The Scientific World Journal* 2013 (14 mar. 2013): 219840, https://doi.org/10.1155/2013/219840.

12. Sears, "Chelation"; Alan Becker e Karam F. A. Soliman, "The Role of Intracellular Glutathione in Inorganic Mercury-Induced Toxicity in Neuroblastoma Cells", *Neurochemical Research* 34, n° 9 (set. 2009): 1.677-84, https://doi.org/10.1007/s11064-009-9962-3.

13. Lambros Kromidas, Louis David Trombetta e Ijaz Siraj Jamall, "The Protective Effects of Glutathione Against Methymercury Cytotoxicity", *Toxicology Letters* 51, n° 1 (mar. 1990): 67-80, https://doi.org/10.1016/0378-4274(90)90226-C.

14. Ralf Dringen, "Metabolism and Functions of Glutathione in Brain", *Progress in Neurobiology* 62, n° 6 (dez. 2000): 649-71, https://doi.org/10.1016/S0301-0082(99)00060-X.

15. Danyelle M. Townsend, Kenneth D. Tew e Haim Tapiero, "The Importance of Glutathione in Human Disease", *Biomedicine & Pharmacotherapy* 57, n° 3-4 (maio-jun. 2003): 145-55, https://doi.org/10.1016/S0753-3322(03)00043-X.

16. Lester Packer, Hans J. Tritschler e Klaus Wessel, "Neuroprotection by the Metabolic Antioxidant Alpha-Lipoic Acid", *Free Radical Biology and Medicine* 22, n° 1-2 (1997): 359-78, https://doi.org/10.1016/s0891-5849(96)00269-9.

17. Packer, Tritschler e Wessel, "Neuroprotection".

18. D. Ziegler et al., "Treatment of Symptomatic Diabetic Polyneuropathy with the Antioxidant Alpha-Lipoic Acid: A 7-Month Multicenter Randomized Controlled Trial (ALADIN III Study). ALADIN III Study Group. Alpha-Lipoic Acid in Diabetic Neuropathy", *Diabetes Care* 22, n° 8 (ago. 1999): 1.296-301, https://doi.org/10.1111/j.1464-5491.2004.01109.x.

19. Mostafa I. Waly, Zahir Humaid Al Attabi e Nejib Guizani, "Low Nourishment of Vitamin C Induces Glutathione Depletion and Oxidative Stress in Healthy Young Adults", *Preventive Nutrition and Food Science* 20, n° 3 (set. 2015): 198-203, https://doi.org/10.3746/pnf.2015.20.3.198.

20. C. S. Johnston, C. G. Meyer e J. C. Srilakshmi, "Vitamin C Elevates Red Blood Cell Glutathione in Healthy Adults", *American Journal of Clinical Nutrition* 58, n° 1 (jul. 1993): 103-105, https://doi.org/10.1093/ajcn/58.1.103.

21. Hoseob Lihm et al., "Vitamin C Modulates Lead Excretion in Rats", *Anatomy & Cell Biology* 46, n° 4 (2013): 239-45, https://doi.org/10.5115/acb.2013.46.4.239.

344   **SUPER-HUMANO**

22. Tina Tinkara Peternelj and Jeff S. Coombes, "Antioxidant Supplementation During Exercise Training: Beneficial or Detrimental?", *Sports Medicine* 41, n° 12 (1° dez. 2011): 1.043-69, https://doi.org/10.2165/11594400-000000000-00000.

23. Christy C. Bridges e Rudolfs K. Zalups, "Molecular and Ionic Mimicry and the Transport of Toxic Metals", *Toxicology and Applied Pharmacology* 204, n° 3 (maio 2005): 274-308, https://doi.org/10.1201/9781420059984-c10.

24. V. V. Frolkis et al., "Effect of Enterosorption on Animal Lifespan", *Biomaterials, Artificial Cells and Artificial Organs* 17, n° 3 (1989): 341-51, https://doi.org/10.3109/10731198909118290.

25. Pasi Kuusisto et al., "Effect of Activated Charcoal on Hypercholesterolaemia", *The Lancet* 2, n° 8.503 (16 ago. 1986): 366-67, https://doi.org/10.1016/S0140-6736(86)90054-1.

26. "Activated Carbon: An Overview", ScienceDirect, https://www.sciencedirect.com/topics/pharmacology-toxicology-and-pharmaceutical-science/activated-carbon.

27. Antonello Santini and Alberto Ritieni, "Aflatoxins: Risk, Exposure and Remediation", in *Aflatoxins – Recent Advances and Future Prospects*, ed. Mehdi Razzaghi-Abyaneh (IntechOpen, 23 jan. 2013), https://www.intechopen.com/books/aflatoxins-recent--advances-and-future-prospects/aflatoxins-risk-exposure-and-remediation.

28. Takuya Uchikawa et al., "Enhanced Elimination of Tissue Methymercury in *Parachlorella beijerinckii*-Fed Mice", *Journal of Toxicological Sciences* 36, n° 1 (jan. 2011): 121-26, https://doi.org/10.2131/jts.36.121.

29. Dorothy A. Kieffer, Roy J. Martin e Sean H. Adams, "Impact of Dietary Fibers on Nutrient Management and Detoxification Organs: Gut, Liver, and Kidneys", *Advances in Nutrition* 7, n° 6 (nov. 2016): 1.111-21, https://doi.org/10.3945/an.116.013219.

30. Isaac Eliaz et al., "The Effect of Modified Citrus Pectin on Urinary Excretion of Toxic Elements", *Phytotherapy Research* 20, n° 10 (out. 2006): 849-64, https://doi.org/10.1002/ptr.1953.

31. Vladislav V. Glinsky e Avraham Raz, "Modified Citrus Pectin Anti-Metastatic Properties: One Bullet, Multiple Targets", *Carbohydrate Research* 344, n° 14 (28 set. 2008): 1.788-91, https://doi.org/10.1016/j.carres.2008.08.038.

32. Steven De Berg, "A Lifesaving Nutrient in Citrus Fruit", LifeExtension, out. 2014, https://www.lifeextension.com/magazine/2014/10/why-some-people-need-modified--citrus-pectin/page-01.

33. Lu-Gang Yu et al., "Galectin-3 Interaction with Thomsen-Friedenreich Disaccharide on Cancer-Associated MUC1 Causes Increased Cancer Cell Endothelial Adhesion", *Journal of Biological Chemistry* 282, n° 1 (5 jan. 2007): 773-81, https://doi.org/10.1074/jbc.M606862200; Qicheng Zhao et al., "Circulating Galectin-3 Promotes Metastasis by Modifying MUC1 Localization on Cancer Cell Surface." *Cancer Research* 69, n° 17 (1° set. 2009): 6.799-806, https://doi.org/10.1158/0008-5472.CAN-09-1096; Maria Kolatsi-Joannou et al., "Modified Citrus Pectin Reduces

Galectin-3 Expression and Disease Severity in Experimental Acute Kidney Injury", *PLoS One* 6, n° 4 (2011): e18683, https://doi.org/10.1371/journal.pone.0018683; Dirk J. A. Lok et al., "Prognostic Value of Galectin-3, a Novel Marker of Fibrosis, in Patients with Chronic Heart Failure: Data from the DEAL-HF Study", *Clinical Research in Cardiology* 99, n° 5 (maio 2010): 323-28, https://doi.org/10.1007/s00392-010-0125-y.

34. Gervasio A. Lamas et al., "Heavy Metals, Cardiovascular Disease, and the Unexpected Benefits of Chelation Therapy", *Journal of the American College of Cardiology* 67, n° 20 (24 maio 2016): 2.411-18, https://doi.org/10.1016/j.jacc.2016.02.066.

35. Margaret E. Sears, Kathleen J. Kerr e Riina I. Bray, "Arsenic, Cadmium, Lead, and Mercury in Sweat: A Systematic Review", *Journal of Environmental and Public Health* 2012 (2012): 184745, https://doi.org/10.1155/2012/184745.

36. Larry A. Tucker, "Physical Activity and Telomere Length in U.S. Men and Women: An NHANES Investigation", *Preventive Medicine* 100 (jul. 2017): 145-51, https://doi.org/10.1016/j.ypmed.2017.04.027.

CAPÍTULO 8: POLUINDO O CORPO COM OZÔNIO

1. Renate Viebahn-Haensler, *The Use of Ozone in Medicine*, 4ª ed. (Medicina Biologica, 2002).

2. Zullyt Zamora Rodríguez et al., "Preconditioning with Ozone/Oxygen Mixture Induces Reversion of Some Indicators of Oxidative Stress and Prevents Organic Damage in Rats with Fecal Peritonitis", *Inflammation Research* 58, n° 7 (jul. 2009): 371-75, https://doi.org/10.1007/s00011-009-0001-2.

3. Robert J. Rowen, "Ozone Therapy as a Primary and Sole Treatment for Acute Bacterial Infection: Case", *Medical Gas Research* 8, n° 3 (jul.-set. 2018): 121-24, https://doi.org/10.4103/2045-9912.241078.

4. Robert J. Rowen et al., "Rapid Resolution of Hemorrhagic Fever (Ebola) in Sierra Leone with Ozone Therapy", *African Journal of Infectious Diseases (AJID)* 10, n° 1 (1° ago. 2015): 45-59, https://doi.org/10.21010/ajid.v10i1.10.

5. Michael B. Schultz e David A. Sinclair, "Why NAD(+) Declines During Aging: It's Destroyed", *Cell Metabolism* 23, n° 6 (14 jun. 2016): 965-66, https://doi.org/10.1016/j.cmet.2016.05.022.

6. Christian T. Sheline, M. Margarita Behrens e Dennis W. Choi, "Zinc-Induced Cortical Neuronal Death: Contribution of Energy Failure Attributable to Loss of NAD+ and Inhibition of Glycolysis", *Journal of Neuroscience* 20, n° 9 (1° maio 2000): 3.139-46, https://doi.org/10.1523/JNEUROSCI.20-09-03139.2000.

7. Leonard Guarente, "Sirtuins in Aging and Disease", *Cold Spring Harbor Symposia on Quantitative Biology* 72 (2007): 483-88, https://doi.org/10.1101/sqb.2007.72.024.

8. Eriko Michishita et al., "SIRT6 Is a Histone H3 Lysine 9 Deacetylase That Modulates Teomeric Chromatin", *Nature* 452, n° 7.186 (27 mar. 2008): 492-96, https://doi.org/10.1038/nature06736.

346 SUPER-HUMANO

9. Hongying Yang et al., "Nutrient-Sensitive Mitochondrial NAD+ Levels Dictate Cell Survival", *Cell* 130, n° 6 (21 set. 2007): 1.095-107, https://doi.org/10.1016/j.cell.2007.07.035.

10. Suping Wang et al., "Cellular NAD Replenishment Confers Marked Neuroprotection Against Ischemic Cell Death: Role of Enhanced DNA Repair", *Stroke* 39, n° 9 (set. 2008): 2.587-95, https://doi.org/10.1161/STROKEAHA.107.509158.

11. Sydney Shall, "ADP-Ribose in DNA Repair: A New Component of DNA Excision Repair", *Advances in Radiation Biology* 11 (1984): 1-69, https://doi.org/10.1016/B978-0-12-035411-5.50007-1.

12. Shall, "ADP-Ribose".

13. Evandro Fei Fang et al., "NAD+ Replenishment Improves Lifespan and Healthspan in Ataxia Telangiectasia Models via Mitophagy and DNA Repair", *Cell Metabolism* 24, n° 4 (11 out. 2016): 578, fig. 7, https://doi.org/10.1016/j.cmet.2016.09.004.

14. Hassina Massudi et al., "Age-Associated Changes in Oxidative Stress and NAD+ Metabolism in Human Tissue", *PLoS One* 7, n° 7 (jul. 2012): e42357, fig. 4, https://doi.org/10.1371/journal.pone.0042357.

15. Massudi et al., "Age-Associated Changes", e42357.

16. Jun Yoshino et al., "Nicotinamide Mononucleotide, a Key NAD+ Intermediate, Treats the Pathophysiology of Diet- and Age-Induced Diabetes in Mice", *Cell Metabolism* 14, n° 4 (5 out. 2011): 528-36, https://doi.org/10.1016/j.cmet.2011.08.014.

17. Péter Bai et al., "PARP-1 Inhibition Increases Mitochondrial Metabolism Through SIRT1 Activation", *Cell Metabolism* 13, n° 4 (6 abr. 2011): 461-68, https://doi.org/10.1016/j.cmet.2011.03.004.

18. Hongbo Zhang et al., "NAD+ Repletion Improves Mitochondrial and Stem Cell Function and Enhances Life Span", *Science* 352, n° 6.292 (17 jun. 2016): 1.436-43, https://doi.org/10.1126/science.aaf2693.

19. Satoru Hayashida et al., "Fasting Promotes the Expression of SIRT1, an NAD+-Dependent Protein Deacetylase, via Activation of PPARα in Mice", *Molecular and Cellular Biochemistry* 339, n° 1-2 (jun. 2010): 285-92, https://doi.org/10.1007/s11010-010-0391-z.

20. David S. Williams et al., "Oxalocetate Supplementation Increases Lifespan in *Caenorhabditis elegans* Through an AMPK/FOXO-Dependent Pathway", *Aging Cell* 8, n° 6 (dez. 2009): 765-68, https://doi.org/10.1111/j.1474-9726.2009.00527.x.

CAPÍTULO 9: FERTILIDADE = LONGEVIDADE

1. C. C. Zouboulis e E. Makrantonaki, "Hormonal Therapy of Intrinsic Aging", *Rejuvenation Research* 15, n° 3 (jun. 2012): 302-12, https://doi.org/10.1089/rej.2011.1249.

2. Cynthia K. Sites, "Bioidentical Hormones for Menopausal Therapy", *Women's Health* 4, n° 2 (mar. 2008): 163-71, https://doi.org/10.2217/17455057.4.2.163.

NOTAS 347

3. Peter J. Snyder et al., "Effect of Testosterone Treatment on Body Composition and Muscle Strength in Men Over 65 Years of Age", *Journal of Clinical Endocrinology & Metabolism* 84, n° 8 (1° ago. 1999): 2.647-53, https://doi.org/10.1210/jcem.84.8.5885.

4. Anne M. Kenny et al., "Effects of Transdermal Testosterone on Cognitive Function and Health Perception in Older Men with Low Bioavailable Testosterone Levels", *Journals of Gerontology. Series A, Biological Sciences and Medical Sciences* 57, n° 5 (maio 2002): M321-25, https://doi.org/10.1093/gerona/57.5.M321.

5. Giuseppe M. Rosano et al., "Low Testosterone Levels Are Associated with Coronary Artery Disease in Male Patients with Angina", *International Journal of Impotence Research* 19, n° 2 (mar.-abr. 2007): 176-82, https://doi.org/10.1038/sj.ijir.3901504.

6. Rishi Sharma et al., "Normalization of Testosterone Level Is Associated with Reduced Incidence of Myocardial Infarction and Mortality In Men", *European Heart Journal* 36, n° 40 (21 out. 2015): 2.706-15, https://doi.org/10.1093/eurheartj/ehv346.

7. Nikolaos Samaras et al., "Off-Label Use of Hormones as an Antiaging Strategy: A Review", *Clinical Interventions in Aging* 9 (23 jul. 2014): 1.175-86, https://doi.org/10.2147/CIA.S48918.

8. Jacques E. Rossouw et al., "Risks and Benefits of Estrogen Plus Progestin in Healthy Postmenopausal Women: Principal Results from the Women's Health Initiative Randomized Controlled Trial", *JAMA* 288, n° 3 (17 jul. 2002): 321-33, https://doi.org/10.1001/jama.288.3.321.

9. Samaras et al., "Off-Label Use".

10. Michael Castleman, "The Prescription for a Longer Life? More Sex", *Psychology Today*, 15 maio 2017, https://www.psychologytoday.com/ca/blog/all-about-sex/201705/the-prescription-longer-life-more-sex.

11. Samuel S. C. Yen, "Dehydroepiandrosterone Sulfate and Longevity: New Clues for an Old Friend", *Proceedings of the National Academy of Sciences of the USA* 98, n° 15 (2001): 8.167-69, https://doi.org/10.1073/pnas.161278698.

12. Alessandro D. Genazzani, Chiara Lanzoni e Andrea R. Genazzani, "Might DHEA Be Considered a Beneficial Replacement Therapy in the Elderly?", *Drugs & Aging* 24, n° 3 (2007): 173-85, https://doi.org/10.2165/00002512-200724030-00001.

13. M. Murad Basar et al., "Relationship Between Serum Sex Steroids and Aging Male Symptoms Score and International Index of Erectile Function", *Urology* 66, n° 3 (set. 2005): 597-601, https://doi.org/10.1016/j.urology.2005.03.060.

14. Sun-Ouck Kim et al., "Penile Growth in Response to Human Chorionic Gonadotropin (HCG) Treatment in Patients with Idiopathic Hypogonadotrophic Hypogonadism", *Chonnam Medical Journal* 47, n° 1 (abr. 2011): 39-42, https://doi.org/10.4068/cmj.2011.47.1.39.

15. Christian Elabd et al., "Oxytocin Is an Age-Specific Circulating Hormone That Is Necessary for Muscle Maintenance and Regeneration", *Nature Communications* 5, (2014): 4082, https://doi.org/10.1038/ncomms5082.

16. Jean-Jacques Legros, "Inhibitory Effect of Oxytocin on Corticotrope Function in Humans: Are Vasopressin and Oxytocin Ying-Yang Neurohormones?", *Psychoneuroendocrinology* 26, n° 7 (2001): 649-55, https://doi.org/10.1016/S0306-4530(01)00018-X.

17. Thomas G. Travison et al., "A Population-Level Decline in Serum Testosterone Levels in American Men", *Journal of Clinical Endocrinology & Metabolism* 92, n° 1 (jan. 2007): 196-202, https://doi.org/10.1210/jc.2006-1375.

18. Jeff S. Volek et al., "Testosterone and Cortisol in Relationship to Dietary Nutrients and Resistance Exercise", *Journal of Applied Physiology* 82, n° 1 (1997): 49-54, https://doi.org/10.1152/jappl.1997.82.1.49.

19. Esa Hämäläinen et al., "Diet and Serum Sex Hormones in Healthy Men", *Journal of Steroid Biochemistry* 20, n° 1 (1984): 459-64, https://doi.org/10.1016/0022-4731(84)90254-1.

20. E. Wehr et al., "Association of Vitamin D Status with Serum Androgen Levels in Men", *Clinical Endocrinology* 73, n° 2 (ago. 2010): 243-48, https://doi.org/10.1111/j.1365-2265.2009.03777.x.

21. Susan Jobling et al., "A Variety of Environmentally Persistent Chemicals, Including Some Phthalate Plasticizers, Are Weakly Estrogenic", *Environmental Health Perspectives* 103, n° 6 (jun. 1995): 582-87, https://doi.org/10.1289/ehp.95103582.

22. Edwin J. Routledge et al., "Some Alkyl Hydroxy Benzoate Preservatives (Parabens) Are Estrogenic", *Toxicology and Applied Pharmacology* 153, n° 1 (dez. 1998): 12-19, https://doi.org/10.1006/taap.1998.8544.

23. Katrina Woznicki, "Birth Control Pills Put Brakes on Women's Sex Drive", WebMD, 5 maio 2010, https://www.webmd.com/sex/birth-control/news/20100505/birth-control-pills-put-brakes-on-womens-sex-drive#2.

24. Claudia Panzer et al., "Impact of Oral Contraceptives on Sex Hormone-Binding Globulin and Androgen Levels: A Retrospective Study in Women with Sexual Dysfunction", *Journal of Sexual Medicine* 3, n° 1 (jan. 2006): 104-13, https://doi.org/10.1111/j.1743-6109.2005.00198.x.

25. William J. Kraemer et al., "Endogenous Anabolic Hormonal and Growth Factor Responses to Heavy Resistance Exercises in Males and Females", *International Journal of Sports Medicine* 12, n° 2 (maio 1991): 228-35, https://doi.org/10.1055/s-2007-1024673.

26. Patrick Wahl, "Hormonal and Metabolic Responses to High Intensity Interval Training", *Journal of Sports Medicine & Doping Studies* 3 (24 jan. 2013): e132, https://doi.org/10.4172/2161-0673.1000e132.

27. European Society of Cardiology, "Endurance but Not Resistance Training Has Anti-Aging Effects", EurekAlert!, 27 nov. 2018, https://www.eurekalert.org/pub_releases/2018-11/esoc-ebn112618.php.

28. Salam Ranabir and Reetu Keisam, "Stress and Hormones", *Indian Journal of Endocrinology and Metabolism* 15, n° 1 (2011): 18-22, https://doi.org/10.4103/2230-8210.77573.

NOTAS   349

29. Andrew B. Dollins et al., "L-Tyrosine Ameliorates Some Effects of Lower Body Negative Pressure Stress", *Physiology & Behavior* 57, n° 2 (fev. 1995): 223-30, https://doi.org/10.1016/0031-9384(94)00278-D.

30. Yue-Feng Chen e Martin Gerdes, "Deadly Connection: Hypothyroidism and Heart Disease", *Diagnostic and Interventional Cardiology*, 15 mar. 2007, https://www.dicardiology.com/article/deadly-connection-hypothyroidism-and-heart-disease.

CAPÍTULO 10: OS DENTES SÃO UMA JANELA PARA O SISTEMA NERVOSO

1. Barbara Gefvert, "Medical Lasers/Neuroscience: Photobiomodulation and the Brain: Traumatic Brain Injury and Beyond", BioOptics World, 9 maio 2016, https://www.bioopticsworld.com/articles/print/volume-9/issue-5/medical-lasers--neuroscience-photobiomodulation-and-the-brain-traumatic-brain-injury-and--beyond.html.

2. Lydia E. Kuo et al., "Chronic Stress, Combined with a High-Fat/High-Sugar Diet, Shifts Sympathetic Signaling Toward Neuropeptide Y and Leads to Obesity and the Metabolic Syndrome", *Annals of the New York Academy of Sciences* 1148 (dez. 2008): 232-37, https://doi.org/10.1196/annals.1410.035.

3. Keith N. Frayn, "Visceral Fat and Insulin Resistance-Causative or Correlative?", *British Journal of Nutrition* 83, Supplement 1 (mar. 2000): S71-77, https://doi.org/10.1017/S0007114500000982.

4. Ken Kishida et al., "Relationships Between Circulating Adiponectin Levels and Fat Distribution in Obese Subjects", *Journal of Atherosclerosis and Thrombosis* 18, n° 7 (2011): 592-95, https://doi.org/10.5551/jat.7625.

5. Yumi Matsushita et al., "Adiponectin and Visceral Fat Associate with Cardiovascular Risk Factors", *Obesity* 21 (2014): 287-91, https://doi.org/10.1002/oby.20425.

6. Jeb S. Orr et al., "Large Artery Stiffening with Weight Gain in Humans: Role of Visceral Fat Accumulation", *Hypertension* 51, n° 6 (jun. 2008): 1.519-24, https://doi.org/10.1161/HYPERTENSIONAHA.108.112946.

7. Christopher K. Kepler et al., "Substance P Stimulates Production of Inflammatory Cytokines in Human Disc Cells", *Spine* 38, n° 21 (1° out. 2013): E1291-99, https://doi.org/10.1097/BRS.0b013e3182a42bc2.

8. Mengmeng Zhan et al., "Upregulated Expression of Substance P (SP) and NK1R in Eczema and SP-Induced Mast Cell Accumulation", *Cell Biology and Toxicology* 33, n° 4 (ago. 2017): 389-405, https://doi.org/10.1007/s10565-016-9379-0; Beni Amatya et al., "Expression of Tachykinins and Their Receptors in Plaque Psoriasis with Pruritus", *British Journal of Dermatology* 164, n° 5 (maio 2011): 1.023-29, https://doi.org/10.1111/j.1365-2133.2011.10241.x.

9. Terence M. O'Connor et al., "The Role of Substance P in Inflammatory Disease", *Journal of Cellular Physiology* 201, n° 2 (nov. 2004): 167-80, https://doi.org/10.1002/jcp.20061.

10. Miguel Muñoz e Rafael Coveñas, "Involvement of Substance P and the NK-1 Receptor in Cancer Progression", *Peptides* 48 (out. 2013): 1-9, https://doi.org/10.1016/j.peptides.2013.07.024.

11. Pranela Rameshwar e Pedro Gascón, "Substance P (SP) Mediates Production of Stem Cell Factor and Interleukin-1 in Bone Marrow Stroma: Potential Autoregulatory Role for These Cytokines in SP Receptor Expression and Induction", *Blood* 86, n° 2 (jul. 1995): 482-90, https://www.ncbi.nlm.nih.gov/pubmed/7541664.

12. Thomas F. Burks, Stephen H. Bucke e Matthew S. Miller, "Mechanisms of Depletion of Substance P by Capsaicin", Federation Proceedings 44, n° 9 (1985): 2.531-34, https://www.ncbi.nlm.nih.gov/pubmed/2581820.

13. P. Anand e Keith Bley, "Topical Capsaicin for Pain Management: Therapeutic Potential and Mechanisms of Action of the New High-Concentration Capsaicin 8% Patch", *British Journal of Anaesthesia* 107, n° 4 (out. 2011): 490-502, https://doi.org/10.1093/bja/aer260.

14. Sharath Asokan et al., "Effect of Oil Pulling on *Streptococcus mutans* Count in Plaque and Saliva Using Dentocult SM Strip Mutans Test: A Randomized, Controlled, Triple-Blind Study", *Journal of Indian Society of Pedodontics and Preventive Dentistry* 26, n° 1 (mar. 2008): 12-17, https://www.ncbi.nlm.nih.gov/pubmed/18408265.

15. Sharath Asokan, Raghuraman Chamundeswari e Pamela Emmadi, "Effect of Oil Pulling on Plaque Induced Gingivitis: A Randomized, Controlled, Triple-Blind Study", *Indian Journal of Dental Research* 20, n° 1 (jan. 2009): 47-51, https://doi.org/10.4103/0970-9290.49067.

16. Asokan, Chamundeswari, and Emmadi, "Effect of Oil Pulling".

17. M. K. Nair et al., "Antibacterial Effect of Caprylic Acid and Monocaprylin on Major Bacterial Mastitis Pathogens", *Journal of Dairy Science* 88, n° 10 (out. 2005): 3.488-95, https://doi.org/10.3168/jds.S0022-0302(05)73033-2.

18. Foundation of the National Lipid Association, Learn Your Lipids, http://www.learnyourlipids.com.

19. Radka Hulankova, Gabriela Borilova e Iva Steinhauserova, "Combined Antimicrobial Effect of Oregano Essential Oil and Caprylic Acid in Minced Beef", *Meat Science* 95, n° 2 (out. 2013): 190-94, https://doi.org/10.1016/j.meatsci.2013.05.003.

CAPÍTULO II: HUMANOS SÃO PLACAS DE PETRI AMBULANTES

1. Vienna E. Brunt et al., "Suppression of the Gut Microbiome Ameliorates Age-Related Arterial Dysfunction and Oxidative Stress in Mice", *Journal of Physiology* 597, n° 9 (maio 2019): 2.361-78, https://doi.org/10.1113/JP277336.

2. Ron Sender, Shai Fuchs e Ron Milo, "Revised Estimates for the Number of Human and Bacteria Cells in the Body", *PLoS Biology* 14, n° 8 (19 ago. 2016): e1002533, https://doi.org/10.1371/journal.pbio.1002533.

NOTAS 351

3. Jeremy E. Koenig et al., "Succession of Microbial Consortia in the Developing Infant Gut Microbiome", *Proceedings of the National Academy of Sciences of the USA* 108, Supplement 1 (15 mar. 2011): 4.578-85, https://doi.org/10.1073/pnas.1000081107.

4. Martin J. Wolff, Mara J. Broadhurst e Png Loke, "Helminthic Therapy: Improving Mucosal Barrier Function", *Trends in Parasitology* 28, n° 5 (maio 2012): 187-94, https://doi.org/10.1016/j.pt.2012.02.008.

5. Helena Helmby, "Human Helminth Therapy to Treat Inflammatory Disorders--Where Do We Stand?", *BMC Immunology* 16, n° 12 (26 mar. 2015), https://doi.org/10.1186/s12865-015-0074-3.

6. Grace Rattue, "Autoimmune Disease Rates Increasing", Medical News Today, 22 jun. 2012, https://www.medicalnewstoday.com/articles/246960.php.

7. Mitsuharu Matsumoto et al., "Longevity in Mice Is Promoted by Probiotic-Induced Suppression of Colonic Senescence Dependent on Upregulation of Gut Bacterial Polyamine Production", *PLoS One* 6, n° 8 (2011): e23652, https://doi.org/10.1371/journal.pone.0023652.

8. Maria G. Dominguez-Bello et al., "Delivery Mode Shapes the Acquisition and Structure of the Initial Microbiota Across Multiple Body Habitats in Newborns", *Proceedings of the National Academy of Sciences of the USA* 107 (29 jun. 2010): 11.971-75, https://doi.org/10.1073/pnas.1002601107.

9. Prescilla V. Jeurink et al., "Human Milk: A Source of More Life Than We Imagine", *Beneficial Microbes* 4, n° 1 (mar. 2013): 17-30, https://doi.org/10.3920/BM2012.0040.

10. Meghan B. Azad et al., "Gut Microbiota of Healthy Canadian Infants: Profiles by Mode of Delivery and Infant Diet at 4 Months", *Canadian Medical Association Journal* 185, n° 5 (19 mar. 2013): 385-94, https://doi.org/10.1503/cmaj.121189.

11. Koenig et al., "Succession of Microbial Consortia".

12. Quang N. Nguyen et al., "The Impact of the Gut Microbiota on Humoral Immunity to Pathogens and Vaccination in Early Infancy", *PLoS Pathogens* 12, n° 2 (dez. 2016): e1005997, https://doi.org/10.1371/journal.ppat.1005997.

13. Evalotte Decker, Mathias Hornef e Silvia Stockinger, "Cesarean Delivery Is Associated with Celiac Disease but Not Inflammatory Bowel Disease in Children", *Gut Microbes* 2 (2011): 91-98, https://doi.org/10.4161/gmic.2.2.15414.

14. Amy Langdon, Nathan Crook e Gautam Dantas, "The Effects of Antibiotics on the Microbiome Throughout Development and Alternative Approaches for Therapeutic Modulation", *Genome Medicine* 8 (2016): 39, https://doi.org/10.1186/s13073-016-0294-z.

15. Robert J. Ferrante et al., "Histone Deacetylase Inhibition by Sodium Butyrate Chemotherapy Ameliorates the Neurodegenerative Phenotype in Huntington's Disease Mice", *Journal of Neuroscience* 23, n° 28 (15 out. 2003): 9.418-27, https://doi.org/10.1523/JNEUROSCI.23-28-09418.2003.

16. Mingyao Ying et al., "Sodium Butyrate Ameliorates Histone Hypoacetylation and Neurodegenerative Phenotypes in a Mouse Model for DRPLA", *Journal of Biolo-*

gical Chemistry 281, n° 18 (5 maio 2006): 12.580-86, https://doi.org/10.1074/jbc. M511677200.

17. Will Chu, "Review Reiterates Fibre's Prebiotic Benefits in Warding Off Stroke and Diabetes", NUTRAingredients.com, 11 jan. 2019, https://www.nutraingredients. com/Article/2019/01/09/Review-reiterates-fibre-s-prebiotic-benefits-in-warding- -off-stroke-and-diabetes.

18. Katie A. Meyer et al., "Carbohydrates, Dietary Fiber, and Incident Type 2 Diabetes in Older Women", *American Journal of Clinical Nutrition* 71, n° 4 (abr. 2000): 921- 30, https://doi.org/10.1093/ajcn/71.4.921.

19. Yikyung Park et al., "Dietary Fiber Intake and Risk of Breast Cancer in Postmeno- pausal Women: The National Institutes of Health-AARP Diet and Health Study", *American Journal of Clinical Nutrition* 90, n° 3 (set. 2009): 664-71, https://doi. org/10.3945/ajcn.2009.27758.

20. James M. Lattimer e Mark D. Haub, "Effects of Dietary Fiber and Its Compo- nents on Metabolic Health", *Nutrients* 2, n° 12 (dez. 2010): 1.266-89, https://doi. org/10.3390/nu2121266.

21. Chunye Chen et al., "Therapeutic Effects of Soluble Dietary Fiber Consumption on Type 2 Diabetes Mellitus", *Experimental and Therapeutic Medicine* 12, n° 2 (ago. 2016): 1.232-42, https://doi.org/10.3892/etm.2016.3377.

22. Chen et al., "Therapeutic Effects".

23. Karin de Punder and Leo Pruimboom, "The Dietary Intake of Wheat and Other Cereal Grains and Their Role in Inflammation", *Nutrients* 5, n° 3 (2013): 771-87, https://doi.org/10.3390/nu5030771.

24. A. Pusztai et al., "Antinutritive Effects of Wheat-Germ Agglutinin and Other N- -Acetylglucosamine-Specific Lectins", *British Journal of Nutrition* 70, n° 1 (jul. 1993): 313-21, https://doi.org/10.1079/BJN19930124.

25. Martinette T. Streppel et al., "Dietary Fiber Intake in Relation to Coronary Heart Disea- se and All-Cause Mortality over 40 y: The Zutphen Study", *American Journal of Clinical Nutrition* 88, n° 4 (out. 2008): 1.119-25, https://doi.org/10.1093/ajcn/88.4.1119.

26. Park et al., "Dietary Fiber Intake".

27. Diane E. Threapleton et al., "Dietary Fibre Intake and Risk of Cardiovascular Disease: Systematic Review and Meta-Analysis", *BMJ* 347 (19 dez. 2013): f6879, https://doi.org/10.1136/bmj.f6879.

28. David L. Topping, Michihiro Fukushima e Anthony R. Bird, "Resistant Starch as a Prebiotic and Synbiotic: State of the Art", *Proceedings of the Nutrition Society* 62, n° 1 (fev. 2003): 171-76, https://doi.org/10.1079/PNS2002224.

29. Akbar Aliasgharzadeh et al., "Resistant Dextrin, as a Prebiotic, Improves Insulin Resistance and Inflammation in Women with Type 2 Diabetes: A Randomised Controlled Clinical Trial", *British Journal of Nutrition* 113, n° 2 (28 jan. 2015): 321-30, https://doi.org/10.1017/S0007114514003675.

30. University of Colorado, Denver, "Diet of Resistant Starch Helps the Body Resist Colorectal Cancer", ScienceDaily, 19 fev. 2013, www.sciencedaily.com/relea- ses/2013/02/130219140716.htm.

NOTAS 353

31. Kevin C. Maki et al., "Resistant Starch from High-Amylose Maize Increases Insulin Sensitivity in Overweight and Obese Men", *Journal of Nutrition* 142, n° 4 (abr. 2012): 717-23, https://doi.org/10.3945/jn.111.152975.

32. Christopher L. Gentile et al., "Resistant Starch and Protein Intake Enhances Fat Oxidation and Feelings of Fullness in Lean and Overweight/Obese Women", *Nutrition Journal* 14 (29 out, 2015): 113, https://doi.org/10.1186/s12937-015-0104-2.

33. Akira Andoh et al., "Comparison of the Gut Microbial Community Between Obese and Lean Peoples Using 16S Gene Sequencing in a Japanese Population", *Journal of Clinical Biochemistry and Nutrition* 59, n° 1 (jul. 2016): 65-70, https://doi.org/10.3164/jcbn.15-152.

34. Andoh et al., "Comparison".

35. Peter J. Turnbaugh et al., "A Core Gut Microbiome in Obese and Lean Twins", *Nature* 457, n° 7.228 (22 jan. 2009): 480-84, https://doi.org/10.1038/nature07540.

36. Saskia Van Hemert et al., "The Role of the Gut Microbiota in Mood and Behavior. Whether Psychobiotics Can Become an Alternative in Therapy in Psychiatry?", *European Psychiatry* 33, Supplement (mar. 2016): S26, https://doi.org/10.1016/j.eurpsy.2016.01.842.

37. Alessio Fasano, "Leaky Gut and Autoimmune Diseases", *Clinical Reviews in Allergy and Immunology* 42, n° 1 (fev. 2012): 71-78, https://doi.org/10.1007/s12016-011-8291-x.

38. Bjoern O. Schroeder et al., "Bifidobacteria or Fiber Protects Against Diet-Induced Microbiota-Mediated Colonic Mucus Deterioration", *Cell Host & Microbe* 23, n° 1 (10 jan. 2018): P27-40, https://doi.org/10.1016/j.chom.2017.11.004.

39. Van Hemert et al., "Role of the Gut Microbiota".

40. Alper Evrensel e Mehmet Emin Ceylan, "The Gut-Brain Axis: The Missing Link in Depression", *Clinical Psychopharmacology and Neuroscience* 13, n° 3 (31 dez. 2015): 239-44, https://doi.org/10.9758/cpn.2015.13.3.239.

41. Andrew H. Moeller et al., "Social Behavior Shapes the Chimpanzee Pan-Microbiome", *Science Advances* 2, n° 1 (15 jan. 2016): e1500997, https://doi.org/10.1126/sciadv.1500997.

42. James Gallagher, "How Bacteria Are Changing Your Mood", BBC News, 24 abr. 2018, https://www.bbc.com/news/health-43815370.

43. Kirsten Tillisch et al., "Brain Structure and Response to Emotional Stimuli as Related to Gut Microbial Profiles in Healthy Women", *Psychosomatic Medicine* 79, n° 8 (out. 2017): 905-13, https://doi.org/10.1097/PSY.0000000000000493.

44. Michael T. Bailey et al., "Exposure to a Social Stressor Alters the Structure of the Intestinal Microbiota: Implications for Stressor-Induced Immunomodulation", *Brain, Behavior, and Immunity* 25, n° 3 (mar. 2011): 397-407, https://doi.org/10.1016/j.bbi.2010.10.023.

45. Peter C. Konturek, Thomas Brzozowski e S. J. Konturek, "Stress and the Gut: Pathophysiology, Clinical Consequences, Diagnostic Approach and Treatment

354   **SUPER-HUMANO**

Options", *Journal of Physiology and Pharmacology* 62, nº 6 (dez. 2011): 591-99, https://www.ncbi.nlm.nih.gov/pubmed/22314561.

46. Martin F. Graham et al., "Collagen Synthesis by Human Intestinal Smooth Muscle Cells in Culture", *Gastroenterology* 92, nº 2 (fev. 1987): 400-05, https://doi.org/10.1016/0016-5085(87)90134-x.

PARTE III: A CURA DOS DEUSES

1. Vanessa McMains, "Johns Hopkins Study Suggests Medical Errors Are the Third Leading Cause of Death in U.S", Hub, Johns Hopkins University, 3 maio 2016, https://hub.jhu.edu/2016/05/03/medical-errors-third-leading-cause-of-death/.

CAPÍTULO 12: CÉLULAS VIRGENS E SANGUE DE VAMPIRO

1. Karen L. Herbst e Thomas Rutledge, "Pilot Study: Rapidly Cycling Hypobaric Pressure Improves Pain After 5 Days in Adiposis Dolorosa", *Journal of Pain Research* 3 (20 ago. 2010): 147-53, https://doi.org/10.2147/JPR.S12351.

2. Rex E. Newnham, "Essentiality of Boron for Health Bones and Joints", *Environmental Health Perspectives* 102, Supplement 7 (nov. 1994): 83-85, https://doi.org/10.1289/ehp.94102s783.

3. Selami Demirci et al., "Boron Increases the Cell Viability of Mesenchymal Stem Cells After Long-Term Cryopreservation", *Cryobiology* 68, nº 1 (fev. 2014): 139-46, https://doi.org/10.1016/j.cryobiol.2014.01.010.

4. George Dan Mogoşanu et al., "Calcium Fructoborate for Bone and Cardiovascular Health", *Biological Trace Element Research* 172, nº 2 (ago. 2016): 277-81, https://doi.org/10.1007/s12011-015-0590-2; Zbigniew Pietrzkowski et al., "Short-Term Efficacy of Calcium Fructoborate on Subjects with Knee Discomfort: A Comparative, Double-Blind, Placebo-Controlled Clinical Study", *Clinical Interventions in Aging* 9 (5 jun. 2014): 895-99, https://doi.org/10.2147/CIA.S64590.

5. Ezgi Avşar Abdik et al., "Suppressive Role of Boron on Adipogenic Differentiation and Fat Deposition in Human Mesenchymal Stem Cells", *Biological Trace Element Research* 188, nº 2 (abr. 2019): 384-92, https://doi.org/10.1007/s12011-018-1428-5.

6. Anne Trafton, "Fasting Boosts Stem Cells' Regenerative Capacity", MIT News, 3 maio 2018, http://news.mit.edu/2018/fasting-boosts-stem-cells-regenerative-capacity-0503.

7. Massimiliano Cerletti et al., "Short-Term Calorie Restriction Enhances Skeletal Muscle Stem Cell Function", *Cell Stem Cell* 10, nº 5 (4 maio 2012): P515-519, https://doi.org/10.1016/j.stem.2012.04.002.

8. Ting Lo et al., "Glucose Reduction Prevents Replicative Senescence and Increases Mitochondrial Respiration in Human Mesenchymal Stem Cells", *Cell Transplantation* 30, nº 6 (2011): 813-25, https://doi.org/10.3727/096368910X539100.

9. Maria Carmen Valero et al., "Eccentric Exercise Facilitates Mesenchymal Stem Cell Appearance in Skeletal Muscle", *PLoS One* 7, n° 1 (11 jan. 2012): e29760, https://doi.org/10.1371/journal.pone.0029760.

10. Joerg Hucklenbroich et al., "Aromatic-Turmerone Induces Neural Stem Cell Proliferation *in vitro* and *in vivo*", *Stem Cell Research & Therapy* 5, n° 4 (26 set. 2014): 100, https://doi.org/10.1186/scrt500.

11. Dong Suk Yoon et al., "SIRT1 Directly Regulates SOX2 to Maintain Self-Renewal and Multipotency in Bone Marrow-Derived Mesenchymal Stem Cells", *Stem Cells* 32, n° 12 (dez. 2014): 3.219-31, https://doi.org/10.1002/stem.1811.

12. "Natural Ways to Increase Stem Cell Activity", Stem Cell The Magazine, 18 out. 2017, https://stemcellthemagazine.com/2017/10/natural-ways-to-increase-stem--cell-activity/.

13. Tsung-Jung Ho et al., "Tai Chi Intervention Increases Progenitor CD34+ Cells in Young Adults", *Cell Transplantation* 23, n° 4-5 (2014): 613-20, https://doi.org/10.3727/096368914X678355.

14. Koh, "A Good Night's Sleep Keeps Your Stem Cells Young", dkfz (Deutsches Krebsforschungszentrum), 18 fev. 2015, https://www.dkfz.de/en/presse/pressemitteilungen/2015/dkfz-pm-15-08-A-good-nights-sleep-keeps-your-stem-cells-young.php; Hoda Elkhenany, "Tissue Regeneration: Impact of Sleep on Stem Cell Regenerative Capacity", *Life Sciences* 214 (1° dez. 2018): 51-61, https://doi.org/10.1016/j.lfs.2018.10.057.

15. Ilan Gruenwald et al., "Shockwave Treatment of Erectile Dysfunction", *Therapeutic Advances in Urology* 5, n° 2 (abr. 2013): 95-9, https://doi.org/10.1177/1756287212470696.

16. Michaela Z. Ratajczak et al., "Very Small Embryonic-Like Stem Cells (VSELs) Represent a Real Challenge in Stem Cell Biology: Recent Pros and Cons in the Midst of a Lively Debate", *Leukemia* 28 (2014): 473-84, https://doi.org/10.1038/leu.2013.255.

17. Diane M. Jaworski e Leonor Pérez-Martínez, "Tissue Inhibitor of Metalloproteinase-2 (TIMP-2) Expression Is Regulated by Multiple Neural Differentiation Signals", *Journal of Neurochemistry* 98, n° 1 (jul. 2006): 234-47, https://doi.org/10.1111/j.1471-4159.2006.03855.x.

18. Ye Li et al., "Human iPSC-Derived Natural Killer Cells Engineered with Chimeric Antigen Receptors Enhance Anti-Tumor Activity", *Cell Stem Cell* 23, n° 2 (2 ago. 2018): P181-192.E5, https://doi.org/10.1016/j.stem.2018.06.002.

19. Rich Haridy, "Anti-Aging Discovery Reveals Importance of Immune System in Clearing Old Cells", New Atlas, 1° jan. 2019, https://newatlas.com/immune-system--aging-senescent-cells/57835/.

20. "Natural Killer Cell", ScienceDaily, https://www.sciencedaily.com/terms/natural_killer_cell.htm.

21. Qing Li et al., "Effect of Phytoncide from Trees on Human Natural Killer Cell Function", *International Journal of Immunopathology and Pharmacology* 22, n° 4 (out.-dez. 2009): 951-59, https://doi.org/10.1177/039463200902200410.

22. Ebere Anyanwu et al., "The Neurological Significance of Abnormal Natural Killer Cell Activity in Chronic Toxigenic Mold Exposures", *Scientific World Journal* 13, n° 3 (13 nov. 2003): 1.128-37, https://doi.org/10.1100/tsw.2003.98.

23. Saul E. Villeda et al., "Young Blood Reverses Age-Related Impairments in Cognitive Function and Synaptic Plasticity in Mice", *Nature Medicine* 20 (2014): 659-63, https://doi.org/10.1038/nm.3569.

24. Makoto Kuro-o et al., "Mutation of the Mouse Klotho Gene Leads to a Syndrome Resembling Ageing", *Nature* 390, n° 6.655 (6 nov. 1997): 45-51, https://doi.org/10.1038/36285.

25. Hiroshi Kurosu et al., "Suppression of Aging in Mice by the Hormone Klotho", *Science* 309, n° 5742 (16 set. 2005): 1.829-33, https://doi.org/10.1126/science.1112766.

26. Richard D. Semba et al., "Plasma Klotho and Mortality Risk in Older Community--Dwelling Adults", *Journals of Gerontology Series A: Biological Sciences & Medical Sciences* 66, n° 7 (jul. 2011): 794-800, https://doi.org/10.1093/gerona/glr058.

27. Dan E. Arking et al., "Association of Human Aging with a Functional Variant of Klotho", *Proceedings of the National Academy of Sciences of the USA* 99, n° 2 (jan. 2002): 856-61, https://doi.org/10.1073/pnas.022484299.

28. Jennifer S. Yokoyama et al., "Variation in Longevity Gene KLOTHO Is Associated with Greater Cortical Volumes", *Annals of Clinical and Translational Neurology* 2, n° 3 (jan. 2015): 215-30, https://doi.org/10.1002/acn3.161.

29. Ming-Chang Hu et al., "Klotho Deficiency Is an Early Biomarker of Renal Ischemia-Reperfusion Injury and Its Replacement Is Protective", *Kidney International* 78, n° 12 (dez. 2010): 1.240-51, https://doi.org/10.1038/ki.2010.328; Ming--Chang Hu et al., "Recombinant α-Klotho May Be Prophylactic and Therapeutic for Acute to Chronic Kidney Disease Progression and Uremic Cardiomyopathy", *Kidney International* 91, n° 5 (jan. 2017): 1.104-14, https://doi.org/10.1016/j.kint.2016.10.034.

30. Richard D. Semba et al., "Klotho in the Cerebrospinal Fluid of Adults With and Without Alzheimer's Disease", *Neuroscience Letters* 558 (jan. 2014): 37-40, https://doi.org/10.1016/j.neulet.2013.10.058.

31. Julio Leon et al., "Peripheral Elevation of a Klotho Fragment Enhances Brain Function and Resilience in Young, Aging and Alpha-Synuclein Transgenic Mice", *Cell Reports* 20: 1.360-71, https://doi.org/10.1016/j.celrep.2017.07.024.

32. Shigehiro Doi et al., "Klotho Inhibits Transforming Growth Factor-$\beta1$ (TGF-$\beta1$) Signaling and Suppresses Renal Fibrosis and Cancer Metastasis in Mice", *Journal of Biological Chemistry* 286, n° 10 (11 mar. 2011): 8.655-65, https://doi.org/10.1074/jbc.M110.174037.

33. Elisabete A. Forsberg et al., "Effect of Systemically Increasing Human Full--Length Klotho on Glucose Metabolism in db/db Mice", *Diabetes Research and Clinical Practice* 113 (mar. 2016): 208-10, https://doi.org/10.1016/j.diabres.2016.01.006.

34. Richard D. Semba et al., "Relationship of Low Plasma Klotho with Poor Grip Strength in Older Community-Dwelling Adults: The InCHIANTIStudy", *European Journal of Applied Physiology* 112, n° 4 (abr. 2012): 1.215-20, https://www.ncbi.nlm.nih.gov/pubmed/21769735.

35. Lisa D. Chong, "Repairing Injured Muscle", *Science*, 14 dez. 2018, http://science.sciencemag.org/content/362/6420/1260.5.full.

36. Morgan S. Saghiv et al., "The Effects of Aerobic and Anaerobic Exercise on Circulating Soluble-Klotho and IGF-1 in Young and Elderly Adults and in CAD Patients", *Journal of Circulating Biomarkers* 6 (28 set. 2017): 6:1849454417733388, https://doi.org/10.1177/1849454417733388.

37. Wei Ling Lau et al., "Vitamin D Receptor Agonists Increase Klotho and Osteopontin While Decreasing Aortic Calcification in Mice with Chronic Kidney Disease Fed a High Phosphate Diet", *Kidney International* 82, n° 12 (dez. 2012): 1.261-70, https://doi.org/10.1038/ki.2012.322.

38. Hye Eun Yoon et al., "Angiotensin II Blockade Upregulates the Expression of Klotho, the Anti-Ageing Gene, in an Experimental Model of Chronic Cyclosporine Nephropathy", *Nephrology Dialysis Transplantation* 26, n° 3 (mar. 2011): 800-13, https://doi.org/10.1093/ndt/gfq537.

39. Shih-Che Hsu et al., "Testosterone Increases Renal Anti-Aging Klotho Gene Expression via the Androgen Receptor-Mediated Pathway", *Biochemical Journal* 464, n° 2 (dez. 2014): 221-29, https://doi.org/10.1042/BJ20140739.

40. Gerit D. Mulder et al., "Enhanced Healing of Ulcers in Patients with Diabetes by Topical Treatment with Glycyl-L-Histidyl-L-Lysine Copper", *Wound Repair and Regeneration* 2, n° 4 (out. 1994): 259-69, https://doi.org/10.1046/j.1524-475X.1994.20406.x.

41. Loren Pickart, Jessica Michelle Vasquez-Soltero e Anna Margolina, "The Human Tripeptide GHK-Cu in Prevention of Oxidative Stress and Degenerative Conditions of Aging: Implications for Cognitive Health", *Oxidative Medicine and Cellular Longevity* 2012 (fev. 2012): 324832, https://doi.org/10.1155/2012/324832.

42. Loren Pickart, "The Human Tri-Peptide GHK and Tissue Remodeling", *Journal of Biomaterials Science, Polymer Edition* 19, n° 8 (2008): 969-88, https://doi.org/10.1163/156856208784909435.

43. Mary P. Lupo e Anna L. Cole, "Cosmeceutical Peptides", *Dermatologic Therapy* 20, n° 5 (28 nov. 2007): 343-49, https://doi.org/10.1111/j.1529-8019.2007.00148.x.

44. Loren Pickart, Jessica Michelle Vasquez-Soltero e Anna Margolina, "GHK Peptide as a Natural Modulator of Multiple Cellular Pathways in Skin Regeneration", *BioMed Research International* 2015 (abr. 2015): 648108, http://dx.doi.org/10.1155/2015/648108.

CAPÍTULO 13: NÃO PAREÇA UM ALIENÍGENA: COMO EVITAR A CALVÍCIE, OS CABELOS BRANCOS E AS RUGAS

1. Nicole Verzijl et al., "Effect of Collagen Turnover on the Accumulation of Advanced Glycation End Products", *Journal of Biological Chemistry* 275 (15 dez. 2000): 39.027-31, http://doi.org/10.1074/jbc.M006700200.

2. Ruta Ganceviciene et al., "Skin Anti-Aging Strategies", *Dermatoendocrinology* 4, nº 3 (2012): 308-19, http://doi.org/10.4161/derm.22804.

3. Ketavan Jariashvili et al., "UV Damage of Collagen: Insights from Model Collagen Peptides", *Biopolymers* 97, nº 3 (mar. 2012): 189-98, http://doi.org/10.1002/bip.21725; A. Knuutinen et al., "Smoking Affects Collagen Synthesis and Extracellular Matrix Turnover in Human Skin", *British Journal of Dermatology* 146, nº 4 (abr. 2002): 588-94, https://doi.org/10.1046/j.1365-2133.2002.04694.x.

4. Ehrhardt Proksch et al., "Oral Intake of Specific Bioactive Collagen Peptides Reduces Skin Wrinkles and Increases Dermal Matrix Synthesis", *Skin Pharmacology and Physiology* 27, nº 3 (2014): 113-19, https://doi.org/10.1159/000355523; Ehrhardt Proksch et al., "Oral Supplementation of Specific Collagen Peptides Has Beneficial Effects on Human Skin Physiology: A Double-Blind, Placebo-Controlled Study", *Skin Pharmacology and Physiology* 27, nº 1 (2014): 47-55, https://doi.org/10.1159/000351376.

5. Kristine L. Clark et al., "24-Week Study on the Use of Collagen Hydrolysate as a Dietary Supplement in Athletes with Activity-Related Joint Pain", *Current Medical Research and Opinion* 24, nº 5 (maio 2008): 1.485-96, https://doi.org/10.1185/030079908X291967.

6. Olivier Bruyère et al., "Effect of Collagen Hydrolysate in Articular Pain: A 6-Month Randomized, Double-Blind, Placebo Controlled Study", *Complementary Therapies in Medicine* 20, nº 3 (jun. 2012): 124-30, https://doi.org/10.1016/j.ctim.2011.12.007.

7. Daniel König et al., "Specific Collagen Peptides Improve Bone Mineral Density and Bone Markers in Postmenopausal Women-A Randomized Controlled Study", *Nutrients* 10, nº 1 (jan. 2018): E97, https://doi.org/10.3390/nu10010097.

8. Martin F. Graham et al., "Collagen Synthesis by Human Intestinal Smooth Muscle Cells in Culture", *Gastroenterology* 92, nº 2 (fev. 1987): 400-05, https://www.ncbi.nlm.nih.gov/pubmed/3792777.

9. Kenji Nagahama et al., "Orally Administered L-Arginine and Glycine Are Highly Effective Against Acid Reflux Esophagitis in Rats", *Medical Science Monitor* 18, nº 1 (2012): BR9-15, https://doi.org/10.12659/MSM.882190.

10. James English, "Gastric Balance: Heartburn Not Always Caused by Excess Acid", *Nutrition Review*, 25 nov. 2018, https://nutritionreview.org/2018/11/gastric-balance--heartburn-caused-excess-acid/.

11. Morton I. Grossman, Joseph B. Kirsner e Ian E. Gillespie, "Basal and Histalog--Stimulated Gastric Secretion in Control Subjects and in Patients with Peptic Ulcer or Gastric Cancer", *Gastroenterology* 45 (jul. 1963): 15-26, https://doi.org/10.1016/S0016-5085(19)34918-2.

12. Stephen D. Krasinski et al., "Fundic Atrophic Gastritis in an Elderly Population. Effect on Hemoglobin and Several Serum Nutritional Indicators", *Journal of the American Geriatric Society* 34, n° 11 (nov. 1986): 800-06, https://doi.org/10.1111/j.1532-5415.1986.tb03985.x.

13. Wataru Yamadera et al., "Glycine Ingestion Improves Subjective Sleep Quality in Human Volunteers, Correlating with Polysomnographic Changes", *Sleep and Biological Rhythms* 5, n° 2 (abr. 2007): 126-31, https://doi.org/10.1111/j.1479-8425.2007.00262.x.

14. Edward D. Harris Jr. e Peter A. McCroskery, "The Influence of Temperature and Fibril Stability on Degradation of Cartilage Collagen by Rheumatoid Synovial Collagenase", *New England Journal of Medicine* 290 (jan. 1974): 1-6, https://doi.org/10.1056/NEJM197401032900101; Harris e McCroskery, "Influence."

15. Anna Lubkowska, Barbara Dołęgowska e Zbigniew Szyguła, "Whole-Body Cryostimulation-Potential Beneficial Treatment for Improving Antioxidant Capacity in Healthy Men-Significance of the Number of Sessions", *PLoS One* 7, n° 10 (15 out. 2012): e46352, https://doi.org/10.1371/journal.pone.0046352.

16. Imran Majid, "Microneedling Therapy in Atrophic Facial Scars: An Objective Assessment", *Journal of Cutaneous and Aesthetic Surgery* 2, n° 1 (2009): 26-30, https://doi.org/10.4103/0974-2077.53096.

17. Simran Chawla, "Split Face Comparative Study of Microneedling with PRP Versus Microneedling with Vitamin C in Treating Atrophic Post Acne Scars", *Journal of Cutaneous and Aesthetic Surgery* 7, n° 4 (2014): 209-12, https://doi.org/10.4103/0974-2077.150742.

18. Seung-Hye Hong et al., "Alternative Biotransformation of Retinal to Retinoic Acid or Retinol by an Aldehyde Dehydrogenase from *Bacillus cereus*", *Applied and Environmental Microbiology* 82, n° 13 (13 jun. 2016), https://doi.org/10.1128/AEM.00848-16.

19. Rong Kong et al., "A Comparative Study of the Effects of Retinol and Retinoic Acid on Histological, Molecular, and Clinical Properties of Human Skin", *Journal of Cosmetic Dermatology* 15, n° 1 (mar. 2016): 49-57, https://doi.org/10.1111/jocd.12193.

20. Pierpaolo Mastroiacovo et al., "High Vitamin A Intake in Early Pregnancy and Major Malformations: A Multicenter Prospective Controlled Study", *Teratology* 59, n° 1 (jan. 1999): 7-11, https://doi.org/10.1002/(SICI)1096-9926(199901)59:1<7::AID-TERA4>3.0.CO;2-6.

21. Ratan K. Chaudhuri e Krzysztof Bojanowski, "Bakuchiol: A Retinol-Like Functional Compound Revealed by Gene Expression Profiling and Clinically Proven to Have Anti-Aging Effects", *International Journal of Cosmetic Science* 36, n° 3 (jun. 2014): 221-30, https://doi.org/10.1111/ics.12117.

22. Zheng-Mei Xiong et al., "Anti-Aging Potentials of Methylene Blue for Human Skin Longevity", *Scientific Reports* 7 (2017): 2475, https://doi.org/10.1038/s41598-017-02419-3.

23. John W. Haycock et al., "α-Melanocyte-Stimulating Hormone Inhibits NF-κB Activation in Human Melanocytes and Melanoma Cells", *Journal of Investigative Dermatology* 113, n° 4 (out. 1999): 560-66, https://doi.org/10.1046/j.1523-1747.1999.00739.x.

24. Arturo Solis Herrera e Paola E. Solis Arias, "Einstein Cosmological Constant, the Cell, and the Intrinsic Property of Melanin to Split and Re-Form the Water Molecule", *MOJ Cell Science & Report* 1, n° 2 (27 ago. 2014): 46-51, https://doi.org/10.15406/mojcsr.2014.01.00011.

25. Federation of American Societies for Experimental Biology, "Why Hair Turns Gray Is No Longer a Gray Area: Our Hair Bleaches Itself as We Grow Older", Science-Daily, 24 fev. 2009, www.sciencedaily.com/releases/2009/02/090223131123.htm.

26. Edith Lubos, Joseph Loscalzo e Diane E. Handy, "Glutathione Peroxidase-1 in Health and Disease: From Molecular Mechanisms to Therapeutic Opportunities", *Antioxidants & Redox Signaling* 15, n° 7 (out. 2011): 1.957-97, https://doi.org/10.1089/ars.2010.3586.

27. Ajay Pal et al., "Ashwagandha Root Extract Inhibits Acetylcholine Esterase, Protein Modification and Ameliorates H2O2-Induced Oxidative Stress in Rat Lymphocytes", *Pharmacognosy Journal* 9, n° 3 (maio-jun. 2017): 302-09, https://doi.org/10.5530/pj.2017.3.52.

28. Lakshmi-Chandra Mishra, Betsy B. Singh e Simon Dagenais, "Scientific Basis for the Therapeutic Use of *Withania somnifera* (Ashwagandha): A Review", *Alternative Medicine Review* 5, n° 4 (2000): 334-46, http://altmedrev.com/archive/publications/5/4/334.pdf.

29. Melissa L. Harris et al., "A Direct Link Between MITF, Innate Immunity, and Hair Graying", *PLoS Biology* 16, n° 5 (3 maio 2018): e2003648, https://doi.org/10.1371/journal.pbio.2003648.

30. Thomas Rhodes et al., "Prevalence of Male Pattern Hair Loss in 18-49 Year Old Men", *Dermatologic Surgery* 24, n° 12 (dez. 1998): 13.330-32, https://doi.org/10.1111/j.1524-4725.1998.tb00009.x.

31. Paulo Müller Ramos e Hélio Amante Miot, "Female Pattern Hair Loss: A Clinical and Pathophysiological Review", *Anais Brasileiros de Dermatologia* 90, n° 4 (jul.-ago. 2015): 529-43, https://doi.org/10.1590/abd1806-4841.20153370.

32. Peter Dockrill, "'Unprecedented' DNA Discovery Reverses Wrinkles and Hair Loss in Mice", Science Alert, 28 jul. 2018, https://www.sciencealert.com/unprecedented--dna-discovery-actually-reverses-wrinkles-and-hair-loss-mitochondria-mutation--mtdna/amp.

33. Michael P. Zimber et al., "Hair Regrowth Following a Wnt- and Follistatin Containing Treatment: Safety and Efficacy in a First-in-Man Phase 1 Clinical Trial", *Journal of Drugs in Dermatology* 20, n° 11 (nov. 2011): 1.308-12, https://www.ncbi.nlm.nih.gov/m/pubmed/22052313/.

34. Zhuo-ming Li, Suo-wen Xu e Pei-qing Liu, "*Salvia miltiorrhiza*Burge (Danshen): A Golden Herbal Medicine in Cardiovascular Therapeutics", *Acta Pharmacologica Sinica* 39, n° 5 (maio 2018): 802-24, https://doi.org/10.1038/aps.2017.193.

35. Martin I. Surks e Laura Boucai, "Age- and Race-Based Serum Thyrotropin Reference Limits", *Journal of Clinical Endocrinology & Metabolism* 95, n° 2 (1° fev. 2010): 496-502, https://doi.org/10.1210/jc.2009-1845.

36. Surks e Boucai, "Age- and Race-Based Serum."

37. Susan Jobling et al., "A Variety of Environmentally Persistent Chemicals, Including Some Phthalate Plasticizers, Are Weakly Estrogenic", *Environmental Health Perspectives* 103, n° 6 (jun. 1995): 582-87, https://doi.org/10.1289/ehp.95103582.

CAPÍTULO 14: CONTROLE SUA LONGEVIDADE COMO UM RUSSO

1. Gabriel Sosne, Ping Qiu e Michelle Kurpakus-Wheater, "Thymosin Beta 4: A Novel Corneal Wound Healing and Anti-Inflammatory Agent", *Clinical Ophthalmology* 1, n° 3 (2007): 201-07, https://www.ncbi.nlm.nih.gov/pmc/articles/PMC2701135/.

2. Chuanyu Wei et al., "Thymosin Beta 4 Protects Mice from Monocrotaline-Induced Pulmonary Hypertension and Right Ventricular Hypertrophy", *PLoS One* 9, n° 11 (20 nov. 2014): e110598, https://doi.org/10.1371/journal.pone.0110598.

3. Vladimir Kh. Khavinson e Vyacheslav G. Morozov, "Peptides of Pineal Gland and Thymus Prolong Human Life", *Neuroendocrinology Letters* 24, n° 3 (jun.-ago. 2003): 233-40, https://www.ncbi.nlm.nih.gov/pubmed/14523363.

4. Chung-Hsun Chang et al., "The Promoting Effect of Pentadecapeptide BPC 157 on Tendon Healing Involves Tendon Outgrowth, Cell Survival, and Cell Migration", *Journal of Applied Physiology* 110, n° 3 (mar. 2011): 774-80, https://doi.org/10.1152/japplphysiol.00945.2010.

5. Božidar Šebečić et al., "Osteogenic Effect of a Gastric Pentadecapeptide, BPC-157, on the Healing of Segmental Bone Defect in Rabbits: A Comparison with Bone Marrow and Autologous Cortical Bone Implantation", *Bone* 24, n° 3 (1999): 195-202, https://doi.org/10.1016/S8756-3282(98)00180-X.

6. Predrag Sikirić et al., "Toxicity by NSAIDs. Counteraction by Stable Gastric Pentadecapeptide BPC 157", *Current Pharmaceutical Design* 19, n° 1 (2013): 76-83, https://www.ncbi.nlm.nih.gov/pubmed/22950504.

7. Tihomir Vuksic et al., "Stable Gastric Pentadecapeptide BPC 157 in Trials for Inflammatory Bowel Disease (PL-10, PLD-116, PL 14736, Pliva, Croatia) Heals Ileoileal Anastomosis in the Rat", *Surgery Today* 37, n° 9 (2007): 768-77, https://doi.org/10.1007/s10787-006-1531-7.

8. Ramesh Narayanan et al., "Selective Androgen Receptor Modulators in Preclinical and Clinical Development", *Nuclear Receptor Signaling* 6 (2008): e010, https://doi.org/10.1621/nrs.06010.

9. Vihang A. Narkar et al., "AMPK and PPARdelta Agonists Are Exercise Mimetics", *Cell* 134, n° 3 (ago. 2008): 405-15, https://doi.org/10.1016/j.cell.2008.06.051.

10. Weiwei Fan et al., "Road to Exercise Mimetics: Targeting Nuclear Receptors in Skeletal Muscle", *Journal of Molecular Endocrinology* 51, n° 3 (2013): T87-T100, https://doi.org/10.1530/JME-13-0258.

11. Jane A. Mitchell e David Bishop-Bailey, "PPARβ/δ a Potential Target in Pulmonary Hypertension Blighted by Cancer Risk", *Pulmonary Circulation* 9, n° 1 (mar.-jun. 2019): 2045894018812053, https://doi.org/10.1177/2045894018812053.

12. Estelle Woldt et al., "Rev-erb-α Modulates Skeletal Muscle Oxidative Capacity by Regulating Mitochondrial Biogenesis and Autophagy", *Nature Medicine* 19, n° 8 (ago. 2013): 1.039-48, https://doi.org/10.1038/nm.3213.

13. Jill P. Smith et al., "Low-Dose Naltrexone Therapy Improves Active Crohn's Disease", *American Journal of Gastroenterology* 102, n° 4 (abr. 2007): 820-28, https://doi.org/10.1111/j.1572-0241.2007.01045.x.

14. Jarred Younger, Luke Parkitny e David McLain, "The Use of Low-Dose Naltrexone (LDN) as a Novel Anti-Inflammatory Treatment for Chronic Pain", *Clinical Rheumatology* 33, n° 4 (2014): 451-59, https://doi.org/10.1007/s10067-014-2517-2.

15. Jarred Younger e Sean Mackey, "Fibromyalgia Symptoms Are Reduced by Low-Dose Naltrexone: A Pilot Study", *Pain Medicine* 10, n° 4 (maio-jun. 2009): 663-72, https://doi.org/10.1111/j.1526-4637.2009.00613.x; Jarred Younger et al., "Low-Dose Naltrexone for the Treatment of Fibromyalgia: Findings of a Small, Randomized, Double-Blind, Placebo-Controlled, Counterbalanced, Crossover Trial Assessing Daily Pain Levels", *Arthritis & Rheumatology* 65, n° 2 (fev. 2013): 529-38, https://doi.org/10.1002/art.37734.

16. Renee N. Donahue, Patricia J. McLaughlin e Ian S. Zagon, "Low-Dose Naltrexone Suppresses Ovarian Cancer and Exhibits Enhanced Inhibition in Combination with Cisplatin", *Experimental Biology and Medicine (Maywood)* 236, n° 7 (jul. 2011): 883-95, https://doi.org/10.1258/ebm.2011.011096.

17. Burton M. Berkson, Daniel M. Rubin e Arthur J. Berkson, "Reversal of Signs and Symptoms of a B-cell Lymphoma in a Patient Using Only Low-Dose Naltrexone", *Integrative Cancer Therapies* 6, n° 3 (set. 2007): 293-96, https://doi.org/10.1177/1534735407306358; Ian S. Zagon, Renee N. Donahue e Patricia J. McLaughlin, "Opioid Growth Factor-Opioid Growth Factor Receptor Axis Is a Physiological Determinant of Cell Proliferation in Diverse Human Cancers", *American Journal of Physiology – Regulatory, Integrative, and Comparative Physiology* 297, n° 4 (out. 2009): R1154-61, https://doi.org/10.1152/ajpregu.00414.2009.

18. Gordon L. Cheng et al., "Heroin Abuse Accelerates Biological Aging: A Novel Insight from Telomerase and Brain Imaging Interaction", *Translational Psychiatry* 3, n° 5 (21 maio 2013): e260, https://doi.org/10.1038/tp.2013.36.

19. Franco Cataldo, "Interaction of C^{60} Fullerene with Lipids", *Chemistry and Physics of Lipids* 163, n° 6 (jun. 2010): 524-29, https://doi.org/10.1016/j.chemphyslip.2010.03.004.

20. Yuriy Rud et al., "Using C^{60} Fullerenes for Photodynamic Inactivation of Mosquito Iridescent Viruses", *Journal of Enzyme Inhibition and Medicinal Chemistry* 27, n° 4 (ago. 2012): 614-17, https://doi.org/10.3109/14756366.2011.601303.

21. Yuliana Pineda Galvan et al., "Fullerenes as Anti-Aging Antioxidants", *Current Aging Science* 10, n° 1 (2017): 56-67, https://doi.org/10.2174/1874609809666160921120008.

22. Tarek Baati et al., "The Prolongation of the Lifespan of Rats by Repeated Oral Administration of [60]Fullerene", *Biomaterials* 33, n° 19 (2012): 4.936-46, https://doi.org/10.1016/j.biomaterials.2012.03.036.

ÍNDICE REMISSIVO

A

açafrão/curcumina 112, 163-164, 167, 269, 295, 301

ácido butírico 80, 246

ácido condroitinossulfúrico 266

ácido estomacal e azia 287-288

ácido hialurônico 266

ácido linoleico conjugado (CLA) 82

ácido lipoico (ALA) 175, 184

ácidos graxos 35, 51, 76, 236, 241, 250

ActivePQQ 162

Actos (pioglitazona) 269

açúcar 14

  diminuindo ou eliminando 38, 60, 147-152, 166, 218, 230, 249, 251, 269

  e a saúde do microbioma 76, 251

  estresse oxidativo causado pelo 57

  Veja também açúcar no sangue

açúcar no sangue

  controle do 36-40, 58, 72, 120-121 147-152, 166

  danos causados pelo 37, 39, 58-59, 62, 241, 271

  e AGEs 57-59, 60, 62-63

  e exposição aos raios UVB 120

  e glucosamina 39, 47

  e o desejo insaciável de açúcar 72-73

  e Ostarine 311-312

  e sono de má qualidade 94-99, 119

  estabilizando seu nível de 77-78

  exame de açúcar no sangue em jejum 27

acuidade visual, melhora da 273

acúmulo intracelular 61-62

  Veja também métodos de desintoxicação de metais pesados

acúmulo de lixo dentro das células. *Veja* acúmulo intracelular

Adelson, Harry 260-264, 266, 324

adsorção 176

AEP (aminoetanolfosfato) 55, 67

aflatoxina 178

aglutinina (WGA) 242

agregados extracelulares 59

albumina glicada 241

alimentos

  alimentos fermentados 239, 240, 251

  animais criados pela indústria 75, 79, 249

  gorduras 78-85

  gorduras de energia 85-90

  grandes empresas e glifosato 71-72

  grãos, glúten, glicose e glifosato 69-73

  orelhas de porco como fonte de colágeno 85-90

  sensibilidade aos vegetais da família *Solanaceae* 227, 244, 249

  visão geral 68

  Veja também dieta; carne alinhamento da mordida 223-226

  do maxilar 14, 221, 223-226, 230

Alitura (produtos para a pele) 281-282
alfa-MSH (hormônio estimulante de
alfa-melanócitos) 293-294
alquimia 12, 13
alumínio 169
Alzheimer 14
desenvolvimento do 26, 59, 62, 138-
139, 143, 201
e insulina 143, 148, 151
e intoxicação por metais pesados 60-
61, 171
e klotho no líquido cefalorraquidiano
279
e nível de açúcar no sangue 27, 37,
147-152
efeitos da nicotina no 156-158
incidência 27, 46, 47, 60
prevenção 77, 95, 241
terapia de luz para 143, 146-147
visão geral 40-42
ambiente
efeitos da exposição ao mofo tóxico
27, 29, 30, 35, 44, 143, 145, 176,
178, 186, 188, 276, 293
substâncias químicas que interferem
na produção de hormônios 210, 212
Veja também morte causada por mil
golpes
Amen, Daniel 41, 324
Academia Americana de Medicina
Antienvelhecimento (conferência)
198-199, 213
Sociedade Americana de Câncer 97
amido resistente 240, 243-245, 246
amiloides. *Veja* proteínas amiloides
amiloidose cardíaca senil 59
aminoácidos
EDTA 180-182, 184
GHK-Cu 280-282, 291, 292, 301,
304, 357
glicina 70-71, 286, 287, 288
L-teanina 162, 166
L-tirosina 216-217, 218
peptídeos 280-282, 283, 286, 303-
306, 315

vitamina C, colágeno e 30, 288-289
aminoetanolfosfato (AEP) 55, 67
andropausa 202
animais criados pela indústria 75, 79,
249
aniracetam 152, 154, 338
antibacteriano, óleo de coco como 228,
250
antibióticos 25, 34
e bactérias resistentes a antibióticos
34-35, 188
e cabelos brancos 296
e microbiomas 231, 232, 237, 238
em animais criados para consumo
humano 35, 75-76
terapia com ozônio vs. 185, 187-188,
189
uso por Asprey, na infância 231, 237
anti-inflamatórios
ácido butírico 80, 246
ácidos graxos de cadeia curta 35, 241
gorduras ômega-3 78, 82-84, 92, 171,
178, 332
hormônio alfa-MSH 293-294
óleo de coco 227-229
antioxidantes
azul de metileno 292, 301
carbono 60 317-318, 324
cogumelo juba-de-leão 163
curcumina 163-164, 167, 269, 295,
301
e metabólitos produzidos ao jejuar 77
fisetina 56, 67
para desintoxicação de metais pesados
174-176
para o aumento da produção de
catalase 295, 301
polifenóis 89, 164, 245, 249, 251,
294, 301
PQQ 161-162, 166, 340, 341
propriedades de antienvelhecimento 30,
31-32, 47, 77, 89, 119, 289, 295, 301,
317
superóxido dismutase 159, 164, 187,
289, 340

vitamina C 30, 161, 175-176, 184, 192, 270, 288-289, 301
Veja também glutationa
aplicativos que filtram a luz 114
apneia do sono 96, 224
apoptose 32, 41, 43, 50, 63, 65
armadilha vegana 73-78
arsênio 61, 169, 179, 182
artrite 18, 25, 26, 168
  de exposição ao mofo tóxico 30
  e células senescentes 54
  prevenção 234, 266
  tratamentos 197, 227, 260, 268, 287
ashitaba (erva japonesa) 56
ashwagandha 295, 301, 312, 360
asma 25, 222, 237, 246
Asprey, Anna 189
Asprey, Dave
  anos de universidade 26, 39, 99
  curso de Administração 41, 85, 99, 137, 155
  e Epitalon 65
  encontro com sua futura esposa 214
  experimento de "dezenove dias sem ingerir carboidratos" 100
  exposição ao mofo tóxico 27, 30
  hackear com um laser a área do cérebro responsável pelo processamento da linguagem (não recomendado) 145-146
  infância 25, 231, 237
  laboratório em casa 127-128
  níveis de hormônios 28, 198, 200
  questionando a sabedoria popular sobre dieta 38
  resultados das análises de microbioma da Viome 248-250
  Spot (síndrome postural ortostática taquicardizante) causada por mofo tóxico 35
  terapia de luz para tratar "efeito chicote" 125
  testes de alergia revelam alergia a mofo 29
  tireoidite de Hashimoto 28, 234

viagem ao Tibete e ao Nepal 85-89, 177, 213
Asprey, Lana 145, 214, 316
  diagnóstico de infertilidade e cura 214
  tratamento com células-tronco 262-263, 270
  tratando a orelha arranhada de Anna 189
  usando painéis de luz vermelha 128
astragalus (erva) 65
aterosclerose 33-34, 217
atividade sexual
  como estratégia de antienvelhecimento 213
  e creme de testosterona 205
  hormônios associados à 201, 206, 210, 212, 271, 348
  melhora das funções sexuais 205, 263, 270, 271-272, 283
atletas e substâncias para melhorar o desempenho 286, 308, 309
Atmospheric Cell Trainer 261
ATP. *Veja* trifosfato de adenosina
atrofia dos tecidos 50-52, 62
atrofia hipocampal 51
atrofia testicular 210, 310
aumento de energia 87
  Veja também energia das mitocôndrias
autofagia 43-44, 47, 55, 60, 76, 77, 89, 91
azia 287-288
azul de metileno 292, 301
B
bactérias
  e histaminas 238-240
  mofo como ameaça letal às 29-30
  no leite materno 236
  reduzindo bactérias da boca 228
  visão geral 29-30, 231-232
  Veja também bactérias no intestino
bactérias no intestino
  bifidobactérias 246-247
  combustível bacteriano e as paredes do intestino 245-248
  e amido resistente 240, 243-245, 246

ÍNDICE REMISSIVO

e aterosclerose 33-34
e fibras digestivas 242
e obesidade vs. magreza 245
e terapia helmíntica 233-234
transformando vegetais em ácidos
graxos 76
troca de plasmídeos
visão geral 33-36, 232-235
bakuchiol 291, 359
barreira entre o sangue e o cérebro e
metais tóxicos 169-170, 175
Basis 99, 104
BDNF (fator neurotrófico derivado do
cérebro) 153, 163
benzofenonas 299, 301
Better Baby Book, The (Asprey e Asprey)
214
bifidobactérias 246-247
biogênese mitocondrial 38, 157, 161,
311
biohackers 11-21, 91, 189, 308
biohacking
laboratório que Asprey tem em casa
127-128
regra número 1: descarte as coisas que
enfraquecem (ou envelhecem) seu
corpo 285
visão geral 16, 32, 89, 99, 129, 186,
261, 311
boca e gengivas, limpeza 227-228
bochecho
com água ozonizada 192
com óleo 227-229, 230
boro 268-269, 354
suplementos de 269, 283
BPC157 (peptídeo de regeneração)
307-308
Bredesen, Dale 139, 143, 324
Hospital de Brigham e da Mulher,
Boston 33
Bulletproof 76, 93, 112, 114, 138, 155,
162, 164, 208, 242, 249, 307, 322,
323
Bulleproof Conference 275
Bulletproof Diet: a dieta à prova de
balas 241-242

Bulletproof Radio 15, 59, 70, 186,
189, 196, 324
café Bulleproof 87, 89, 90, 123, 150,
179, 239, 250, 301, 307
dieta Bulletproof (Asprey) 15-16, 205
dieta Bulletproof e requisitos de sono
98
busca pela "vida eterna" 12
butilparabeno 212

C

C360 Health 318
cabelo 59, 127, 158, 165, 266, 267,
294-300, 301
grisalho, razões por trás do 165, 167,
281, 293, 294-295, 299, 301
queda de 295-296, 297, 296, 298-
300, 302
cádmio 61, 169, 176, 179, 182
calcificação de tecidos 181
cálcio 55, 180-181, 183, 269, 283, 287
calvície 180, 281, 284, 295-297, 302
camada de ozônio 185-186
Campbell, Thomas M. 73câncr
Campbell, T. Colin 73
câncer 42-44
causado por luz azul externa 111
células exterminadoras naturais (NK)
modificadas vs. 274-275
e genética 42-43
e Naltrexona 316, 319
e redução dos níveis de hormônio na
meia-idade 28, 201, 202-206
fatores que contribuem 27, 39, 56, 62,
64, 75, 82, 91
incidência de 27, 42, 46, 47
pectina cítrica modificada vs. 179
tumores cancerígenos causam a
superexpressão da substância P 222
Candida (fungo) 237, 239, 249
capsaicina 227
carboidratos
combinados com suplementos que
reduzem o açúcar no sangue ou com
fibra 148-149, 166

368 SUPER-HUMANO

destruição dos hormônios causado
pelos 210
efeitos da redução no consumo de
60, 69
experimento de "dezenove dias sem
ingerir carboidratos" 100
carbono 60 317-318, 324
cardiolipina 289
cardiopatias
amiloidose cardíaca senil 59
e aterosclerose 33
e exposição ao chumbo 170
e níveis de testosterona 201
incidência de 26
inflamação como causa de 33
visão geral 33-36
carne
carne frita ou tostada e AGEs 62
o quanto comer
produtos derivados de animais criados
em pasto 63, 72, 75, 76, 79, 82, 84,
87, 92, 212, 214, 218, 250, 261, 301
carvão ativado 176-178, 183, 184, 230
e a saúde do coração 177
catalase 294-295, 301, 340
CDC (Centro de Controle e Prevenção
de Doenças) 26, 36
Cell Host & Microbe (periódico) 246,
353
células exterminadoras naturais (NK)
modificadas 274-276
células muito pequenas semelhantes às
embrionárias (VSELs) 273-274, 355
células senescentes (células resistentes
à morte)
aumento do número com a idade 305
boro para reduzir a inflamação
causada por 268-269
células NK modificadas e perforina vs.
275, 276
visão geral 54-57
células-tronco
células-tronco de líquido amniótico,
placenta e cordão umbilical 257-258,
264-265
células-tronco embrionárias 257, 258

células-tronco pluripotentes induzidas
(iPSCs) 273, 274
estimulando a produção e a
disponibilidade 268-270
exossomas das 264, 266
normas dos Estados Unidos 265
visão geral 257-263
células-zumbis. Veja células senescentes
Centro de Controle e Prevenção de
Doenças (CDC) 26, 36
cérebro
barreira entre o sangue e o cérebro e
metais tóxicos 169-170, 175
córtex pré-frontal 41, 140-141, 155,
226, 278
danos causados pelo tálio 171
eixo intestino-cérebro 247
fluxo sanguíneo e nervo trigêmeo 226
rejuvenescendo com GHK-Cu 281-282
sistema de ativação reticular e nervo
trigêmeo 224
cetonas e cetose
de óleo TCM 87-89
dieta cetogênica cíclica para reduzir o
risco de Alzheimer 150
e a proporção entre NAD+ e NADH
193
e jejum 90-91
e jejum intermitente 91
em quantidades moderadas 91
induzindo a lipólise 183
visão geral 79
chá com manteiga de iaque 86, 89-90
chá-verde 161, 162
extrato de 270
chás 87, 161, 162, 173, 270
China 12, 19, 270
China Study, The (Campbell e
Campbell) 73-75
chumbo 13, 61, 168, 169-172, 176, 179,
180, 181, 182
citocinas 33, 36, 41, 220, 222
CLA (ácido linoleico conjugado) 82
Clomid 313

clorela 178, 184

cloridrato de betaína (HCL) 287

Clostridium difficile (bactéria) 236

cobre 60-61, 169, 176, 280-281, 283, 291, 292, 301, 304

coenzima Q10/idebenona 160-161

cogumelo juba-de-leão 163

colágeno

    da terapia com luz 127, 129

    e AGEs 58

    e azul de metileno 292

    e bakuchiol 291, 359

    e crioterapia 289

    e máscara facial vampiresca 290

    e GHK 281

    e microagulhamento 290

    e orelhas de porco 85-90

    e retinol 291

    e tratamento facial com laser 293

    na forma de proteína em pó 286, 301

    visão geral 285-288

    vitamina C para a produção de 30

colesterol

    e baixa produção de hormônios da tireoide 299

    e carvão ativado 177

    testosterona sintetizada a partir de 210

Cook, Matthew 273, 275, 324

córtex pré-frontal 41, 140-141, 155, 226, 278

cortinas com blecautes 112-113, 116

cortisol 101, 118, 140, 207, 215, 220, 297, 326, 341, 348

crescimento de cartilagens com terapia de ozônio 192

crianças e cachorros, brincar com 208, 209

crioterapia 289, 301

    crioterapia para a face 289

cromo 148, 166, 169

cuidados com a pele. *Veja* rejuvenescer; colágeno

cura e regeneração

    de dentro para fora 130, 136, 282

    Heródoto e a fonte da juventude 15

curcumina/açafrão 112, 163-164, 167, 269, 295, 301

cytomaxes e *cytogens* 304-305

D

danos causados pelo sol 121, 127

DAO (enzima diamina oxidase) 238

degeneração macular 111-113, 127

demência. *Veja* disfunção cognitiva

dentes

    alinhamento dos 225

    alinhamento da mordida 14, 221, 223-226, 230

    mantendo o cálcio 181

    mercúrio em restaurações prateadas 172

    plaquinhas para a mordida 221, 223-224, 226, 230

    restaurações em dentes sobre infecções de baixo grau 185

    trespasse horizontal 225

    Veja também odontologia neurológica

deprenyl (selegilina) 158-160, 164, 166, 340

depressão 141-142, 156-157, 159, 166, 206, 247

desejo insaciável de açúcar 72-73

desenvolvimento muscular com SARMs 308

desidroepiandrosterona (DHEA) 201-202, 204, 206-207, 218, 347

desintoxicação. *Veja* métodos de desintoxicação de metais pesados; acúmulo intracelular

di-hidrotestosterona (DHT) 213, 296, 299, 302

diabetes 26-27, 36-40, 46, 47, 55, 58, 64, 75, 94, 96, 111, 120, 122, 170, 206, 269, 306, 325, 326, 327, 328, 329, 335, 338, 343, 346, 352, 356, 357

    pré-diabetes 30, 36, 37

    tipo 1 237, 246

    tipo 2 36-40, 54, 58, 59, 119, 148, 241, 244, 279, 312

tipo 3 37, 147

Veja também resistência à insulina; Alzheimer

Diabetes (periódico) 58

disfunção da articulação temporomandibular (ATM) 225-226, 230

dieta

anti-inflamatória, com taxa baixa de açúcar 229

cetogênica cíclica 91, 92, 150, 166, 196

com restrição calórica 38-39, 196, 197

de polifenóis e antioxidantes 89, 164, 245, 249, 251, 294, 301

de restrição de proteínas 75-77

em relação à saúde 68-92

limitando as refeições a um período de seis a oito horas 77, 91, 92

ocidental 82, 211

para onívoros de alimentos crus 74

pobre em carboidratos e seus efeitos 60, 69

saudável para o coração, poucas gorduras e pouco colesterol 78, 210

vegana 73-75

Veja também alimentos; jejum

dinucleótido de nicotinamida e adenina (NAD) 193-196, 197, 345, 346

disfunção cognitiva

causada por exposição ao mofo tóxico 30

diagnóstico recebido por Asprey 30, 41, 85, 137-138, 143

e mandíbula desalinhada 226

luzes intermitentes de LED vs. 143-146

problemas vasculares e 226

terapia de laser vs. 146-147, 219

visão geral 27, 55

Veja também saúde do cérebro e procedimentos

disfunção erétil 158, 262, 270-272

disfunção mitocondrial

da intoxicação por metais pesados 61

de *junk light* 111, 115, 119-120

degeneração macular causada por 112

e o risco de câncer 43-44

exposição ao mofo tóxico 29, 30, 44, 144-145, 186

metabolismo anaeróbico como 43

sono ruim 115

visão geral 42-43

dismutase, superóxido 159, 164, 187, 289, 340

dispositivo de luz âmbar da TrueLight 129, 337

dispositivos para monitorar o sono

aplicativo Sleep Cycle 105-106

aplicativo Sonic Sleep Coach 102, 109

rastreadores Basis 99, 104

resultados do monitorador Oura Ring 106-108

uso que Asprey fez dos primeiros modelos 106-108

visão geral 104-109, 116

Veja também estresse

DMC (dimetoxichalcona) 56

DNA 29, 42, 48, 52-53, 63, 82, 194, 248, 250, 329, 332, 334, 335, 340, 346, 360

DNA Company 48

doença arterial periférica 37

doença celíaca 69, 246

doença de Crohn 308, 315

doença inflamatória intestinal 222, 234, 246, 248

doenças autoimunes

e amiloides 59-60

e cereais e legumes 242-243

e Naltrexona 315-316, 319

e síndrome do intestino poroso 246

e trigo 69

prevenção 233

tireoidite de Hashimoto 28, 234

tomando modafinil 154-156

doenças cardiovasculares. *Veja* cardiopatias; sistema vascular

dopamina 158-160, 164, 166, 216

dor muscular, laser para 125, 126, 219

dores na articulações, prolozone para 192, 197

ebola (epidemia em Serra Leoa, na África) 189-190, 345

E

eczema 222, 237, 349

EDTA (ácido etilenodiamino tetra-acético) 180-182, 184

EEG (eletroencefalograma) 100, 140, 141, 334

mofo tóxico, efeitos da exposição ao 27, 29, 30, 35, 44, 143, 145, 176, 178, 186, 188, 276, 293

eixo intestino-cérebro 247

empresas farmacêuticas e os medicamentos não patenteáveis 65, 203, 280, 292, 318

EMT (estimulação magnética transcraniana) 109

endotélio 33

energia das mitocôndrias
das coenzimas Q10/idebenona 160-161
e as mutações mitocondriais 52-53
e luz amarela 127-128
e luz vermelha e infravermelha 125, 126, 127, 132, 144
e NAD 193-194
metais pesados em nossos corpos vs. 61, 169, 175
mofo tóxico vs. 29, 30, 44, 144-145, 186
na juventude vs. na velhice 125
visao geral 13

Enig, Mary 80, 324

enrijecimento da matriz extracelular 57, 58

envelhecimento
autofagia para desacelerar 43-44, 47
e calcificação de tecido 181
e comprimento de telômeros 63-66, 138, 182, 194, 215, 220, 316
e intoxicação por metais pesados 168, 169-172
e redução do sono profundo 101
e síndrome do intestino poroso 164, 287

e variabilidade da frequência cardíaca 103-104
lições dos mitos gregos 321
papel das doenças autoimunes no 234
pelas pílulas anticoncepcionais 212-213, 299
redução dos níveis de hormônio 198, 200, 212
visão geral 49-50
Veja também morte causada por mil golpes; sete pilares do envelhecimento

enzima degradadora de insulina (IDE) 148

enzima diamina oxidase (DAO) 238

enzimas 58, 62, 175, 193, 289

Eos e Titonio 321

Epitalon 65, 304, 330

EROs (espécies reativas de oxigênio) 30, 54, 62, 186

ervas
ashitaba 56
astragalus 65
he shou wu 164-165, 167
Stephania tetrandra 164
Veja também ervas, suplementos e medicamentos para o cérebro; suplementos

ervas, suplementos e medicamentos para o cérebro
Brain Octane Oil 87-88, 150, 166, 196, 250
coenzima Q10/idebenona 160-161
cogumelo juba-de-leão 163
curcumina 163-164, 167, 269, 295, 301
deprenyl em microdoses/selegilina 158-160, 164, 166, 340
he shou wu 164-165, 167
L-teanina 162, 166
modafinil 154-156, 157, 166, 339
nicotina em microdoses 156-158, 161, 166
piracetam 152, 153-154, 166, 338
pirroloquinolina quinona 161-162, 166, 340, 341

372 SUPER-HUMANO

Escola de Medicina de Harvard 146-147, 337
Escola de Medicina Keck, da Universidade do Sul da Califórnia 97
escoliose 224
espécies reativas de oxigênio (EROs) 30, 54, 62, 186
Veja também radicais livres
espermidina 235
esteroides 205, 303, 308, 310
estimulação da autofagia 60, 76, 77, 89, 91
estimulação magnética transcraniana (EMT) 109
estresse
  controle do 66, 67, 86, 142, 208, 214, 220-221, 276, 302
  cortisol 101, 140, 207, 220
  determinar o nível fisiológico de 104
  e frequência respiratória 107
  e funcionamento das células NK 274-276
  e microbioma 247-248
  e perda de cabelo 297-299, 302
  e variabilidade da frequência cardíaca 103
  encurtamento de telômeros causado por 64
  envelhecimento causado por estresse fora de controle 66, 104, 141
  níveis de klotho reduzidos pelo 279-280
  estresse emocional/psicológico, inflamação causada por 60, 65, 66, 103, 143, 220, 222
  estresse fisiológico 64, 104
  estresse hormético 77, 290
  estresse oxidativo 56, 57, 70, 72, 82, 114, 128, 152, 160, 161, 163, 166, 169, 175-177, 186-187, 194-195, 292, 318
estrogênio 70, 198, 201, 202-204, 206, 212-213, 214, 287, 298-299
EverlyWell 59
exames médicos
  açúcar no sangue 27, 149
  alérgicos 19

EEG 100, 140, 141, 334
exames de um laboratório em casa 127-128
níveis de cálcio 181
níveis de hormônios 28, 251, 293, 302, 324
níveis de sensibilidade à insulina 151
níveis de triglicerídeos e colesterol 84
para intoxicação por metais pesados 174, 180, 181
tomografia computadorizada do cérebro por emissão de fóton único (Spect) 41, 137
tomografia por emissão de pósitrons (PET) 163
exaustão das células-tronco 259
exercícios
  a natureza viciante dos 157
  de Kegel 272, 283
  desintoxicação ao trasnpirar durante 182-183
  e hormônios 215, 218
  e SARMs 310, 313-314
  escolha a partir da qualidade de sua noite de sono 215-216
  levantamento de pesos 116, 269
  para aumentar os níveis de klotho 280
  para melhorar os níveis de testosterona 215, 218
  para prevenir o encurtamento dos telômeros 64-65
  treino intervalado de alta intensidade (HIIT) 182, 215
exossomas 264, 266
experimento de "dezenove dias sem ingerir carboidratos" 100extrato dos cogumelos juba-de-leão produzidos pela Life Cykel 163

F
fator adipocitário induzido pelo jejum (FIAF) 245
fator de crescimento nervoso (NGF) 153, 161, 163
fator neurotrófico derivado do cérebro (BDNF) 153, 163

ÍNDICE REMISSIVO 373

ferramentas para controlar seu
organismo 16
ferritina, níveis de 277
ferro 169, 277
fertilidade 161, 198-218, 313
Veja também terapia de reposição com
hormônios bioidênticos; hormônios
fibra
associando carboidratos com 149, 166
de acácia 242
digestiva 242
pectina cítrica modificada 178-179
prebiótica 240, 241-243, 246-247,
249, 251
visão geral 76
fibromialgia 315-316
fim do Alzheimer, O (Bredesen) 139
fisetina 56, 67
flexibilidade metabólica 78, 91, 150, 166
fluxo sanguíneo
e a síndrome do intestino poroso 246
e o nervo trigêmeo 226
fonte da juventude 15, 34, 232
fontes de luz com espectro total de
frequências 120, 123
Fowkes, Steven 152, 324
ftalatos 212, 299, 301
Fuller, Buckminster 317

G
galectina-3, molécula 179
Gallagher, dr. 185, 186, 188, 353
Gartenberg, Daniel 109
geleia de Wharton 266
gene MITF 295, 360
genética
DNA mitocondrial 52-53
gene MITF 295, 360
genômica funcional 48
sequenciamento do genoma humano
52, 136
germes
microbioma 231, 232, 234, 235-237,
238, 239, 247-249
micróbios transmitidos durante o
parto 235-236

Veja também bactérias; bactérias no
intestino
GHK-Cu (peptídeos de cobre) 280-282,
292, 301, 304, 357
glicação 57, 62, 148
glicina 70-71, 286, 287, 288
glicose e luz azul 111, 119
glifosato 69-73, 244, 249
e as grandes empresas de alimentos
71-72
globulina ligadora de hormônios sexuais
(SHBG) 204, 211, 213, 299
glucosamina
e açúcar no sangue 39, 47
e biogênese mitocondrial 38
glucosepane 58, 328
glutationa
e crescimento de cabelo 299
e crioterapia 289
e quedas acentuadas de temperatura
289
e terapia de ozônio 187
estímulo do fígado 57
para desintoxicação de metais pesados
174-176, 180, 184
proteínas de choque térmico (HSPs)
128
quebrando o peróxido de hidrogênio
294-295
visão geral 128, 174-176, 180
vs. acúmulo de peróxido de hidrogênio
294
gorduras
de energia 88
e níveis saudáveis de testosterona
210tipos de
monoinsaturadas 78, 81-82, 210
poli-insaturadas ômega-6 e ômega-3
73, 78, 82-84, 87, 92, 171, 178,
214, 218 332
saturadas 34, 79, 80-81, 88, 92,
166, 210, 218
trans 80, 82-83
visão geral 60, 78
gordura visceral 37, 220
e diabetes 54, 220

374 SUPER-HUMANO

grãos 40, 69-73, 78, 92, 210, 241
grelina 95
Greene, Robert 23
Grey, Aubrey de 49, 324

H
HCL (cloridrato de betaína) 287
he shou wu (*Polygonum multiflorum*)
  164-165, 167
hemofilia, transfusões para 277
Heródoto 15
HIIT (treino intervalado de alta
  intensidade) 182, 215
histaminas e intolerância às histaminas
  238-240, 251
homens das cavernas e o fogo 11-12
hormônios
  apoio ao sistema imunológico 101
  conduzindo o processo de
    envelhecimento 201, 210
  cortisol 101, 118, 140, 207, 215, 220,
    297, 326, 341, 348
  de suplementos de L-tirosina 216-
    217, 218
  do crescimento humano (GH) 101,
    202, 209, 215, 316
  estimulante da tireoide (TSH) 297
  estimulante de alfa-melanócitos (alfa-
    MSH) 293-294
  fator adipocitário induzido pelo jejum
    (FIAF) 245
  grelina 95
  leptina 78, 95, 215
  melatonina 94-95, 110, 118, 119
  sintéticos 203
  tiroxina (T4) 297
  vida moderna vs. 210
  visão geral 16, 26, 51
  Veja também terapia de reposição com
    hormônios bioidênticos

I
IDE (enzima degradadora de insulina)
  148
idebenona/coenzima Q10 160-161
incontinência 270-272

infecções
  infecções virais e cabelo grisalho 295
  restaurações em dentes sobre
    infecções de baixo grau 185
  terapia de ozônio vs. 185
inflamação
  da gordura ômega-6 82-84, 214
  da liberação de zonulina estimulada
    pelo trigo 69
  da redução de ocitocina 207
  de células senescentes 54
  de disfunção mitocondrial 32
  de ligações cruzadas de proteínas 58,
    280
  de luz azul 111, 119
  de moléculas de galectina-3 179
  de restaurações em dentes sobre
    infecções de baixo grau 185
  e AGEs 58-59
  e amiloides 60
  e citocinas 220, 222
  e disfunção cerebral 142
  e dormir roncando 98
  e lipopolissacarídeos 69, 246
  e os dentes 185, 197
  e placas nas artérias 34
  efeitos de reduzir 161
  Naltrexona para 317
inibidores teciduais de metaloproteinase
  (TIMPs) 273
Insilico Medicine 232
Instituto de Ciência e Tecnologia de
  Okinawa 77, 331
Instituto de Saúde do Vale do Silício
  (SVHI) 28-29, 68, 192, 223
Instituto de Tecnologia de
  Massachusetts (MIT) 146
Instituto Weizmann de Ciência, em
  Israel 232
insuficiência renal 37, 70, 278
insulina
  sensibilidade a 151, 195, 244
interruptores que regulam a intensidade
  de luz 116, 123, 124
ipRGCs (células ganglionares da retina
  intrinsecamente fotossensíveis) 110

iPSCs (células-tronco pluripotentes induzidas) 273, 274

J
jejum
  e células-tronco 269
  fator adipocitário induzido pelo (FIAF) 245
  intermitente 77-78, 91, 196, 197
  limitando as refeições a um período de seis a oito horas 77, 91, 92
  para aumentar os níveis de NAD+ 196, 197
  para desintoxicação de metais pesados 183
  visão geral 27, 183
Jennings, Dwight 374
jet lag 108, 110
junk light (luz azul) 108, 109-115, 116, 117-118, 119-124, 127, 132

K
Kandel, Eric 142
KetoPrime (suplemento) 196
Khavinson, Vladimir 304
Killen, Amy 266, 324
Klinghardt, Dietrich 214
klotho 279-280, 324, 356, 357
Kuro-o, Makoto 278, 356

L
lâmpadas fluorescentes compactas (LFC) 110
Lana, dra. Veja Asprey, Lana.
Lancet, The (periódico) 170, 241, 325, 329, 333, 342, 344
laser
  para dores musculares 125, 126, 219
  para tratamento facial 292-293
lectinas 241-242, 243
LEDs (diodos emissores de luz) 110, 112-113, 116
leptina 78, 95, 215
LFC (lâmpadas fluorescentes compactas) 110

Lights Out (Wiley) 199
limite de Hayflick 63, 329
lipogênese de novo 78
lipólise 182-183
lipopolissacarídeos (LPSs) 69, 246
Lipton, Bruce 16
lisossomos 61-62
Lithgow, Gordon 60-61
longevidade
  como uma escolha 12, 14-18
  e ritmos circadianos 91
L-teanina 162, 166
L-tirosina 216-217, 218
luz
  âmbar, alaranjada e amarela 113, 123, 128-130, 132
  azul (junk light) 108, 109-115, 116, 117-118, 119-124, 127, 132
  de espectro total 120, 123
  do sol 89, 115, 117-118, 120-121, 129, 132
  e ritmo circadiano 110, 111, 117, 121-123, 127
  fluorescente 110, 113, 119, 120, 172
  fontes benéficas 118, 124-131
  halógena 113, 115, 123
  iluminando o cérebro 143-147
  interruptores que regulam a intensidade da 116, 123, 124
  poder da terapia com
  sauna infravermelha 128, 132, 182
  terapia intravenosa com laser (ILIB) 130-131
  vermelha/infravermelha 110, 119, 122, 126, 127, 128, 144, 145, 292
  benefícios antes e depois da exposição à luz do sol 89, 115, 117-118, 120-121, 129, 132
  comprimentos de onda 126-127
  opções de terapia 124-131, 132
  terapia com laser para o cérebro 143-147
  ultravioleta A (UVA) e ultravioleta B (UVB) 120
  visão geral 117-118

M

Madera, Marcella 266
manteiga 34, 74, 81, 85
  de leite de gado criado em pasto 82,
    84-89, 261
  chá de manteiga de iaque 86-90
MAO-B (monoamina oxidase B) 159,
  164, 339
massagem 208
  na cabeça 300
  medicamentos sob receita
  aciclovir 295
  Actos (pioglitazona) 269
  Clomid 313
  como causa de disfunções sexuais 271
  drágeas de ocitocina e spray nasal
    208-209
  Epitalon 65, 304, 330
  esteroides 205, 303, 308, 310
  metformina 55, 67
  Naltrexona 315-317, 319
  pílulas anticoncepcionais 212-213, 299
  que inibem o sistema imunológico 234
  racetam (*smart drugs*) 152-154, 166,
    338
  rapamicina
  SARMs 313
  Veja também ervas, suplementos e
    medicamentos para o cérebro
medicina ayurvédica 56-57, 65, 227,
  291, 295
melanina 89-90, 293-295
melatonina 94, 110, 118, 119
melhora cognitiva 166
  Veja também ervas, suplementos e
    medicamentos para o cérebro
membranas celulares 55, 78, 80-81, 83,
  88, 222, 275, 317
memória e consolidação da memória 19,
  41, 50, 51, 101, 142, 151, 154, 157,
  161, 162, 163-164, 166-167, 201, 206
menopausa 199, 201-202, 206, 287-288,
  332, 346, 347, 352, 358
mercúrio 61, 128, 168, 169, 171-172,
  174, 176, 178, 182

metabolismo
  anaeróbico 43
  e a dieta vegana 74
metabólitos 58
  e jejum 77
  nas bactérias intestinais 237, 249
metais pesados 60, 61, 143, 168, 169-
  172, 173-183, 184, 299
metformina 55, 67
metilparabeno 212
metionina 75
métodos de desintoxicação de metais
  pesados
  carvão ativado 176, 178, 184
  clorela 178, 184
  glutationa e outros antioxidantes 174-
    176, 180, 184
  pectina cítrica modificada e outras
    fibras 178-179, 184
  terapia de quelação com EDTA 180-
    182, 184
  transpiração 182-183
  visão geral 173-183, 184
microagulhamento 290, 301
microbioma
  dando de comer para as bactérias
    boas, matando de fome as bactérias
    ruins 249-250
  diversidade no 232-235
  do bebê 236
  e antibióticos 231, 232, 237, 238
  e estresse 247-248
  eixo intestino/cérebro 247
  monitorando o 248-250, 251
  resultados do exame da Viome 248-
    250
micro-organismos intestinais. *Veja*
  microbioma
micróbios intestinais. *Veja* microbioma
micróglia no cérebro 40-41, 142-143, 146,
  151, 241
micronutrientes 211
Miller, Philip 28, 324
MIT (Instituto de Tecnologia de
  Massachusetts) 146

ÍNDICE REMISSIVO

Mitchell, Ian 318, 324
mitocôndrias
água de zona de exclusão EZ para 126
dormindo melhor para se fortalecer 95
e a saúde dos olhos 112
e as quatro assassinas 30-45
e azul de metileno 292
e PQQ 161-162
e quedas acentuadas de temperatura 289
e resistência à insulina 148
equilibrando os radicais livres e a produção de antioxidantes 161, 175
exposição à luz azul 111, 119-120
lutar, fugir, comer e se reproduzir, mensagens enviadas pelas 16
mecanismos epigenéticos das 53
mistura de elétrons com NAD 193-196, 197
mutações das 52-53
treinar resiliência das mitocôndrias no cérebro 151
visão geral 13
mitologia grega 255, 278, 321
modafinil 154-156, 157, 166, 339
moduladores
do PPAR 269, 346, 362
seletivos de receptor de androgênio (SARMs) 308-315
moléculas de RNA 248
monoamina oxidase B (MAO-B) 159, 164, 339
morte causada por mil golpes
dormir para se recuperar 97-98, 108
e funções cerebrais 142
e mitocôndrias 31, 52, 66, 142, 282
estratégia de defesa 52, 97-98, 131, 135-136, 143
inflamação como um fator 143
visão geral 29, 31, 44-45, 69, 131
morte, os humanos escapam da 12-13
movimento rápido dos olhos (sono REM) 100-102, 105, 107, 109, 163, 267
mTOR (rapamicina) 55-56, 67

N
N-óxido de trimetilamina (TMAO) 34, 231
NAD (dinucleótido de nicotinamida e adenina) 193-196, 197, 345, 346
relação entre NAD+ e NADH 193, 195, 196
Naltrexona 315-317, 319
Nature Medicine (periódico) 277, 356, 362
natureza humana
evitando a morte 12-13, 17, 20
evitando aquilo que machuca 51-52
priorizando sobrevivência em vez de socialização 36
reação de lutar ou fugir 13, 16, 86, 103, 140-141, 220-221, 226
Near Future Summit, San Diego 146
nervo trigêmeo 219-221, 222-223, 224, 225, 226, 230
neuroestimulação elétrica transcutânea (TENS) 230
neuroplasticidade 142
neuroterapia (*neurofeedback*) 139-143, 166, 307
neurotransmissores
dopamina 158-160, 164, 166, 216
glicina 288
NGF (fator de crescimento nervoso) 153, 161, 163
nicotina
oral 156-158, 166
night shift (recurso da Apple para deixar a tela do celular com cores quentes) 114
Nightline (programa da rede ABC) 155
níquel 61, 169, 176
NK (células exterminadoras naturais modificadas) 274-276
nootrópicos (*smart drugs*) 152-153, 155, 158, 267
Veja também ervas, suplementos e medicamentos para o cérebro

O
obesidade 27, 82, 95, 96, 111, 122, 149, 186, 206

ocitocina 207-209
odontologia neurológica
alinhamento do maxilar 14, 221, 223-226, 230
disfunção da articulação temporomandibular (ATM) 225-226, 230
e o nervo trigêmeo 220
visão geral 220-221
óleo de coco 87-88 , 227-229, 250
óleo essencial
de cipreste 276, 283
de orégano 229, 350
ômega-6 e ômega-3 (gorduras) 73, 78, 82-84, 87, 92, 171, 178, 214, 218 332
ondas gama 100
orelhas de porco como fonte de colágeno 85-90
Organização Mundial da Saúde (OMS) 70, 170, 342
orotatos
de cobre (suplemento) 176,
de zinco 176, 184, 212
ossos, manter o cálcio nos 181
Oura Ring (rastreador de sono) 102, 106-108
ovulação 107
oxaloacetato 196
oxidação 30, 80, 175, 187, 192
óxido nítrico 47, 126
oxigênio medicinal 188

P
palmitato 78
pâncreas 27, 36, 94, 200
Panda, Satchin 90, 94, 122, 324
parabenos 212, 218, 299, 301
paredes intestinais 246-247
Parkinson 143, 157, 158-159, 330, 339
pectina cítrica modificada (MCP) 178-179, 184
pedômetro de Yamasa Tokei Keiki 104
peixes 75, 82, 92, 140
e metais pesados 171-172
peptídeos

biorreguladores 304-305
com poder de cura 305-308
de cobre 280-282, 292, 301, 304, 357
perforina 275-276
perimenopausa 201
peróxido de hidrogênio 294-295
PET (tomografia por emissão de pósitrons) 163
PGC-1 alfa (coativador-1 alfa do receptor ativado por proliferador do peroxissoma) 157, 341
PGRN (progranulina) 143
picolinato de cromo 148
pílula russa de estimulação elétrica 238
pílulas anticoncepcionais 212-213, 299
pimenta-caiena 227
pimenta-do-reino, extrato de 164
pioglitazona (Actos) 269
piperlongumina (PL) 56, 67
piracetam 152, 153-154, 166, 338
Plante, Jim 279, 324
plaquinhas para mordida 221, 223-224, 226, 230
plasma rico em plaquetas (PRP) 290, 359
polifenóis 89, 164, 245, 249, 251, 294, 301
Polygonum multiflorum (*he shou wu*) 164-165, 167
PQQ (pirroloquinolina quinona) 161-162, 166, 340, 341
pré-diabetes 30, 36, 37
pregnenolona 201, 204, 210
pressão sanguínea e os níveis de klotho 280
probióticos
fibra prebiótica 240, 241-243, 246-247, 249, 251
histaminas e intolerância à histamina 238-240, 251
LKM512 do Japão 235
produtos de higiene pessoal 214, 299, 301
produtos derivados de animais criados em pasto 72

ÍNDICE REMISSIVO 379

carnes 63, 79, 92, 212, 214, 218
colágeno 76, 92, 250
como fonte de proteína 75, 92, 301
manteiga 82, 84, 87, 261
produtos feitos de nicotina da marca
Lucy 158
produtos finais de glicação avançada
(AGEs) 57-59, 60, 62-63
progranulina (PGRN) 143
Prometeu 255-256, 268
proteína do trigo, inflamação causada
pela 69-73
proteína zonulina 69
proteínas
como uma fonte pobre de energia para
humanos 76
inflamação de proteínas com ligações
cruzadas 58, 280
klotho 279-280
sirtuínas 194
tipos e quantidade que se deve comer
74-76
Veja também proteínas amiloides;
colágeno
proteínas amiloides
curcumina vs. 163-164
e a micróglia 142-143
e metais pesados 61
e uma dieta níveis altos de açúcar 60,
147
formação 60 , 95
monitoramento 163
NAD+ para evitar o acúmulo 194
sistema glinfático 95
terapia de luz para quebrar 146
visão geral 59-61
vitamina D vs. 60
protocolo Wiley 199
PRP (plasma rico em plaquetas) 290,
359
psoríase 222

Q
quatro assassinas
e AGE de carne frita ou tostada 62

e exposição à luz azul 111, 119, 120
e mitocôndrias 30-45
fibra prebiótica vs. 241
visão geral 26-27
Veja também Alzheimer; câncer;
cardiopatias; diabetes

R
racetam (smart drugs) 152-154, 166, 338
radicais livres (espécies reativas de
oxigênio)
como resíduos da criação de ATP 31
e as mutações nos genes da
mitocôndrias 53
e câncer 42
e células senescentes 55
gerados por exposição à luz azul 119-
120
liberada pela MAO-B 159
PQQ vs. 161
terapia de ozônio vs. 192
visão geral 30-32, 47
rapamicina (mTOR) 55-56, 67
reação de lutar ou fugir no EEG 140
refluxo gastroesofágico 248, 287
rejuvenescer
e peptídeos 280-282, 283, 286, 303-
308
e terapia com células-tronco 258-270
proporção entre NAD+ e NADH 196
visão geral 15-18, 135-136
REM (movimento rápido dos olhos)
100-102, 105, 107, 109, 163, 267
restrição calórica 38-39, 196, 197
resveratrol 270
resistência à insulina 36, 38, 54, 111,
143, 147-148, 150, 151, 220, 241,
244, 269, 312
retinol 291, 301, 359
revista de halterofilismo fala de açúcar e
carboidratos 39
ritmo circadiano
e cetonas 90-91
e luz azul 110, 111, 117, 118
e luz vermelha 122-123, 127

e vitamina D 120-121
efeito dos alimentos, da luz e de poucas horas de sono 94, 122, 143
RNA, moléculas 248
ROI (retorno sobre investimento)
fumar ou usar cigarros eletrônicos 158
para escolhas baseadas na longevidade 14-15, 163, 285
para dispositivos de monitoramento do sono 105
Roundup, glifosato no 70-71, 330
Rowen, Robert 189-191, 324
Russian Stick Bodywork [terapia com bastões russos] 268

S
sabedoria, compartilhar com os outros 18
sangue virgem (jovem)
peptídeos de cobre no 280
visão geral 277
sarcopenia 50-51
SARMs (moduladores seletivos de receptor de androgênio)
visão geral 308-311
GW501516 (Cardarine) 313-314
LGD-4033 (Ligandrol ou Anabolicum) 312-313
MK-2866 (Ostarine) 311-312
SR9009 (Stenabolic) 314-315
saúde bucal
com bochecho de água ozonizada 192
com bochecho de óleo 227-229, 230
saúde do cérebro e procedimentos
atrofia hipocampal 51
e gorduras monoinsaturadas 81
e sono 95
hackear com um laser a área do cérebro responsável pelo processamento da linguagem (não recomendado) 145-146
micróglia 40-41, 142-143, 146, 151, 241
neuroterapia (neurofeedback) 139-143, 166, 307

neurotransmissores 118, 159, 216-217, 238, 288
terapia com laser para 143-147
Veja também disfunção cognitiva
sauna infravermelha 128, 132, 182, 183
Veja também luz vermelha/ infravermelha
sedação por via intravenosa 264
SENS (Strategies for Engineered Negligible Senescence), Fundação de Pesquisas 49
sensibilidade
a alimentos 60, 67, 251
à insulina 151, 195, 244
ao glúten 69
a vegetais da família Solanaceae 227, 244, 249
Serra Leoa, na África 189-190, 345
sete pilares do envelhecimento
acúmulo de lixo dentro das células 61-63
lixo extracelulares 59-61
atrofia dos tecidos 50-52
camisa de força das células 57-59
células-zumbis 54-57
encurtamento dos telômeros 63-66
doenças mitocondriais 52-53
visão geral 49-50
Sex, Lies, and Menopause (Wiley) 199
Shallenberger, Frank 185, 186, 324
SHBG (globulina ligadora de hormônios sexuais) 204, 211, 213, 299
Shriver, Maria 15
SCBID (supercrescimento bacteriano do intestino delgado) 243, 249
síndrome
de Asperger 35
do intestino irritável 248, 308
do intestino poroso 164, 246, 287
do ovário policístico (SOP) 214
postural ortostática taquicardizante (Spot) 35
pré-menstrual 110
sirtuínas 194
sistema endócrino, terapia intravenosa com laser para 130

sistema glinfático 95

sistema imunológico

células senescentes do 54-55

citocinas como resposta imunológica 33, 36, 41

e células NK modificadas 274-276

e doenças autoimunes 59, 234

e o encurtamento de telômeros 63-64

hormônios que auxiliam 101

terapia intravenosa com laser (ILIB) 130

sistema nervoso

autônomo 220-221

e mielina 78

e nervo trigêmeo 219-221, 222-226

parassimpático 103

simpático 103, 140

sistema vascular

e óxido nítrico 47, 126

e quelação com EDTA 180-182, 184

enrijecimento causado pelo excesso de TMAO 34, 231

terapia intravenosa com laser (ILIB) para 130

Smart Drugs News (newsletter) 152

smart drugs (nootrópicos) 152-153, 155, 158, 267

Veja também ervas, suplementos e medicamentos para o cérebro

Solanaceae, sensibilidade a vegetais da família 227, 244, 249

Somatic Training Network 268

Sonic Sleep Coach (aplicativo) 102, 109, 116

sono

alinhamento da mandíbula para melhorar a qualidade do 224

avaliando a qualidade do sono 94-96

benefícios do 96-98

depois de uma regeneração do corpo inteiro com células-tronco 267

e células-tronco 270

e variabilidade da frequência cardíaca 103

efeitos nocivos de dormir pouco 94-96

intermediário vs. sono profundo 101

leve 99, 100-101, 105, 107

longevidade e ritmos circadianos 91

luz azul vs. 108, 109-114

monitore seu sono 99, 101

polifásico (Uberman Sleep Schedule [cronograma de sono do super-homem]) 96-97

qualidade em vez de quantidade 96-98

quantidade necessária 101

REM (movimento rápido dos olhos) 100-102, 105, 107, 109, 163, 267

REM/sono de ondas curtas/sono delta profundo 100-102

roncar 96, 100, 224

visão geral 99-100

SOP (síndrome do ovário policístico) 214

Spect (tomografia computadorizada do cérebro) 41, 137

Spot (síndrome postural ortostática taquicardizante) 35

Stephania tetrandra 164

substância P 222-223, 224-226, 227, 229, 230, 259

sulfato de vanadil 148

supercrescimento bacteriano do intestino delgado (SIBO) 243, 249

superóxido dismutase 159, 164, 187, 289, 340

suplementos

açafrão/curcumina 112, 163-164, 167, 269, 295, 301

ácido lipoico 175, 184

AEP 55, 67

boro 269, 283

carotenoide 114

clorela 178

cloridrato de betaína 287

colágeno 286, 301

DHEA 206-297

fisetina 56, 67

L-tirosina 216-217, 218

oxaloacetato 196

picolinato de cromo 148

resveratrol 270
sulfato de vanadil 148
TA-6565-66
Tru Niagen 196
vitamina A 212, 218, 280, 291
vitamina C 30, 161, 175-176, 184, 192, 270, 288-289, 301
vitamina D 60, 67, 69, 120-121, 181, 211, 218
vitamina D3 130, 211, 218, 270, 280
vitamina K2 181, 211, 218, 280
zinco 169, 176, 184, 212, 218, 281
Veja também ervas, suplementos e medicamentos para o cérebro; glutationa
supositórios, EDTA na forma de 180, 181, 184
SVHI (Instituto de Saúde do Vale do Silício) 28-29, 68, 192, 223
Sykes, Dan 268

T
TA-65 (cicloastragenol) 65-66
tálio 169, 170-171, 179
TAS (transtorno afetivo sazonal) 110
TB500 (peptídeo com poder de cura) 305-306
TDA (transtorno do déficit de atenção) 35
tecido adiposo 37, 81, 182, 260, 264
técnicas de relaxamento e variabilidade da frequência cardíaca 103-104
telômeros 63-66, 138, 182, 194, 215, 220, 304, 316
TENS (neuroestimulação elétrica transcutânea) 230
terapia antioxidante intravenosa 47
terapia com células-tronco
células injetadas em áreas pré-determinadas 262-263, 266-267
células-tronco que combatem o câncer coletando as células-tronco 260-263, 264
para reverter a atrofia hipocampal 51
regeneração do corpo inteiro 263-268

resultados 263, 267
visão geral 257,158
terapia com laser
e o sistema nervoso central 219-229
para disfunção cognitiva 146-147, 219
para dores musculares 125, 126, 219
terapia intravenosa com laser (ILIB) 130-131
terapia com luz vermelha da Joovv 127
terapia com ozônio
administração de benefícios 187-188
e epidemia do ebola, em Serra Leoa 189-190, 345
esterilização dos dentes 185, 197
riscos para os médicos que prescrevem o tratamento 189
tratamento em dez etapas 191
tratamento por via intravenosa 187
uso em casa 188, 192
terapia de quelação e agentes quelantes
EDTA 180-181, 184
glutationa 174-176
visão geral 61, 174
terapia de reposição com hormônios bioidênticos
como smart drug 201
efeitos sobre a longevidade do DHEA 206
exames médicos antes da 203-204
experiência de Asprey com 198, 204, 205-206
hormônio do crescimento humano (GH) 101, 202, 209, 215, 316
hormônios sintéticos vs. 203
implante debaixo da pele 205
ocitocina 207-209
para hormônio da tireoide 198
pesquisa e recomendações de Wiley 198-200, 202
testosterona 201-202, 203, 204-206
visão tradicional da 200, 203
terapia helmíntica 233-234
terapia intravenosa com laser (ILIB) 130-131
testosterona
e exercícios 215

e níveis de klotho 280
e SARMs 312-313, 314
terapia de reposição com hormônios bioidênticos 203
visão geral 204-206
Thomas, Dylan 7
TIMPs (inibidores teciduais de metaloproteinase) 273
tireoide 28, 69, 73, 168, 198, 200, 216-217, 251, 271, 297-299, 302
tireoidite de Hashimoto 28, 234
tiroxina (T4) 197
Titono e Eos 321
TMAO (N-óxido de trimetilamina) 34, 231
torcicolo 224
transpirar para desintoxicação de metais pesados 182-183
transtorno
afetivo sazonal (TAS) 110
do déficit de atenção (TDA) 35
tratamento
com células-tronco nas genitálias 262, 266
com injeção intravenosa de NAD+ 194
com ondas de choque GAINSWave 271-272, 283
com ozônio em dez etapas 191
três Fs (*fear* [temer], *feed* [alimentar] e *f___*) 13
trifosfato de adenosina (ATP) 31, 129, 130, 294, 336
troca de plasmídeos 34
TrueDark 102, 112, 113
Tru Niagen (ribosídeo de nicotinamida) 196
TSH (hormônio estimulante da tireoide) 297

U
Uberman Sleep Schedule (cronograma de sono do super-homem) 96
Universidade da California, em Los Angeles, 163, 326
Universidade da Pensilvânia 103

Universidade de Boston 70, 146,
Universidade de Connecticut, em Storrs 34
Universidade de Sydney, na Austrália 123
Universidade do Alabama, em Birmingham 295, 296
Universidade do Colorado, em Boulder 33, 325
Upgrade Labs, Beverly Hills 126, 195, 261
Urânio 61, 169

V
variabilidade da frequência cardíaca (VFC) 103-107
Viome 59, 248-250
Vire o jogo! (Asprey) 68
vitamina A 212, 218, 280, 291
vitamina C 30, 161, 175-176, 184, 192, 270, 288-289, 301
vitamina D 60, 67, 69, 120-121, 181, 211, 218
vitamina D3 130, 211, 218, 270, 280
vitamina K2 181, 211, 218, 280
VSELs (células muito pequenas semelhantes às embrionárias) 273-274, 355

W
Warburg, Otto 43
Wharton, geleia de 266
Wiley, T. S. 198-199, 202, 204, 211, 217, 324
Women's Health Initiative 202, 347

X
XCT Oil 228, 229
xenobióticos 182,
XPRIZE Foundation 20

Z
Zak, Paul "dr. Love" 208
zinco 169, 176, 184, 212, 218, 281
Zona Plus 47
zonulina 69

Este livro foi impresso pela Cruzado, em 2022,
para a HarperCollins Brasil. O papel do miolo é
pólen soft 70g/m^2 e o da capa é cartão 250g/m^2.